linical Methods and Recognition of Porcelain Systems for Multiple Layering Technique

심미치과기공의 탐구

올세라믹 시대의 다색축성 테크닉

Yasuhiro Odanaka 편저

노 현 석·장 원 필 역

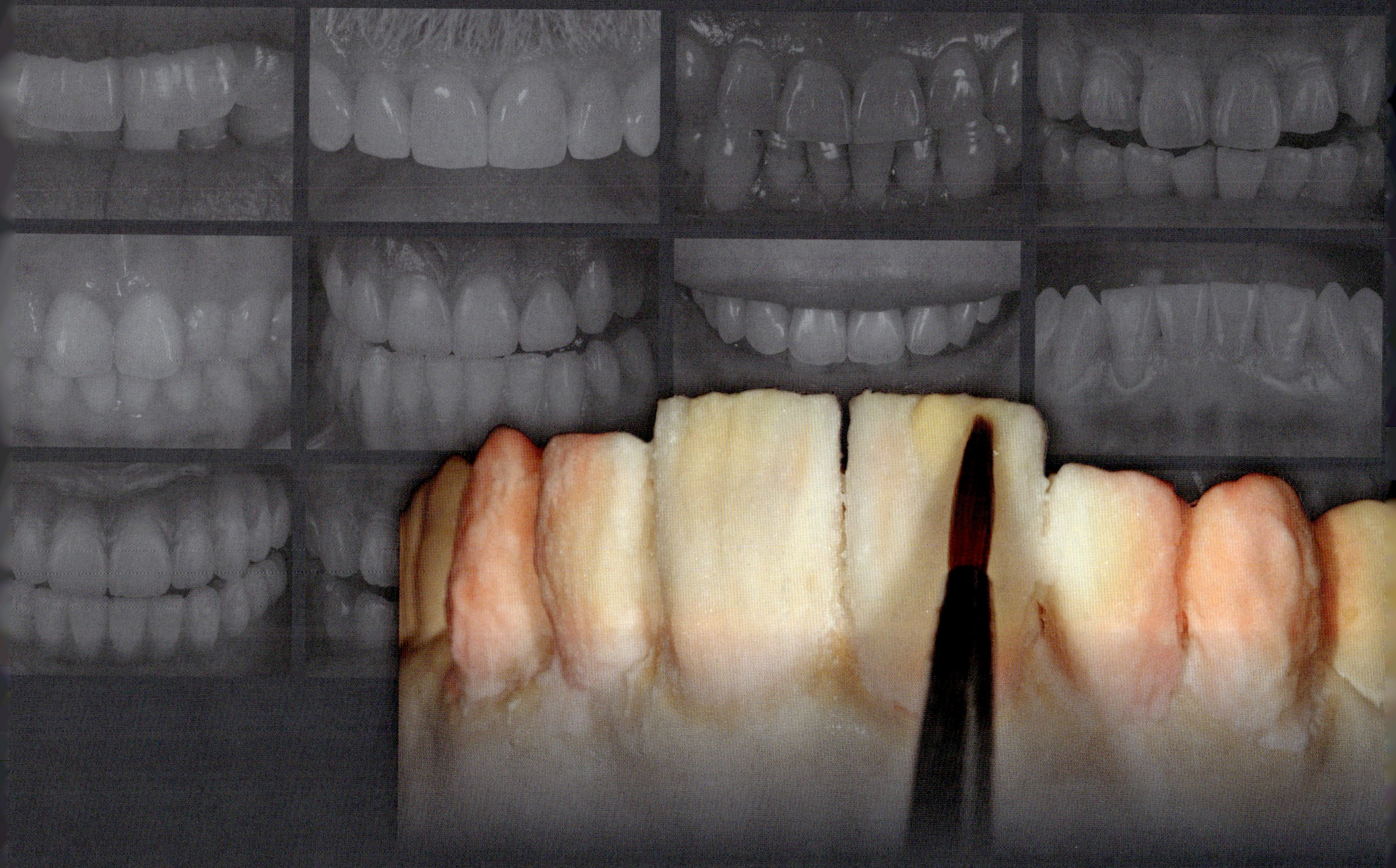

대한나래출판사

DaehanNarae Publishing, Inc.

SK V1 Tower 1507
Younmujang 5 gagil 25, Sungdong-gu,
Seoul 04782, Korea
TEL: +82-2-922-7080
FAX: +82-2-922-0841
E-mail: nrpub@naver.com
Website: www.nrbooks.kr

月刊 「歯科技工」 別冊
審美歯科技工の探求
オールセラミックス時代の多色築盛テクニック
小田中康裕 編
医歯薬出版株式会社 (東京), 2017

This book was originally published in Japanese under the title of:
The International Journal of Dental Technology/Extra Issue
Clinical Methods and Recognition of Porcelain Systems for Multiple Layering Technique
Editor: **Yasuhiro Odanaka**
ⓒ 2017 1st edition
ISHIYAKU PUBLISHERS, INC.
7-10, Honkomagome 1 Chome, Bunkyo-ku
Tokyo 113-8612, Japan

심미치과기공의 탐구—올세라믹 시대의 다색축성 테크닉

발행일 2022년 7월 5일
저자 Yasuhiro Odanaka
역자 노현석·장원필
발행인 최용원
편집디자인 김애선
표지디자인 김애선
교정·교열 윤수현
발행처 **대한나래출판사** (등록 제2012-000051호/1994.6.10)
주소 서울시 성동구 연무장 5가길 25, 성수역 SK V1 Tower 1507호
전화 (02) 922-7080
팩스 (02) 922-0841
이메일 nrpub@naver.com
홈페이지 www.nrbooks.kr

ISBN 978-89-5741-870-3

정가 60,000원

Printed in Korea

서문

올세라믹의 다색축성. 이 기획의 발단은 필자의 친구이기도 한 스위스의 Cem Piskin이 진행하는 지르코니아 도재의 다색축성 코스를 의치약출판의 Furutani 씨가 견학한 후 “최근 올세라믹 크라운에 많이 사용되고 있는 간편한 표면 스테인의 임상에 대하여, 축성기법을 재검토하는 파장을 일으키고 싶다”라고 느낀 것에서 시작되었습니다. 편집부 또는 환자의 관점에서 일본의 임상을 표현한 말이었지만, 필자 역시 같은 생각을 가지고 임상에 임했던 만큼 이해가 잘되고 공감할 수 있는 말이었습니다.

메탈세라믹이 주류였던 시대에 치과기공사들은 환자에 대한 도덕성 때문에 최소한 3층 축성을 해 왔습니다. 또한 일본 치과기공의 수준 향상을 위해 Makoto Yamamoto 씨(M. Yamamoto Ceramist's)를 시작으로 한 선학들이 기술적인 면을 포함한 여러 가지 면에서 많은 치과기공사를 이끌어 왔습니다. 그런데 어찌하여 현재는 올세라믹 크라운 보철장치가 표면 스테인(external stain)만으로 마무리되고 있는 것일까요? 과연 단순한 제작방법이 환자를 위한 것일까요? 필자는 이것이 의문입니다.

‘올세라믹 크라운’이라고 하면 이름은 그럴싸하지만, 환자를 위한 제작을 고려한다면 심미적인 면에서 어느 정도는 도재 축성을 해야 한다고 생각합니다. 지르코니아 프레임이나 프레스 세라믹 프레임에 축성을 하는 것만으로도 치아의 느낌이 달라지고, 이로 인해 환자의 입매도 변합니다. 이렇듯 보철장치의 좋음과 나쁨은 단지 재질이 아니라 얼마나 적절히 가공하는지가 기준이 되는 것이고, 이것은 올세라믹이나 메탈세라믹에서도 마찬가지입니다. 본서는 이러한 배경과 사고방식으로 집필·발간하게 되었습니다.

하지만 최대문제는 본서에서 배운 기술을 활용할 기회가 있을지, 다시 말해서 기공요금을 더 지불하면서까지 다색축성을 의뢰할 치과의사가 있을까 하는 점입니다. 당연히 기공 의뢰가 없으면 다색축성 기술을 활용할 기회가 없으므로 이에 대해 치과의사도 잘 이해해 주길 바라는 부분입니다.

중절치 단관보철은 단순히 메탈세라믹에서 올세라믹으로 기법을 변경한다고 해결되는 것은 아닙니다. 올세라믹 크라운은 인접치를 보고 색이나 캐릭터를 재현하는 것이 아니라 메탈세라믹보다 투명도를 다소 높인 것일 뿐입니다. 그러므로 치아의 색조 재현이 간단하지 않습니다. 가능하다면 치과의사는 ‘금액은 다르지만 여러 도재를 사용하여 치아 색을 재현하는 방법도 있다’는 것을 환자에게 설명해 주었으면 좋겠고, 치과기공사도 그러한 내용에 대한 이해를 구하기 위해 치과의사와 소통하는 노력을 해야만 할 것입니다.

그러한 의미에서 필자는 본서가 젊은 치과기공사의 지식을 위한 책으로 끝나지 않기를 바랍니다. 기술을 위한 노력뿐만 아니라 커뮤니케이션에 대한 노력을 통해 임상에 도움을 주는 책이 된다면 집필진도 기쁠 것입니다.

2017년 7월

Yasuhiro Odanaka (小田中康裕)

oral design 彩雲

역자 서문

치과기공 영역에서 도재를 사용하는 기공사를 ceramist라고 칭합니다. 도재를 사용한다는 점에서의 도공(陶工)이라는 의미를 넘어 예술에 가까운 일을 한다는 의미라고 생각됩니다. 도재를 다루는 것뿐만 아니라 인공의 보철물에 자연감을 부여하는 과정을 통해 심미적인 영역에 크게 기여하기 때문입니다.

현재 지르코니아 보철물이 기존의 메탈세라믹 보철물을 대체하는 과정에 있습니다. 그에 따라 기존의 다색 축성보다는 컬러링이나 스테인의 과정으로 점차 단순화되고, 효율성을 추구하는 경향이 강해지고 있습니다. 효율성을 추구하는 것은 분명 의미 있는 과정입니다. 그러나 완성도를 낮추며 효율을 추구하는 과정이 옳다고는 할 수 없습니다. 어떤 재료를 선택하는지보다는 '얼마나 고민하고 어떻게 만드는지'의 과정에 집중하는 것이 더 중요하다고 생각합니다.

수년 전 Naito Takao(内藤孝雄) 선생과 세라믹에 대해 논의하던 과정에서 '자연물의 발색은 여러 가지 색채의 조합과 균형의 과정'이라는 말을 듣게 되었습니다. 당시에는 그 의미를 바로 이해하지 못하였으나 이번에 발간되는 "심미치과기공의 탐구"의 원문을 접한 후, 자연치에서 보이는 색조의 자연감과 형태적 특징을 포셀린에 부여하는 과정에서 치과기공사가 어떤 고민과 노력을 하고 있는지를 느끼며 그 의미를 이해할 수 있게 되었습니다. 이 책을 통해 독자분들도 일본계 ceramist 대가분들의 고뇌와 포셀린을 대하는 자세를 느낄 수 있기를 바랍니다.

마지막으로 출간에 도움을 주신 대한나래출판사 최용원 사장님과 작업에 참여한 여러분께 감사드립니다. 또한 어려운 길을 걷는 동료로서 항상 함께하는 미아회 선생님들과 SKCD 선생님들께 감사드리며 서리, 윤서에게도 고마운 마음을 전합니다.

2022년 5월

노 현 석

역자 약력

노 현 석

- 진천서울치과 원장
- 단국대학교 치과대학 졸업
- SKCD 정회원
- BPS Certified Dentist
- 美牙會 정회원
- 일본악교합학회 정회원

장 원 필

• 2007년	고려대학교 병설보건대학 치기공과 졸업
• 2007년 6월	복음치과 근무
• 2010년 7월	일본 오사카 혼다치과 기공실 유학
• 2013년 3월	일본 치과기공사 면허 취득
• 2016년 4월~현재	이희경 덴탈아트 치과기공실장
	현 SKCD 기공이사
• 2017년 1월~현재	도재기공학회 학술이사
• 2018년	HASS Qualified Instructor
• 2019년 4월~현재	SKCD 상임이사

목차

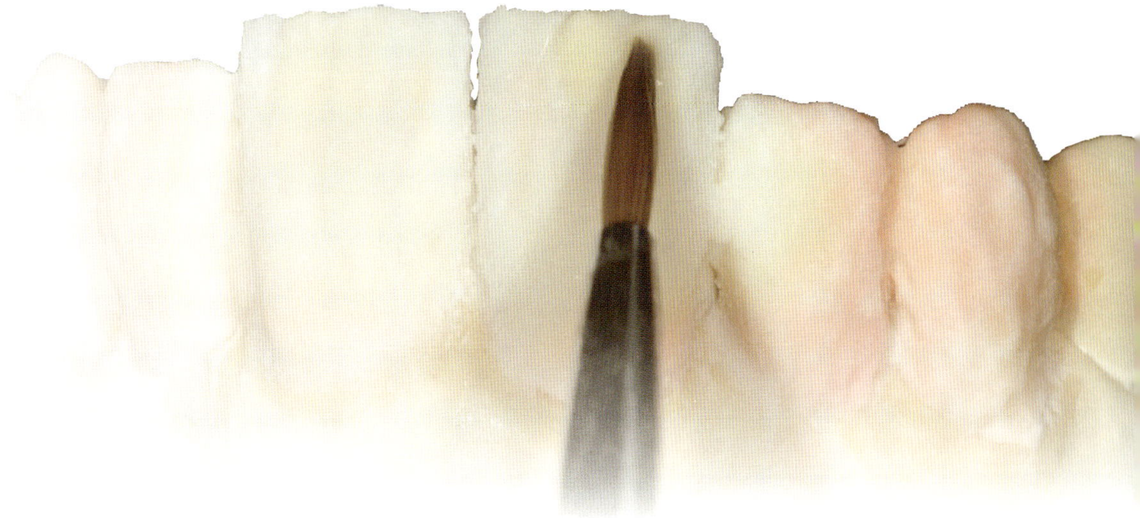

Part 3

Opening Graph

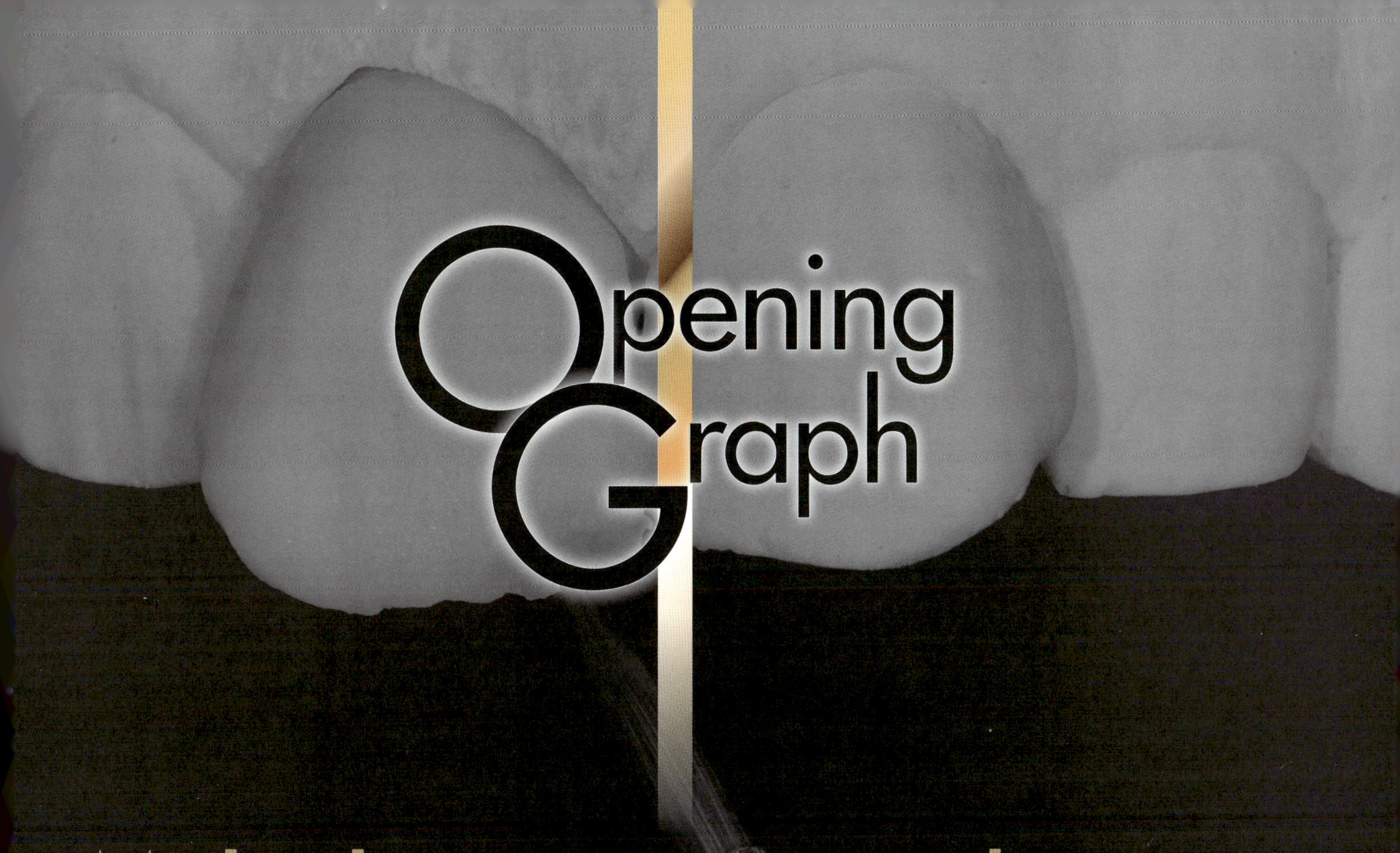

Multiple Layering Technique

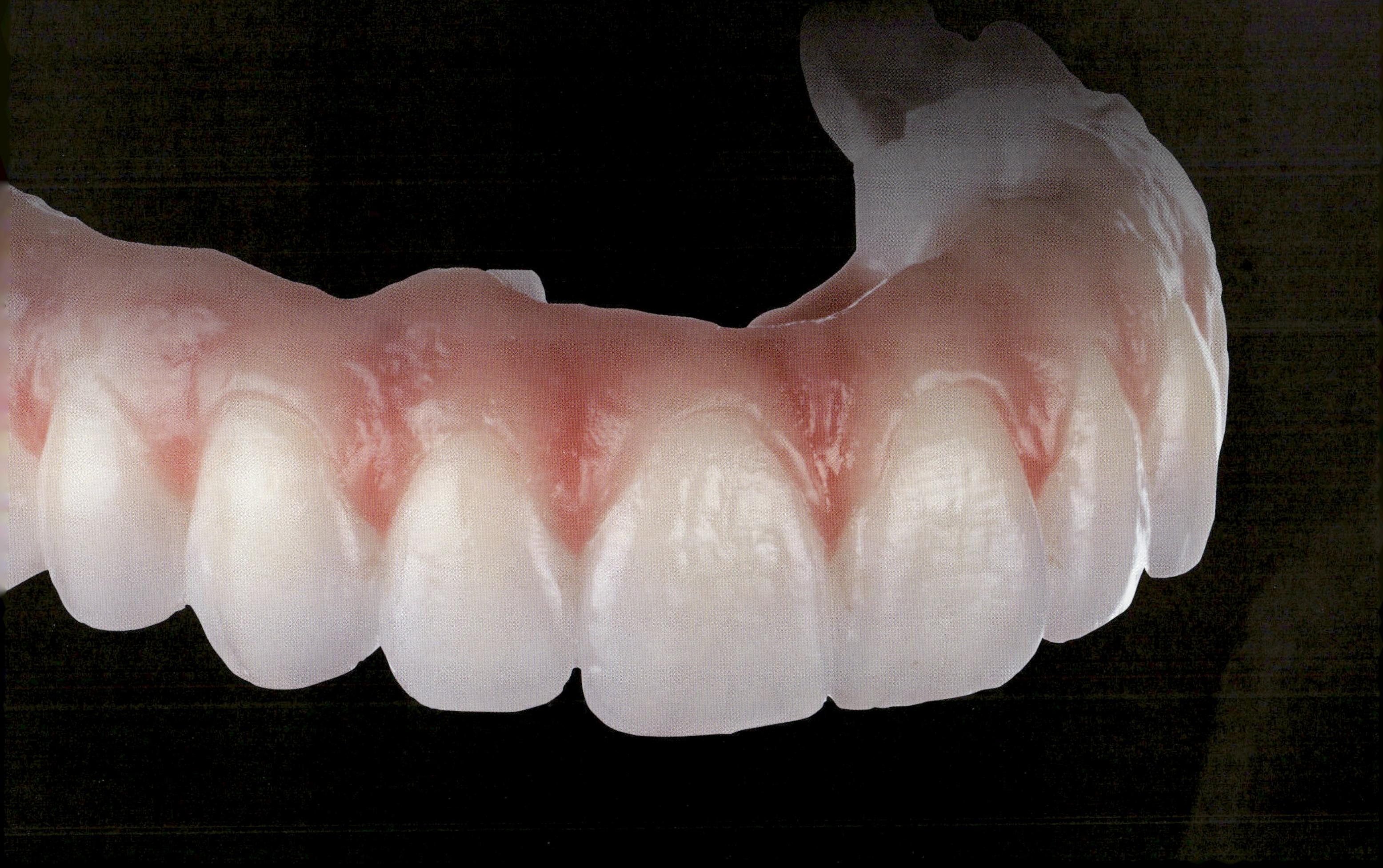

Opening Graph Multiple Layering Technique

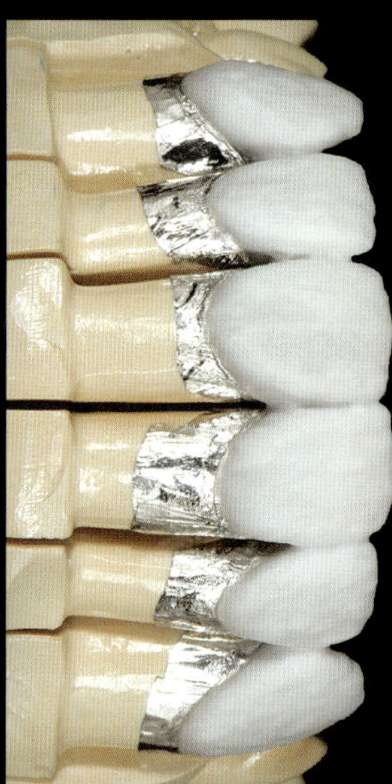

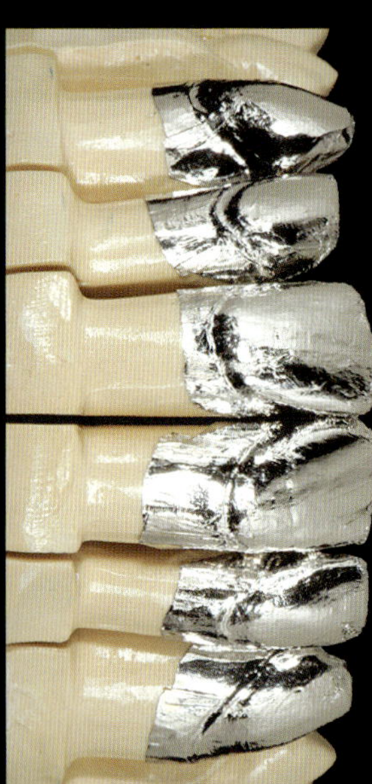

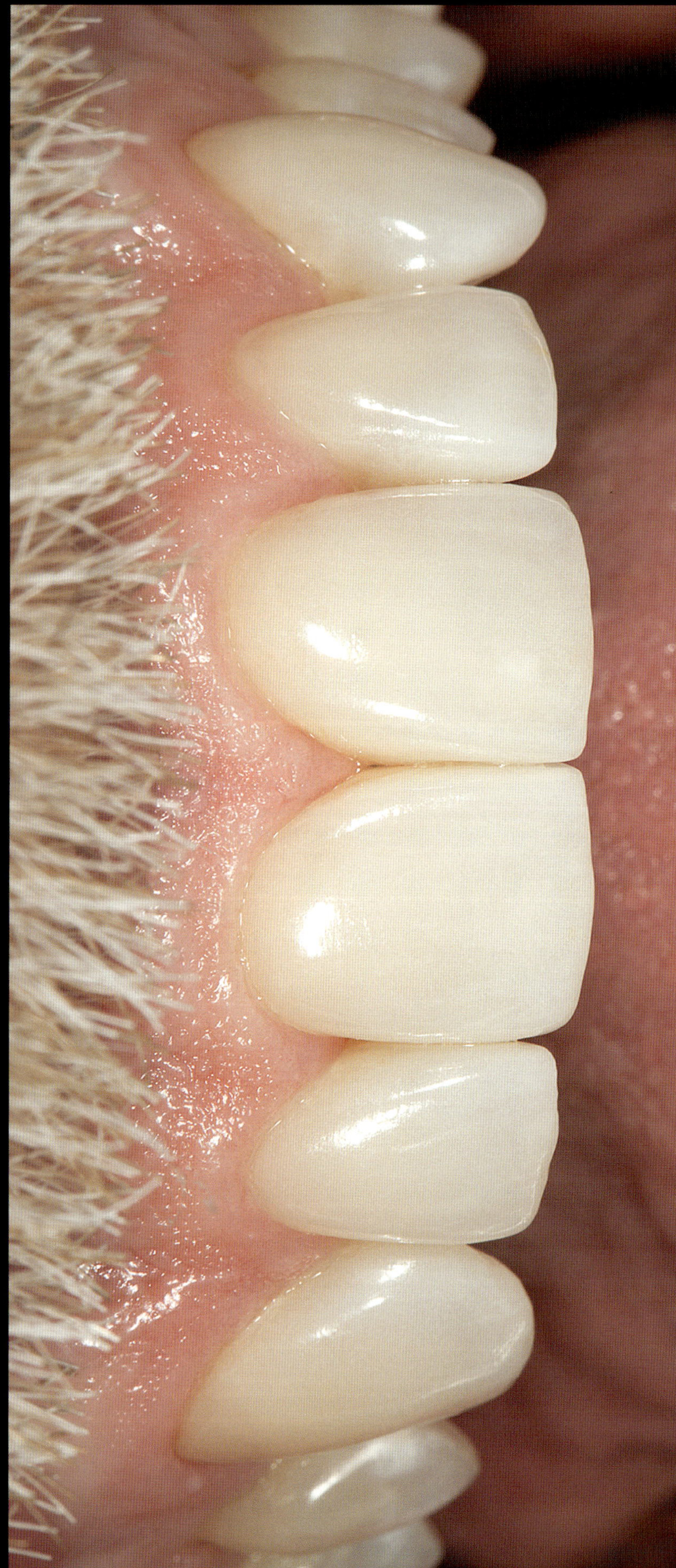

Naoki Aiba, CDT
#13~23 Laminate Veneers

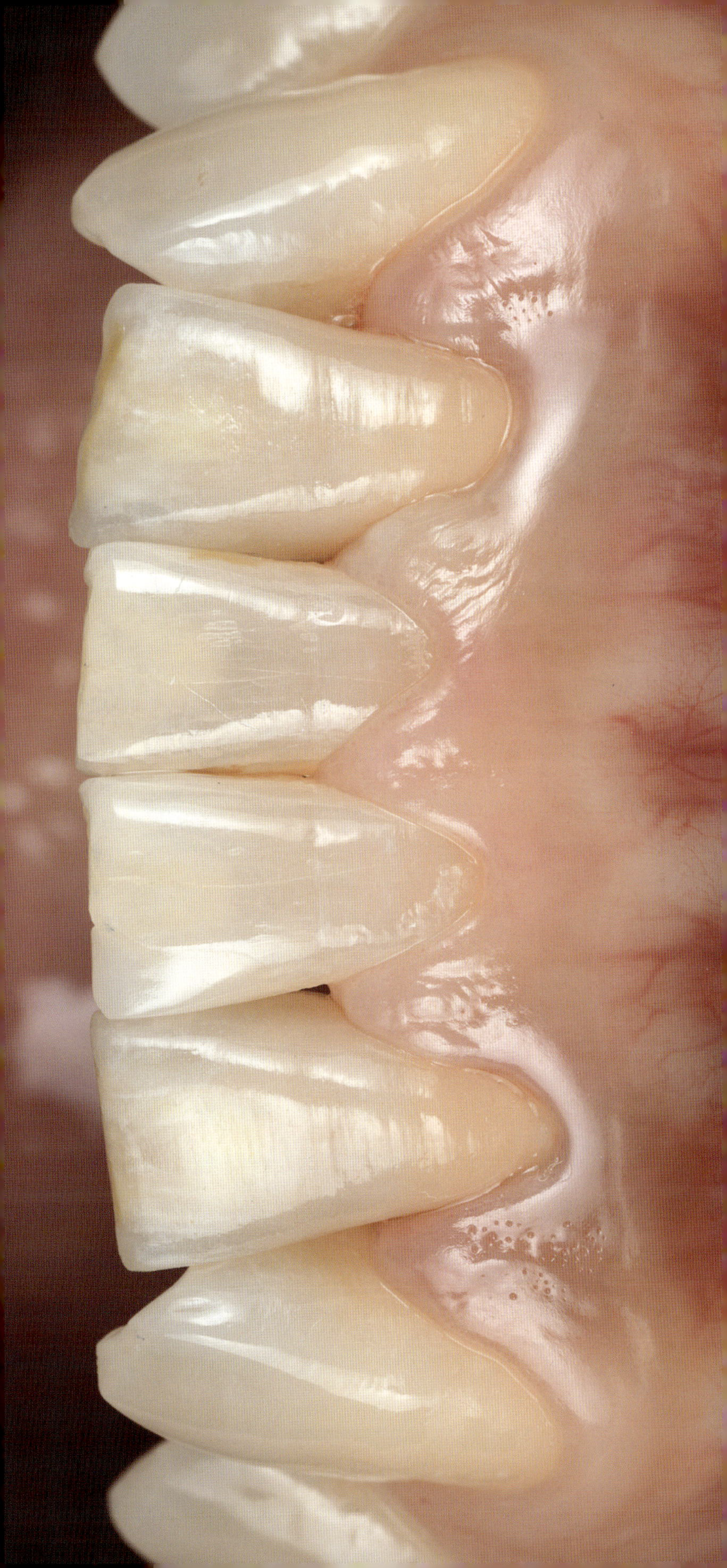

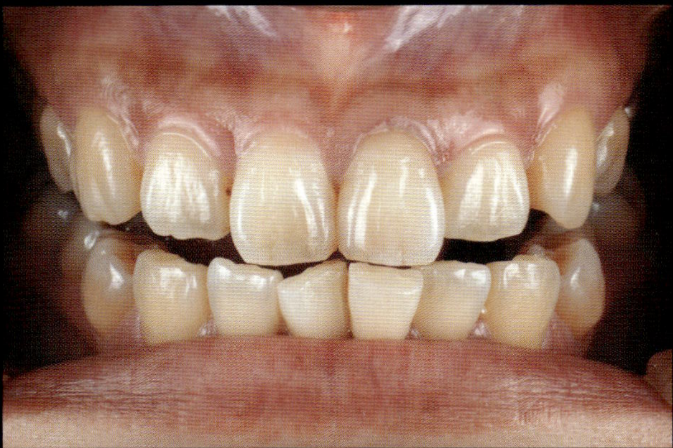

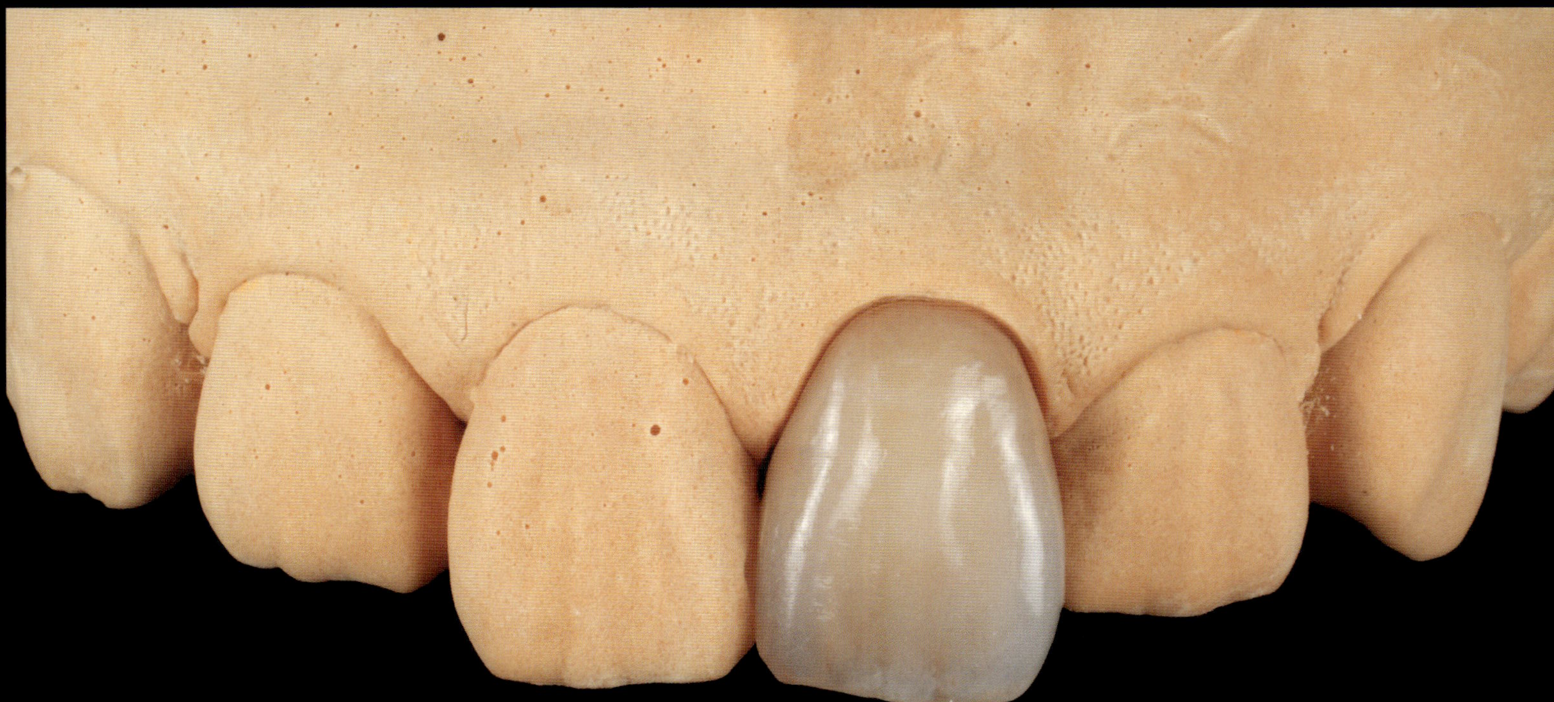

Toshihisa Minesaki RDT
#21 Single Crown

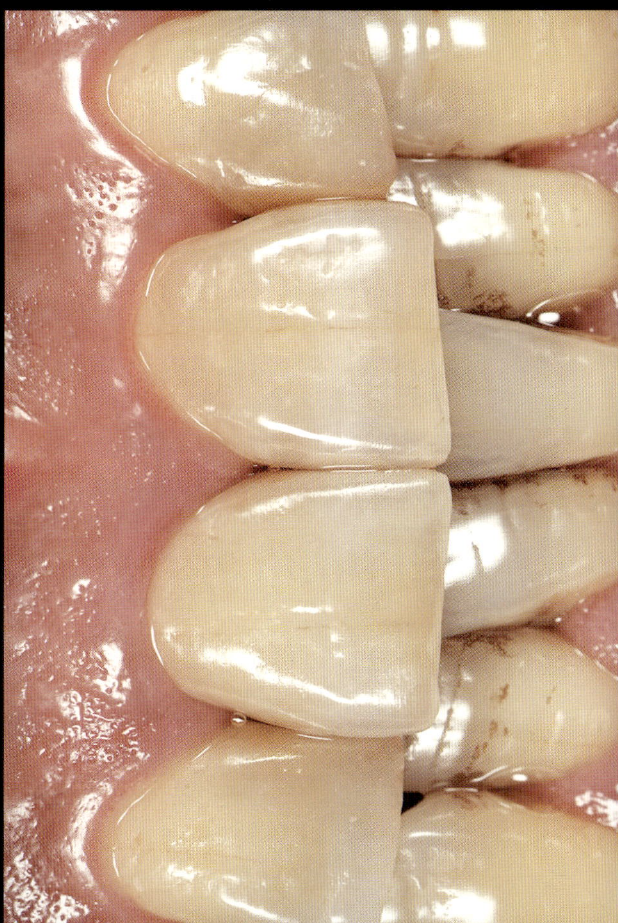

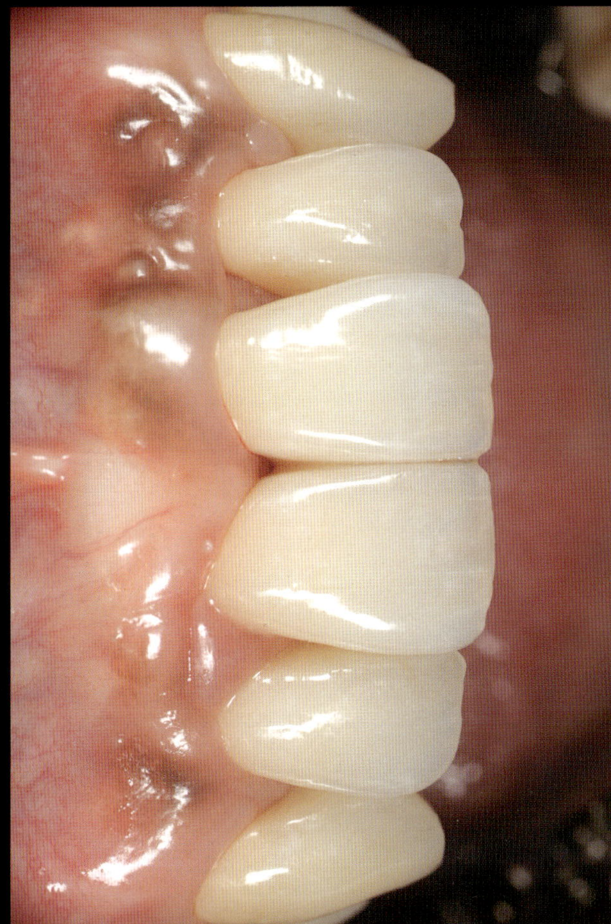

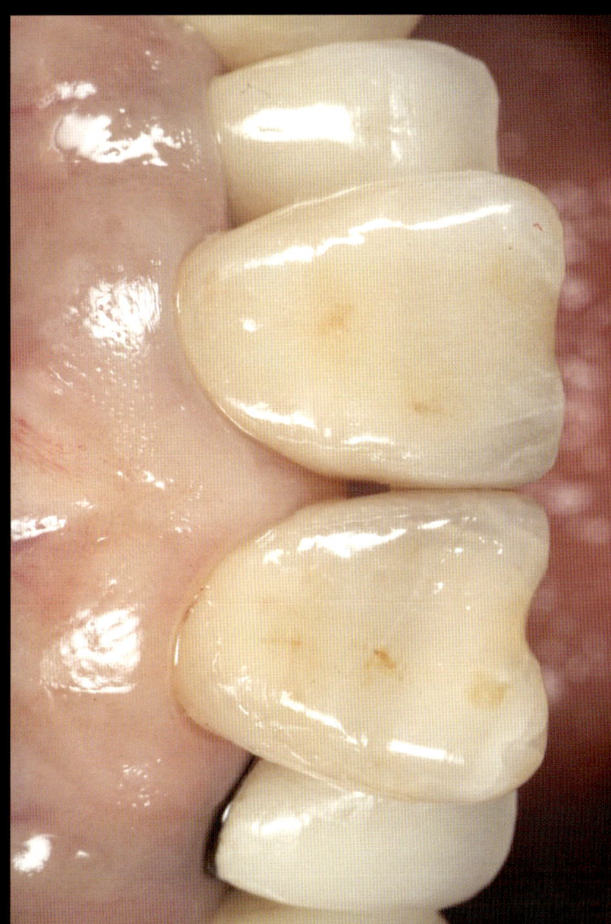

Makoto Morita RDT
#11 Single Crown

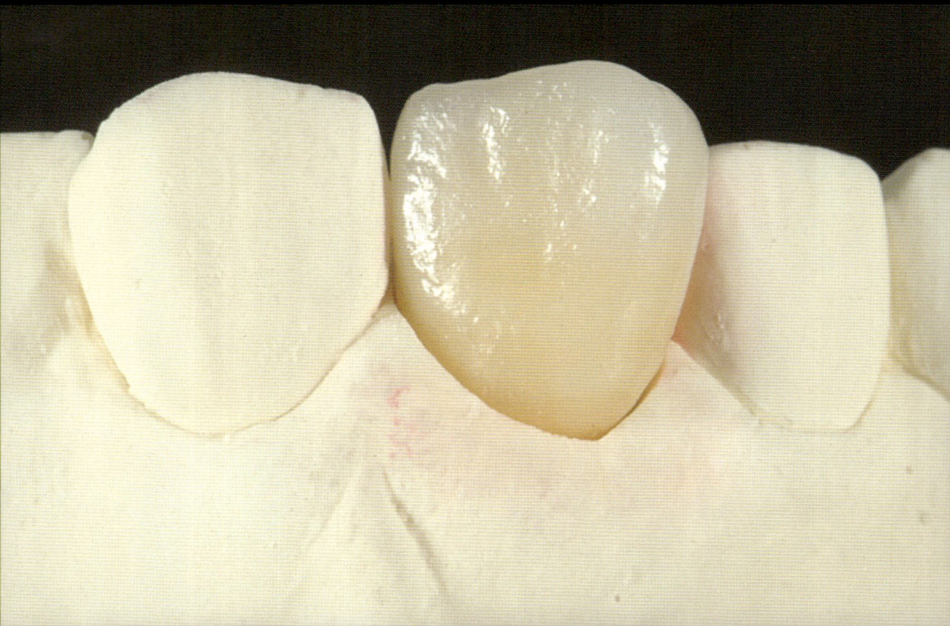

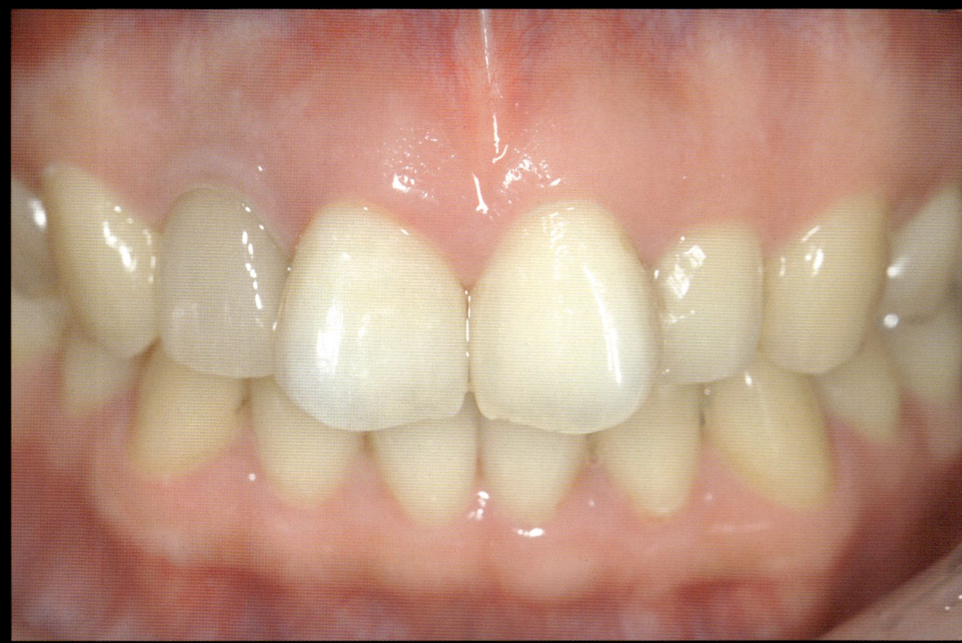

Takashi Takizawa RDT
#11 Single Crown

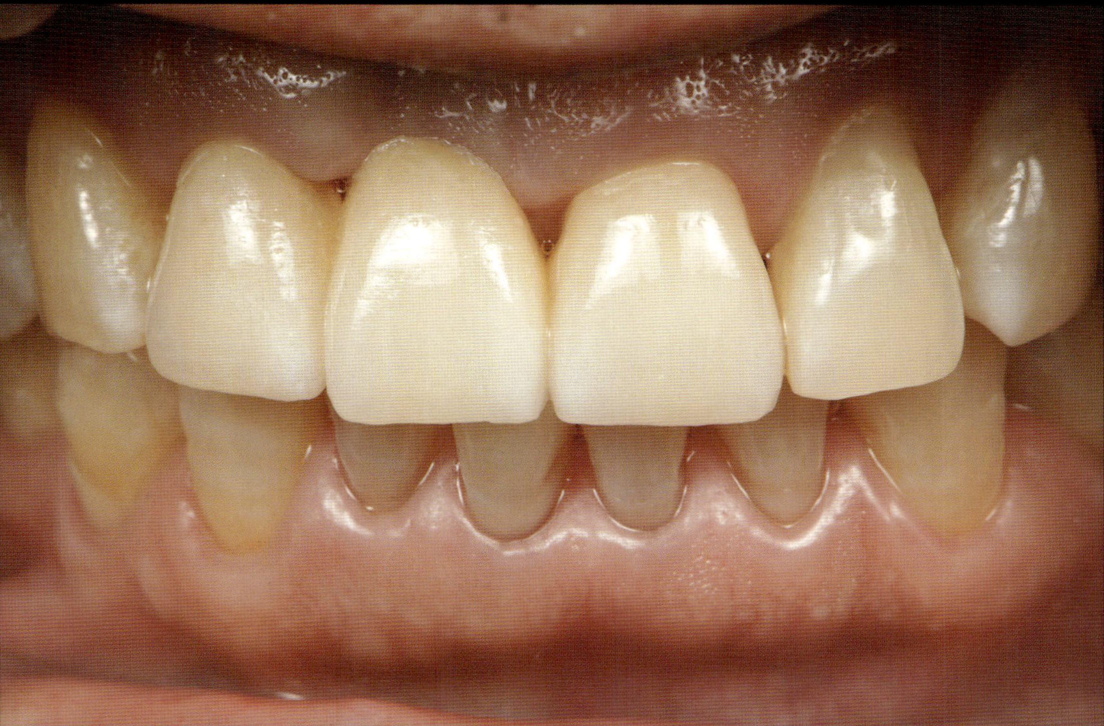

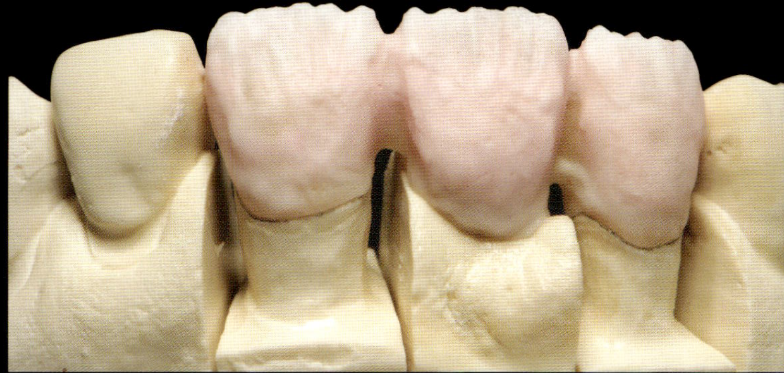

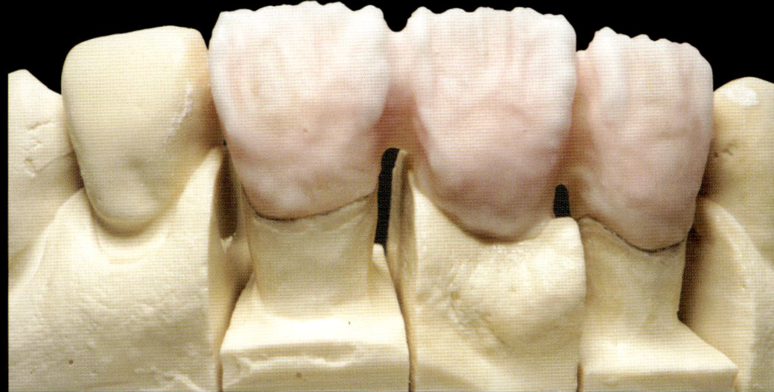

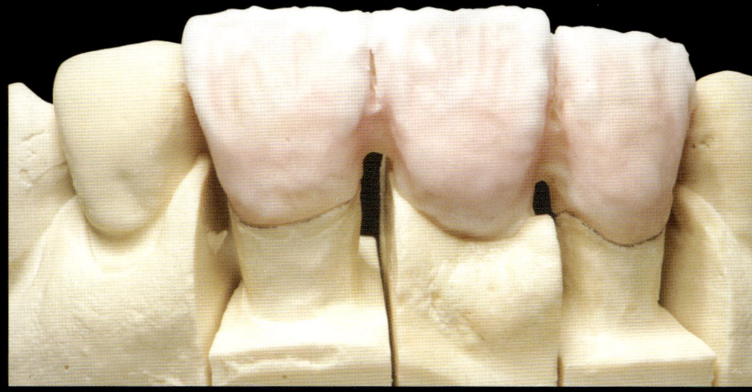

Tatsuya Uriuda RDT
#11, 12, 21 Porcelain Bridge

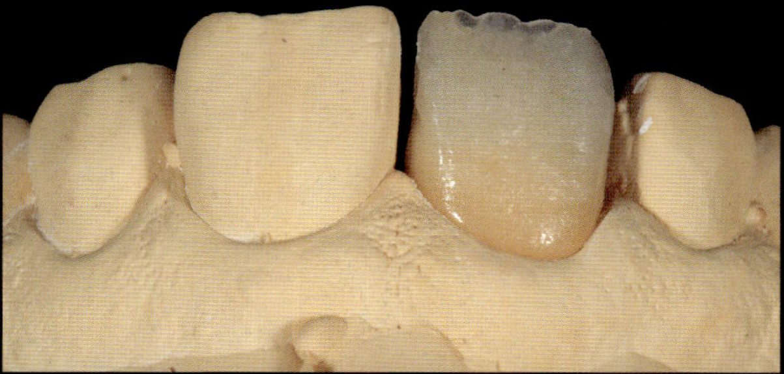

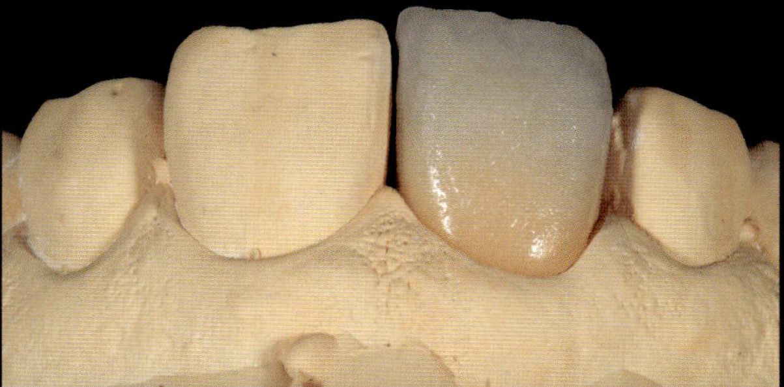

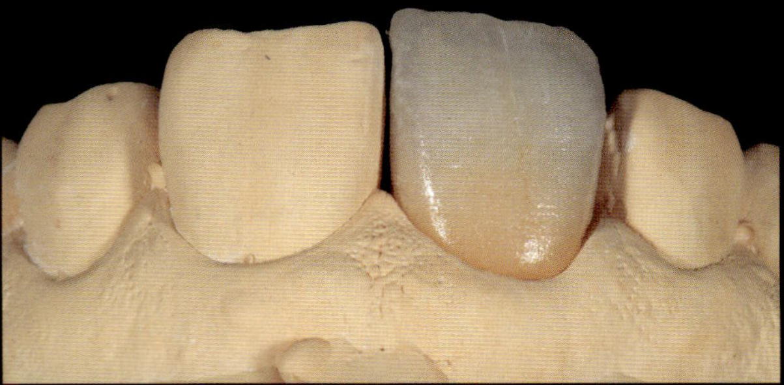

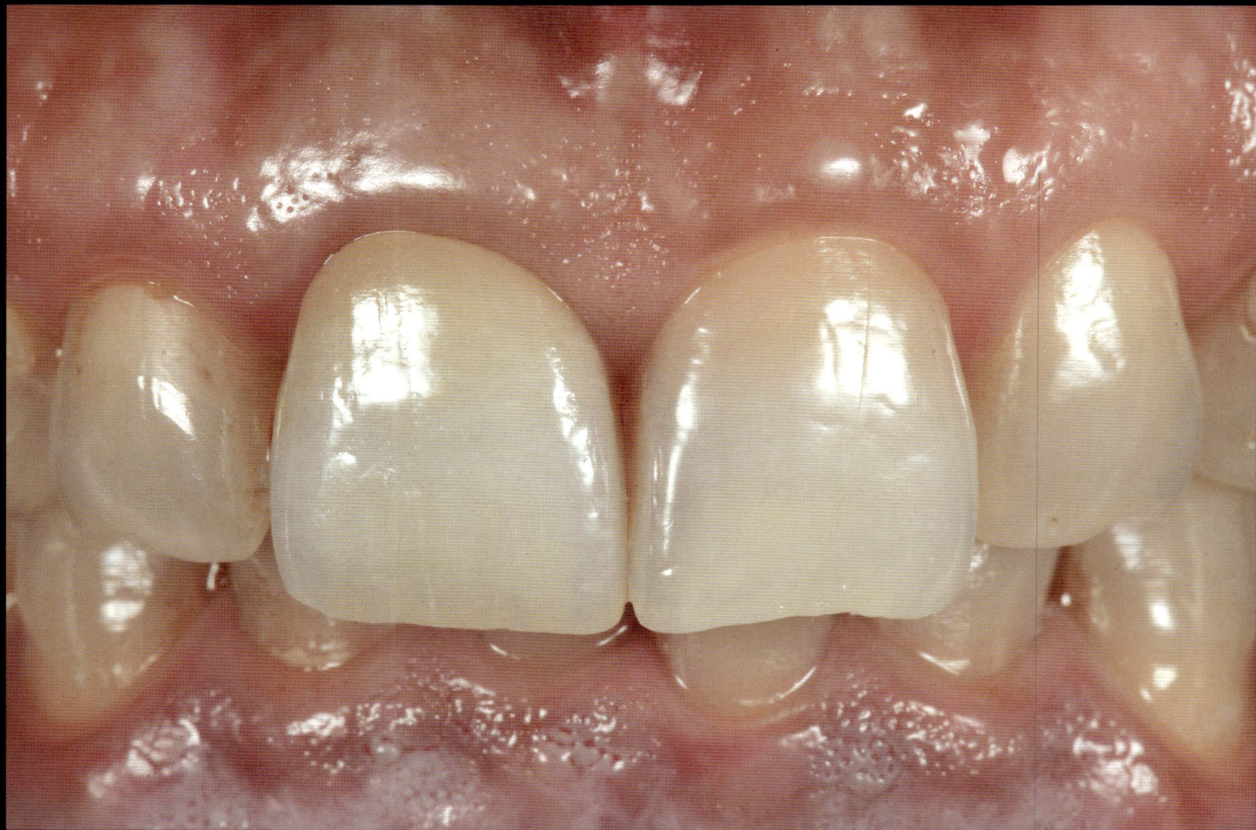

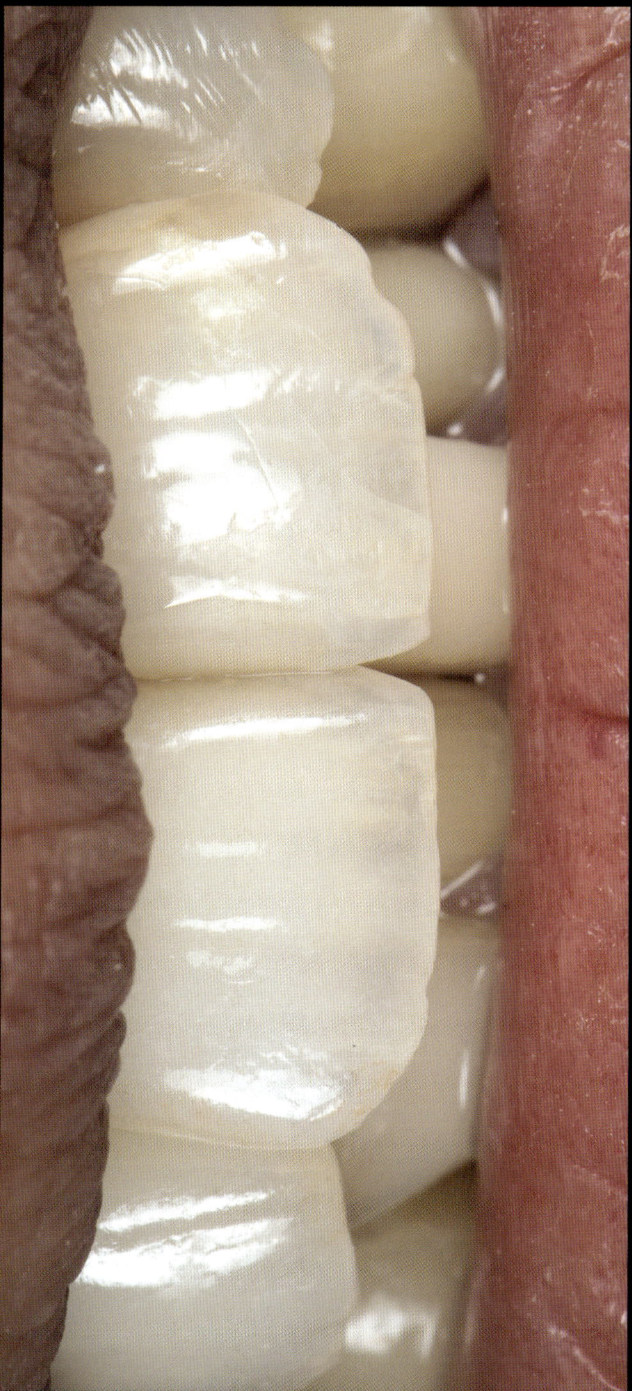
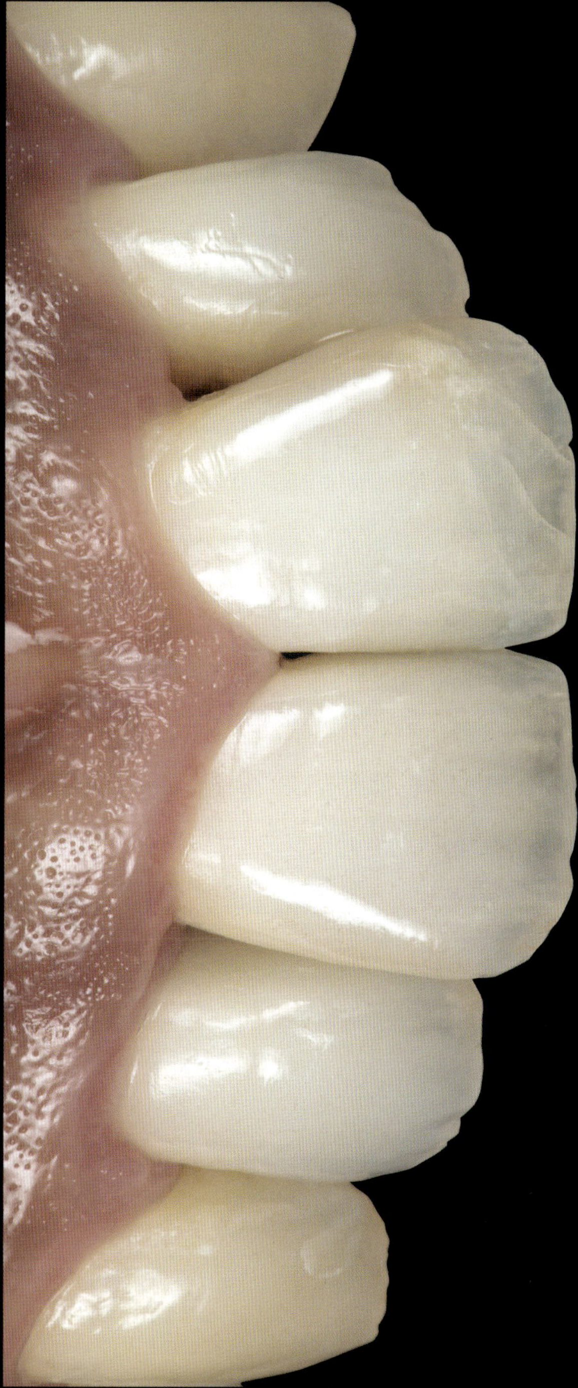

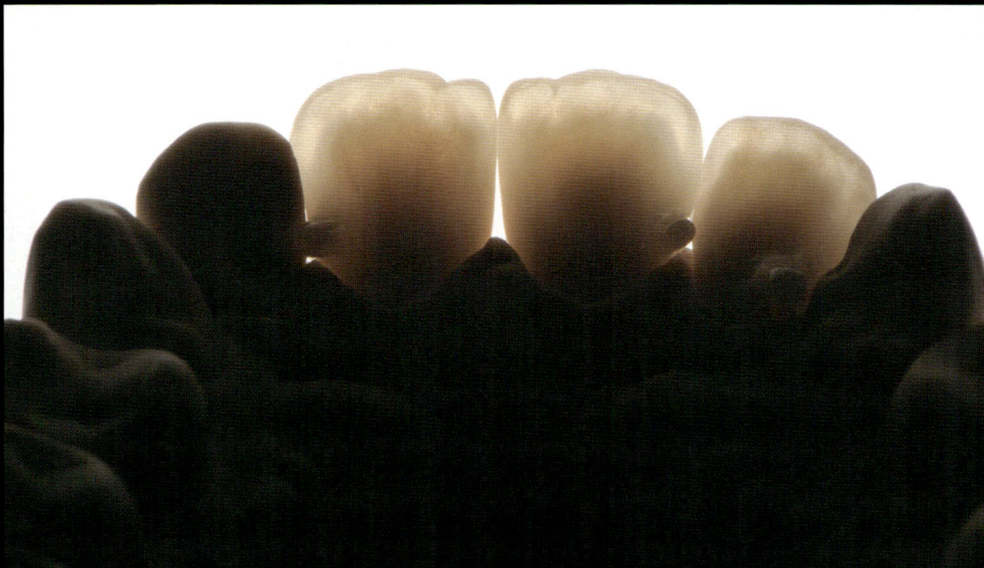

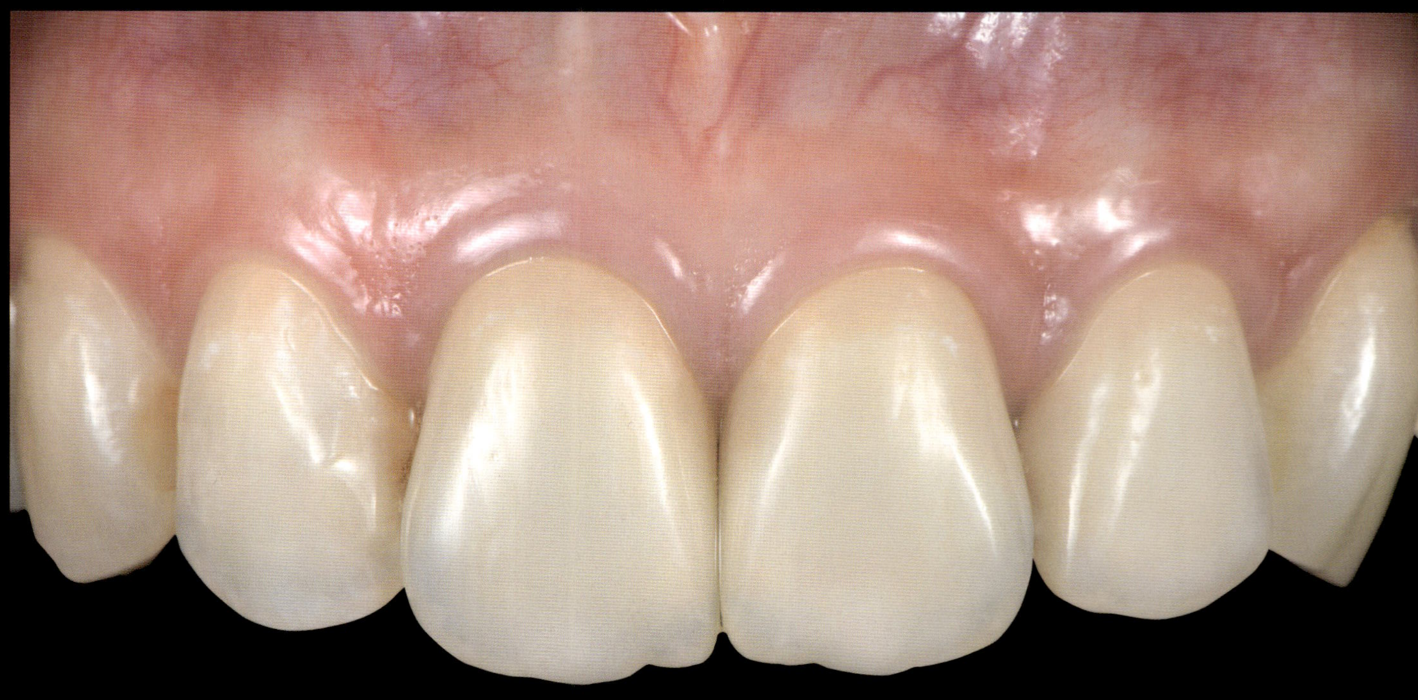

Yuji Tsuzuki RDT
#11, 21, 22 Single Crown

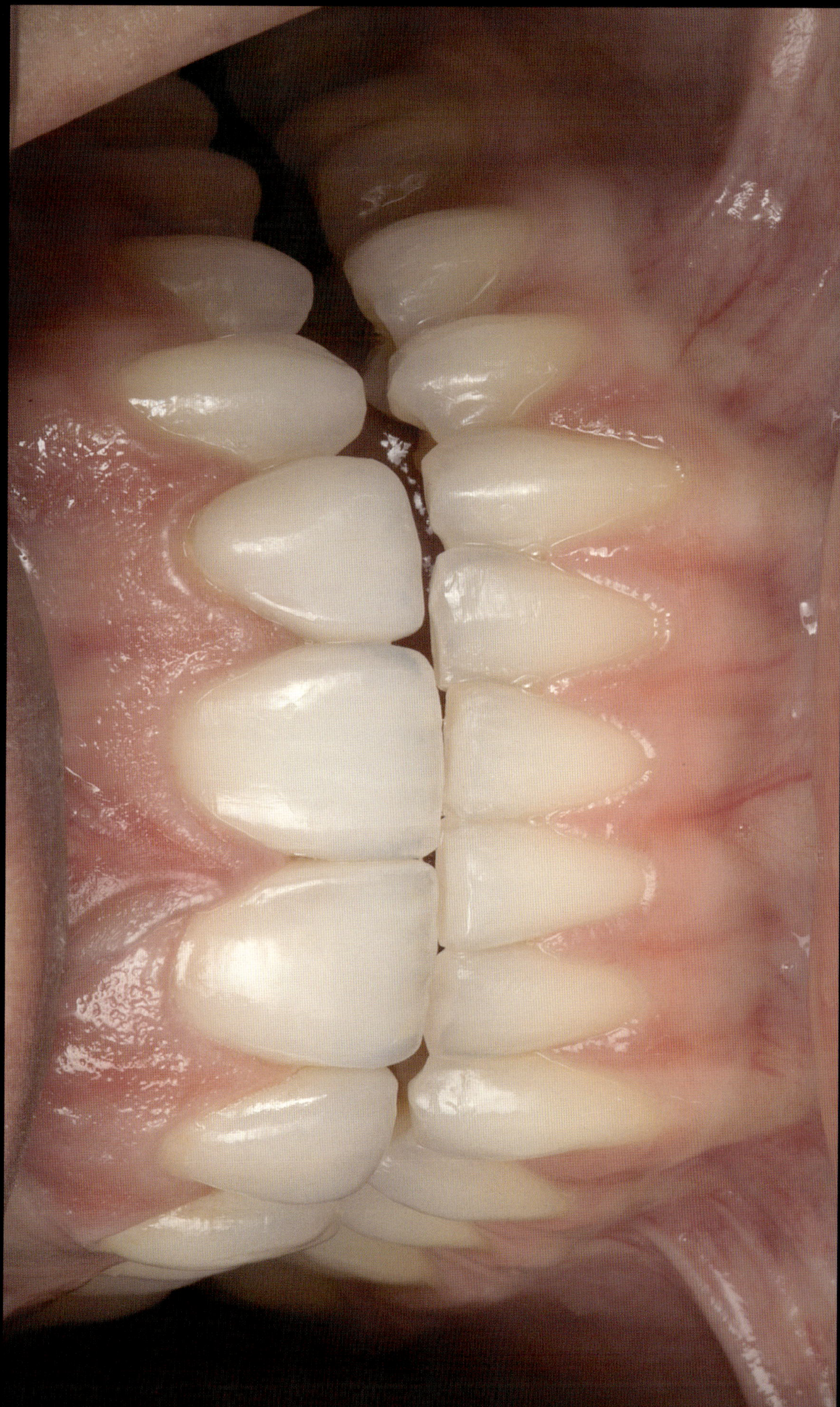

Jungo Endo CDT
#11~13 Bridge with Gum Porcelain

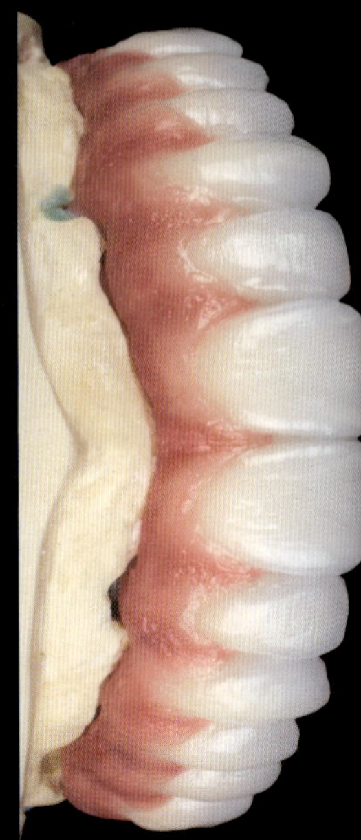

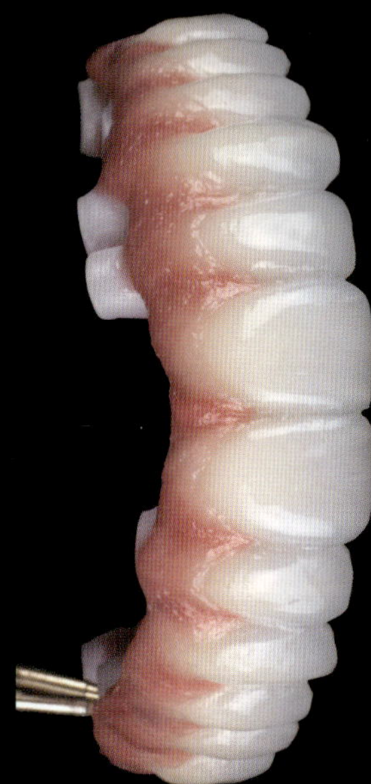

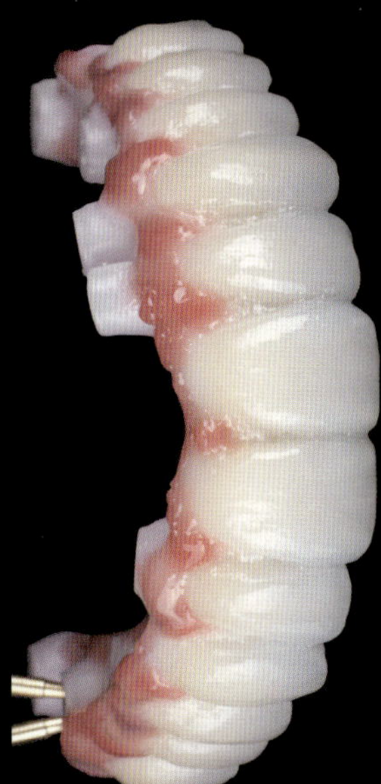

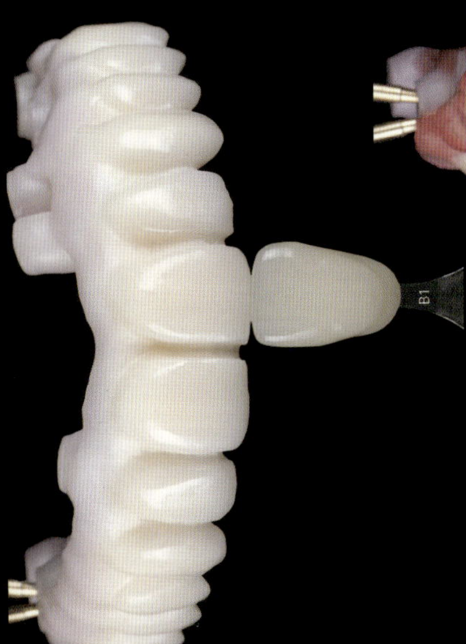

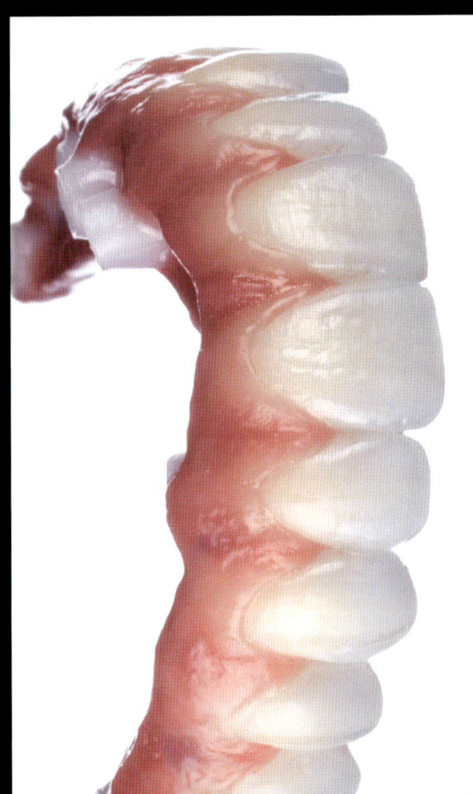

Luke Hasegawa CDT
Full Mouth Reconstruction with Gum Porcelain

Part 1

이제부터 다색축성을 시작하는 초심자에게

Part 1

1 임상에서 다색축성의 의미와 이점

Yasuhiro Odanaka (小田中康裕)
oral design 彩雲(도쿄도 세타가와구)
E-mail: odanakayasuhiro@gmail.com

시작하며

예전부터 심미 보철이라고 하면 메탈세라믹 크라운이었는데 현재는 그것이 올세라믹 크라운으로 변해 가는 이행기라고 할 수 있다. 지르코니아 세라믹(porcelain on zirconia)과 리튬디실리케이트 크라운은 임상적으로 인정받고 있으며 앞으로는 메탈세라믹(PFM)을 대체할 것으로 생각되고 있다.

지금까지 다수의 제조사에서 개발했던 전장 도재관(all ceramics)은 제한된 증례에서 사용되었고 크게 유행하기가 어려웠다. 당시에는 작업이 번잡하고 작업자에 따라 편차가 많았을 뿐 아니라 단관에서 주로 사용되었으며 강도 또한 불충분했기 때문이다. 그러한 의미에서 치과용 CAD/CAM 시스템의 도입은 혁명적이라고 말할 수 있을 것이다.

일본에서는 2005년경을 시작으로 현재까지 치과 심미 도재에 대한 문헌이 절정에 이르고 있다. 이전 문헌에 있던 메탈세라믹 크라운은 심미 치과라 하기에 미숙한 면이 많아 일본의 치과의사, 치과기공사는 심미적 측면에서 딜레마를 안은 채 작업을 하고 있었을 것이다. 여기에는 여러 원인이 있다고 생각하지만 여러 문제 중 하나로 보철물 제작에 필요한 시간과 번잡한 축성 방법을 들 수 있다.

이 2가지는 기공비용과 별개로 생각할 수 없는 관계로, 치과의사가 이 부분에서 무리를 강요하면 심미적 측면에서 어딘가 어긋나게 된다. 보철물 제작에 필요한 기술과 시간은 완성된 보철물에서는 보이지 않기 때문에 어떻게 해도 기공요금에는 반영하기 어렵기 때문이다(일본인은 장인정신을 좋아하고 그러한 기술을 상품에 요구하지만 그러한 모습과 달리 다른 나라에 비해 대가는 지불하지 않는다고 알려져 있다). 치과기공사가 기술적으로 간편한 방법을 찾으려 하는 경향은 이러한 이유에서도 찾을 수 있다.

올세라믹 등장에 따른 심미 보철의 변화

메탈세라믹 크라운의 수복에 있어서 '최종수복장치의 색조를 템포러리 크라운보다도 심미적으로 제작하는 것은 임상에서의 난관 중 하나'라는 것이 필자의 지론이다(그림 1~5). 다시 말하면 환자 구강 내에 템포러리 크라운보다 못한 색조를 가진 메탈세라믹 크라운이 장착되고 있는 것이다. 치과기공사라면 공감하겠지만, 환자 구강 내에 있는 메탈세라믹 크라운을 보고 '예쁘게 만들어졌네'라고 생각할 만한 보철장치를 보기는 여간해서 힘들뿐더러 본 적이 없다고 해도 과언이 아니다.

다른 치과 선진국과 비교했을 때 일본인의 덴탈 아이큐는 일반인부터 치과 관계자에 이르기까지 평균적으로 낮다고 알려져 있다. 이러한 것이 환자 구강 내에 잘 맞는 보철장치를 좀처럼 볼 수 없는 원인 중 하나라고 생각한다. 환자가 모른다고 그저 장사(결코 치료가 아님)로만 이용한 결과는 아닐까. 실제로 치과의사, 치과기공사는 환자에게 '임시치아가 더 좋았어요'라는 이야기를 얼마나 많이 들었을까(그림 6~9). 그 기술적 원인은 치과의사가 지대치를 잘못 형성한 것도 물론 있겠지만, 메탈세라믹 크라운에서 메탈 프레임의 색을 가리기 위해 오펙을 사용했기 때문이라고 말할 수 있을 것이다.

일본에서는 2000년을 경계로 CAD/CAM의 보급과 함께 알루미나 포셀린 크라운이나 지르코니아 세라믹 크라운이 보급되었다. 이들 올세라믹 크라운은 오펙에서 유래된 문제점을 단번에 개선해 주었다. 이로 인해 올세라믹 세상으로 변했다고 하여도 과언이 아니다. 여담이지만 이 올세라믹계에 크라운이 출현하기 전까지는 다양한 소재가

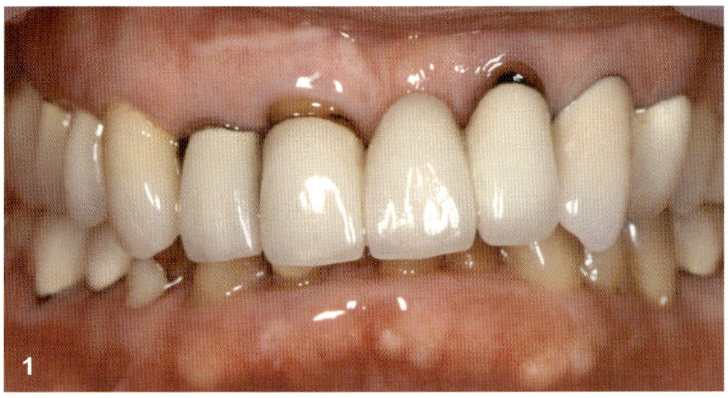

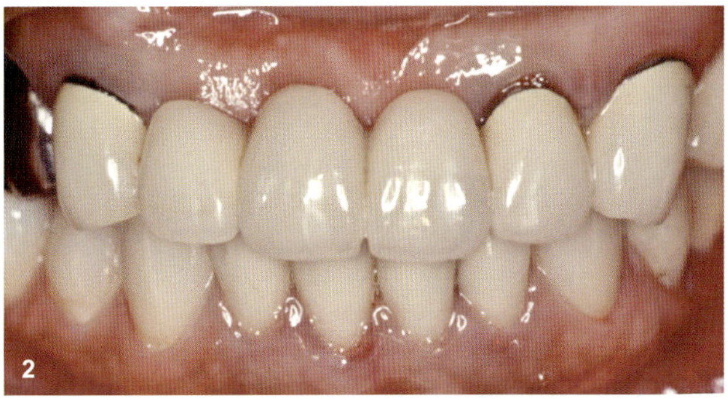

그림 1, 2. 메탈세라믹 크라운이 장착되어 있는 상악 전치. 아쉽게도 심미적이라고 할 수 없는 보철물이 장착되어 있다.

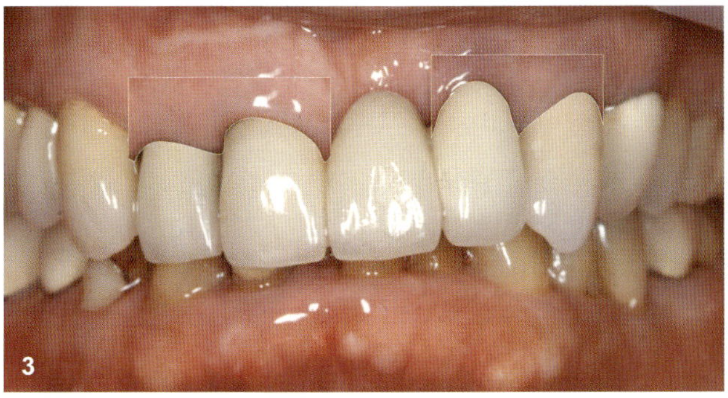

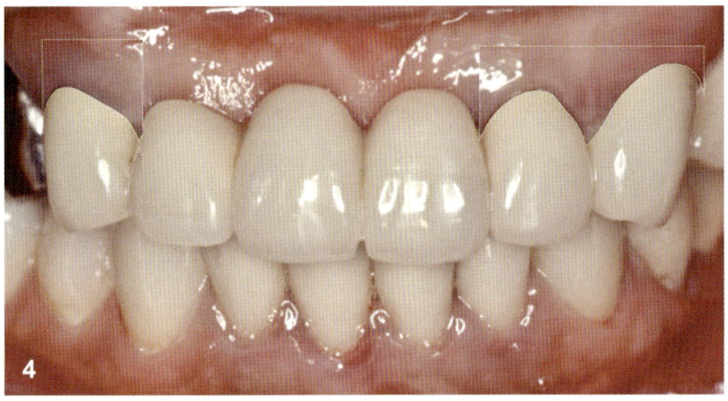

그림 3, 4. 보철물 부위의 치은이 퇴축되어 있기 때문에 치경부 블랙 마진을 없애기 위해 그림 1, 2의 디지털 사진을 트리밍하고 겹쳐서 치은이 퇴축되기 전의 이미지를 얻어 내었다. 구강 내에서는 검은 부분이 없어져서 그림 1, 2의 사진보다는 심미적인 구강으로 보이지만 그렇다고 보철물의 질이 향상된 것은 아니다.

그림 5. 경질 레진 전장관(#11~23)과 메탈세라믹 크라운(#12)이 혼재되어 있는 상악 5전치의 구강 상태. 재질의 차이에 따른 광택의 차이를 알 수 있다. 또한 재질의 차이에 따른 색조의 경향도 식별할 수 있다. 보험 경질 레진 전장관은 재질의 차이도 있지만 그림 1, 2의 구강 내와 비교해 크라운 자체의 질적 차이는 별로 없다. 보험 보철장치와 비보험 보철장치가 하나의 구강 내에 혼재되어 있을지도 모른다. 여기서 필자가 말하고 싶은 것은 심미는 재질에 관계없이 환자의 의견을 듣지 않고 의뢰하는 치과의사와 제작하는 치과기공사의 문제라는 것이다.

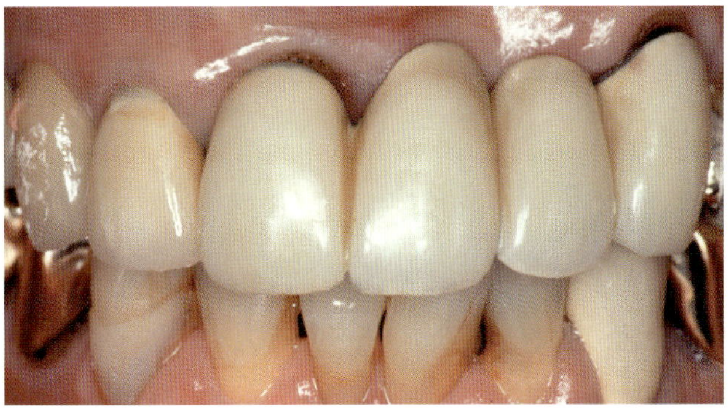

출현할 때마다 '이 소재들은 구강 내에서 너무 단단하다'고 평가받았다. 그런데 이제 와서 귀금속 가격의 상승과 프레임 제작의 간편함 때문에 올세라믹의 흐름에 따라야만 한다는 것은 이치에 맞지 않는다고 생각한다.

다시 돌아가서, 알루미나나 지르코니아로 인해 오펙의 문제점이 개선됨으로써 심미 치과는 성장하여, 오늘에 이르고 있다. 최근에는 지르코니아 재료를 개량하여 투명감이 적당한 프레임에 지르코니아를 소성하기 전 단계에서 착색함으로써 어느 정도 색상을 재현할 수 있게 되었다. 또 리튬디실리케이트의 프레스 크라운에 표면 스테인(external stain)으로 색조를 재현하는 것은 이미 널리 보급된 방법이다.

이것은 재질을 떠나 색조만을 주목하면 템포러리 크라운에 스테인을 행한 방법과 비교해도 큰 손색이 없고, '임상에서 최종 보철장치의 색조를 템포러리 크라운보다 심미적으로 제작하기 어렵다'는 메탈세라믹 크라운 수복의 문제점을 이미 해결하고 있다고 할 수 있다.

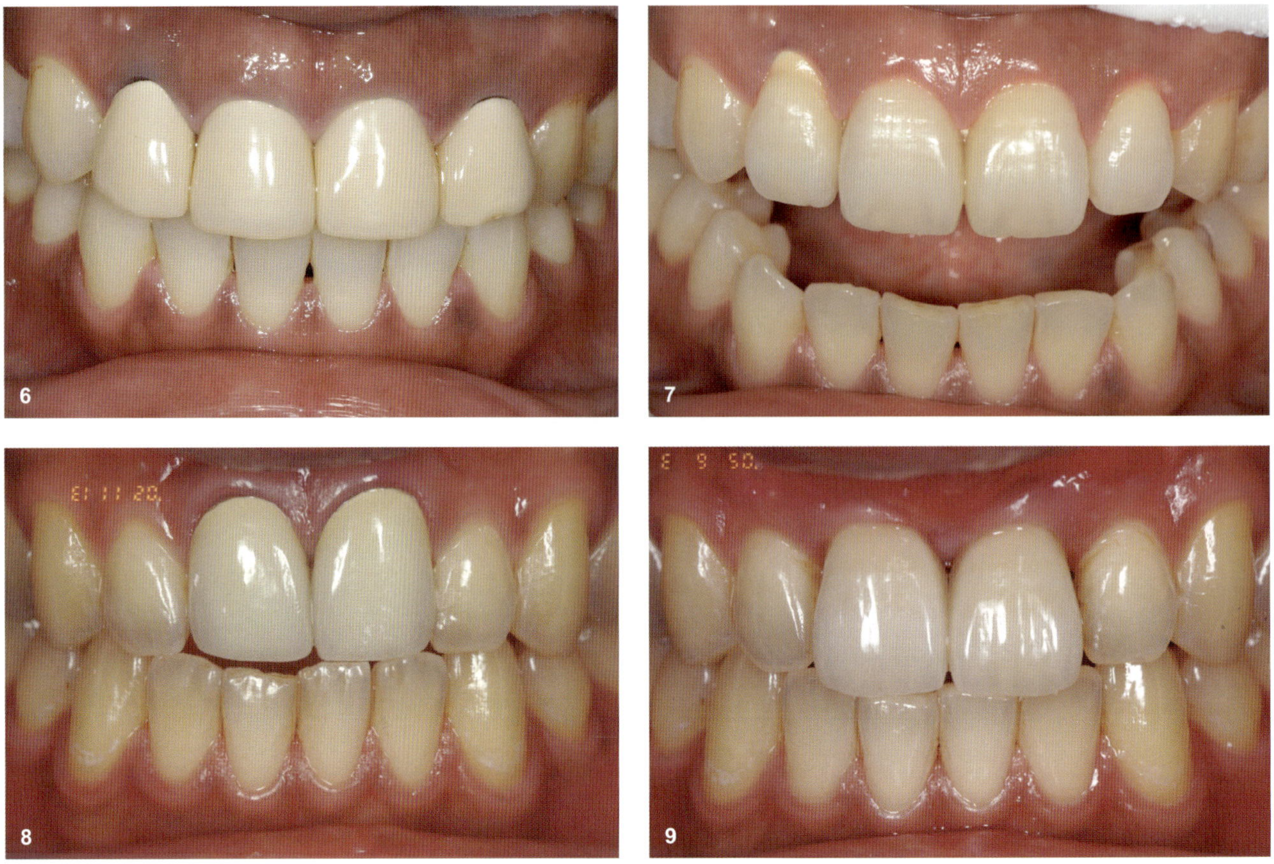

그림 6~9. 술전(그림 6, 8) 오펙으로, 아무리 봐도 '보철물 같은' 구강 내를 보이는 2가지 증례. 술후(그림 7, 9)는 메탈세라믹 크라운이지만 심미적으로 문제가 없다. 얼마나 고민하고 어떻게 만드는지가 문제이다.

올세라믹의 구조와 도재 특징

올세라믹의 구조는 메탈세라믹과 크게 다르지 않다. 그러나 구강 내에서 양자의 색조는 다르게 느껴진다. 그 이유는 올세라믹용 도재는 메탈세라믹용 도재와 비교했을 때 투명부터 불투명의 폭이 좁아 다색축성을 했다 하더라도 메탈세라믹용 도재 같은 선명한 표현이 나오기 어렵기 때문이다(그림 10). 또한 올세라믹용 도재와 메탈세라믹용 도재로 같은 축성을 하였다고 해도 도재의 재료적 성질 때문인지(필자의 테크닉 문제일지도 모르지만) 올세라믹 크라운은 메탈세라믹 크라운보다 약간 노란색을 띤 색조로 나올 때가 많다(그림 11~13).

올세라믹의 또 다른 큰 문제점으로 입사광을 되반사시키는 층이 존재하지 않아 명도가 낮아지는 일이 많다는 것을 들 수 있다(그림 14~19). 올세라믹 크라운 보철의 경우에는 하얗고 밝은 치아를 목표로 제작할 때가 많은데도 불구하고 말이다. 올세라믹 크라운에서는 크라운의 구조상 지대치의 영향을 받기 쉬우므로 메탈코어나 변색된 지대치의 경우 명도가 높은 레진코어로 대체해야만 한다. 그러나 안타깝게도 지대치 그대로 제작할 수밖에 없다는 것이 현 임상의 현실이다.

또한 치과기공사는 메탈세라믹 기공을 할 때 오펙 작업에서 벗어났기 때문에 올세라믹 프레임 선택 시 오히려 투명도가 높은 프레임을 선택하는 경향이 있다. 그 결과 올세라믹 기공은 지대치의 환경에 따라 색조가 좌우될 수 있다.

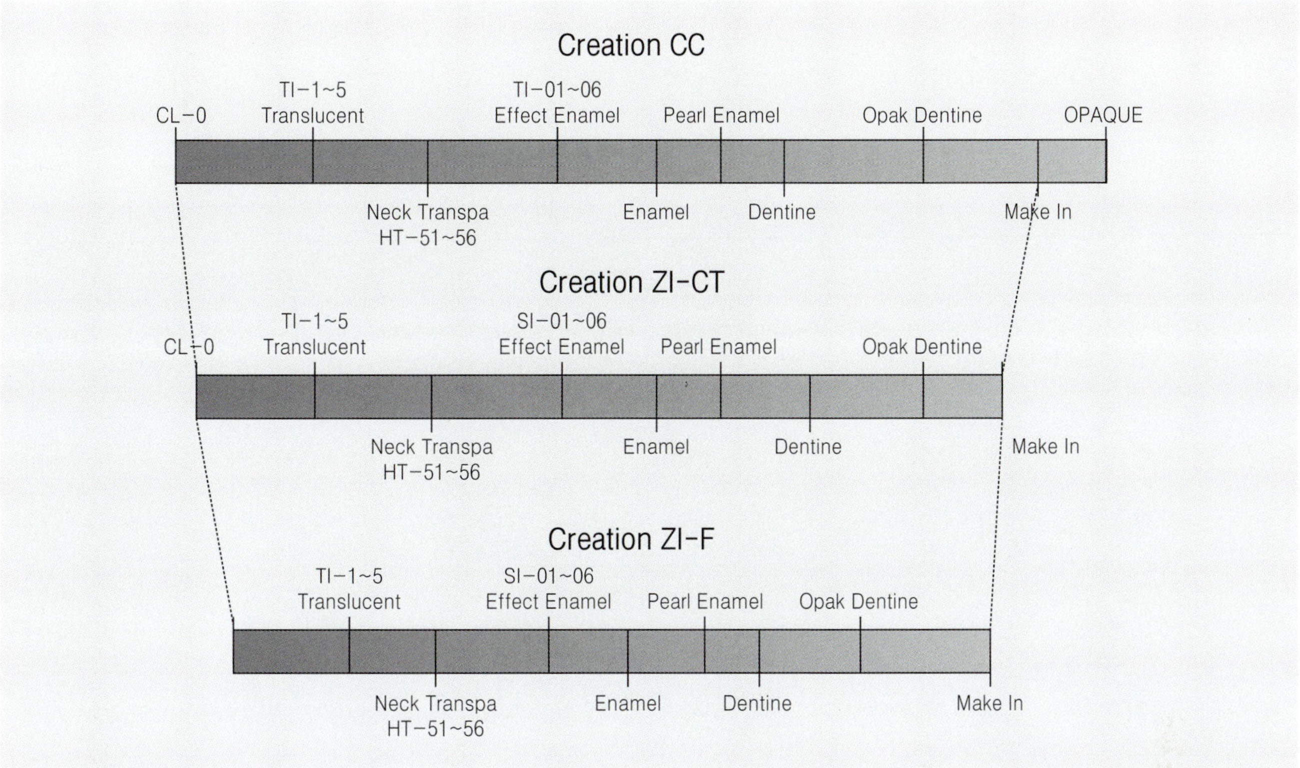

그림 10. 메탈세라믹 도재(Creation CC)와 올세라믹용 고용융 도재(Creation ZI–CT), 올세라믹용 저용융 도재(Creation ZI–F)의 투명성을 축으로 도재의 표현 폭을 이미지화한 그림. 올세라믹용 도재는 메탈세라믹용 도재와 비교하여 표현 폭이 좁고, 다색축성을 하더라도 메탈세라믹용 도재와 같은 선명함을 내기 어렵다. 도재의 용융온도가 높을수록 표현 폭도 증가하는 것을 알 수 있다.

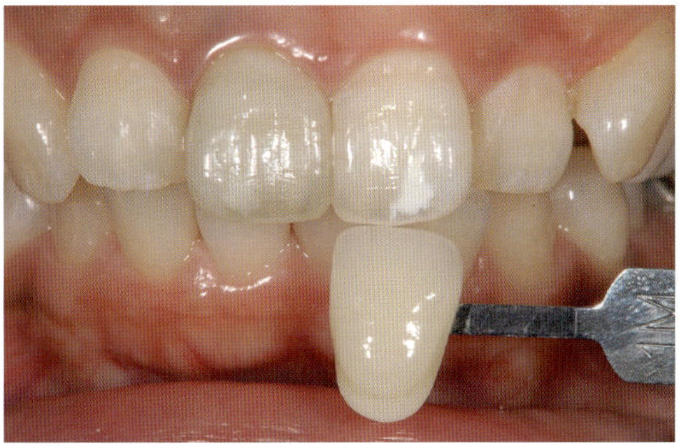

그림 11. 상악 우측 중절치를 알루미나용 도재로 제작한 올세라믹 크라운. 이러한 증례에서는 최초로 명도의 차이가 눈에 띄는데 이 사진에서는 크라운 색상의 차이(노란색)가 눈에 들어온다. 올세라믹에서 나타나기 쉬운 특징으로서, 명도도 낮다.

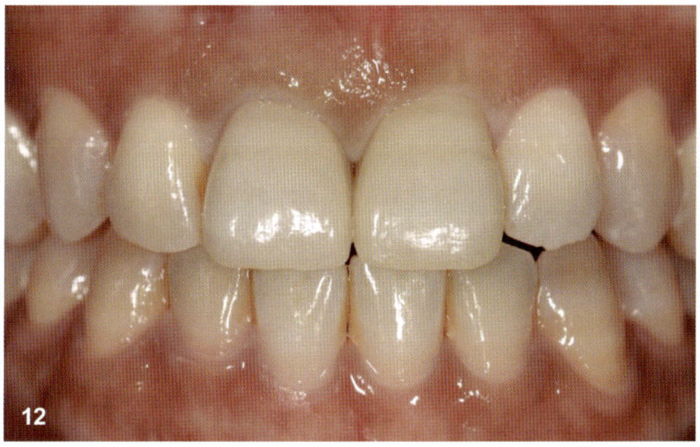

12

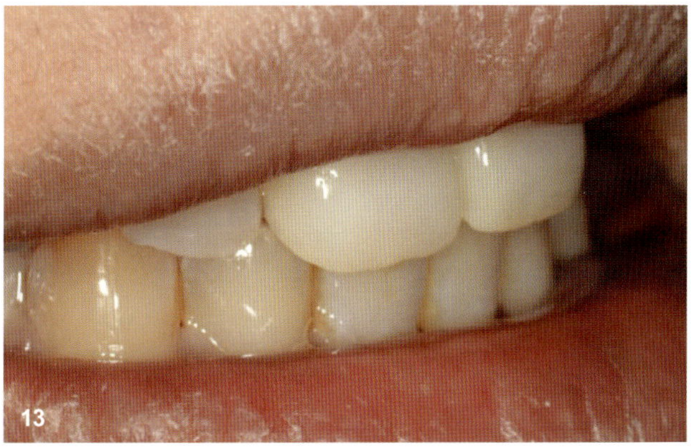

13

그림 12, 13. 상악 양측 중절치를 지르코니아용 도재로 제작한 올세라믹 크라운. 이 증례의 경우 명도의 차이가 보이지만 자연치와 비교하여 노란색을 띠고 있는 것을 알 수 있다. 입술이 내려온 그림 13에서 크라운이 노란색을 띠고 있는 것을 쉽게 이해할 수 있을 것이다.

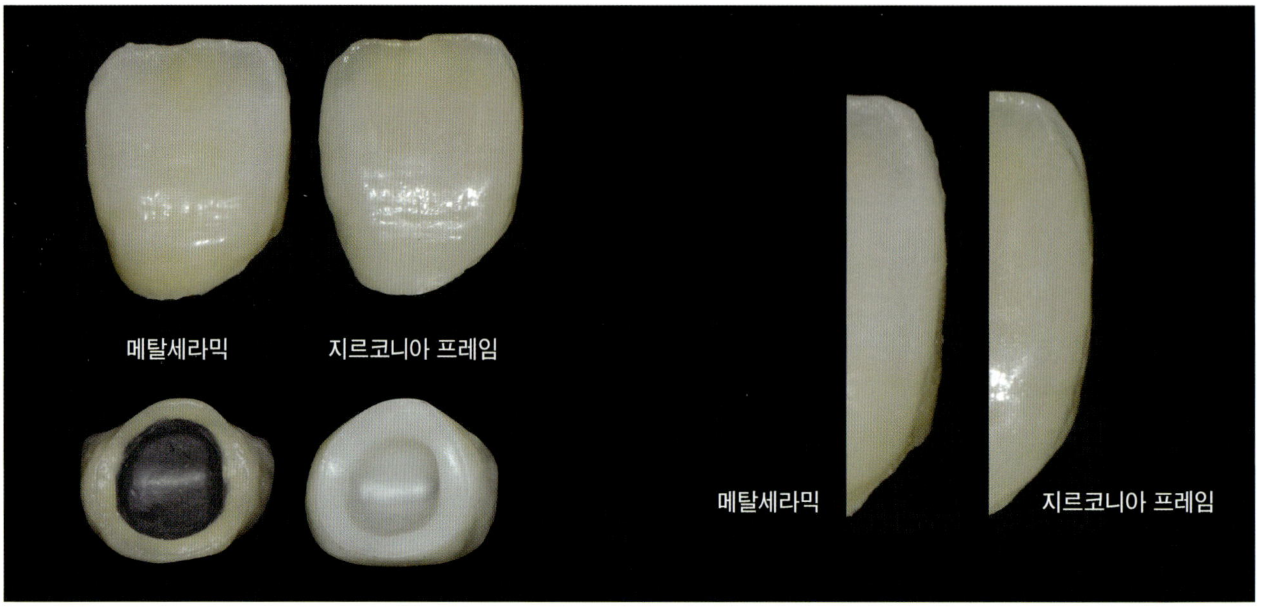

그림 14. 기본적으로 같은 방법으로 축성한 메탈세라믹 크라운과 지르코니아 세라믹 크라운의 색조와 내면 상태. 표면의 에나멜 투명층(트랜스루센트)의 색조를 보면 메탈세라믹보다도 지르코니아 쪽이 노란색을 띠고 있는 것을 알 수 있다.

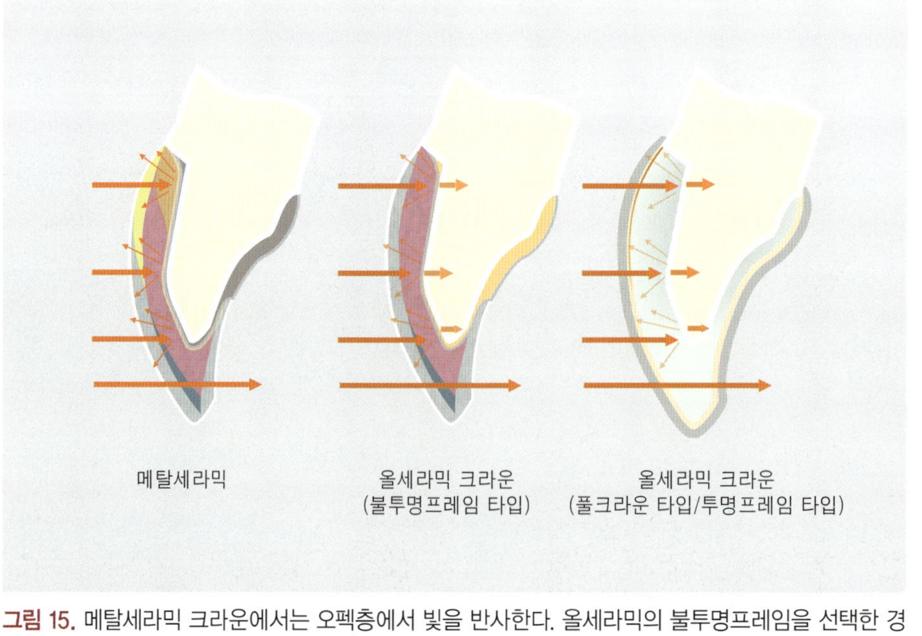

그림 15. 메탈세라믹 크라운에서는 오펙층에서 빛을 반사한다. 올세라믹의 불투명프레임을 선택한 경우에는 프레임 부분에서 투과되는 빛과 반사되는 빛으로 나뉜다. 프레스 타입 풀크라운 혹은 투명한 지르코니아 프레임의 경우 지대치까지 빛이 많이 도달하여 반사되는 빛은 적다. 언뜻 보아 투과하는 빛이 많으면 많을수록 심미에는 이점이 없는 것 같은 느낌이 드는데, 과연 왜 그럴까?

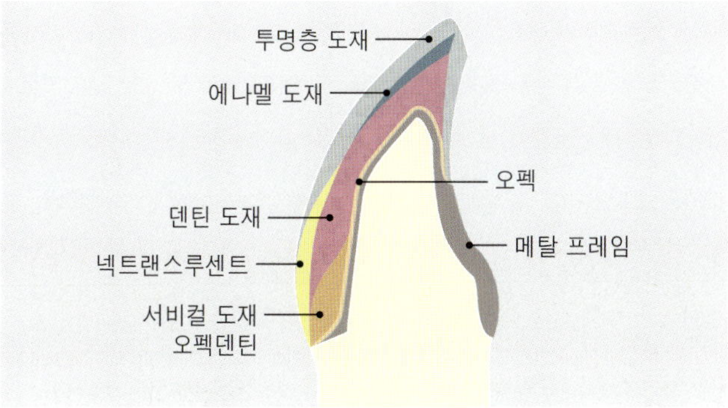

그림 16. 메탈세라믹 기본축성도.

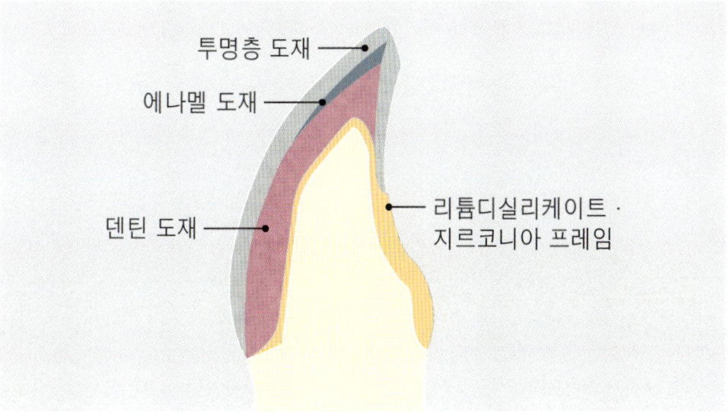

그림 17. 올세라믹 기본축성도.

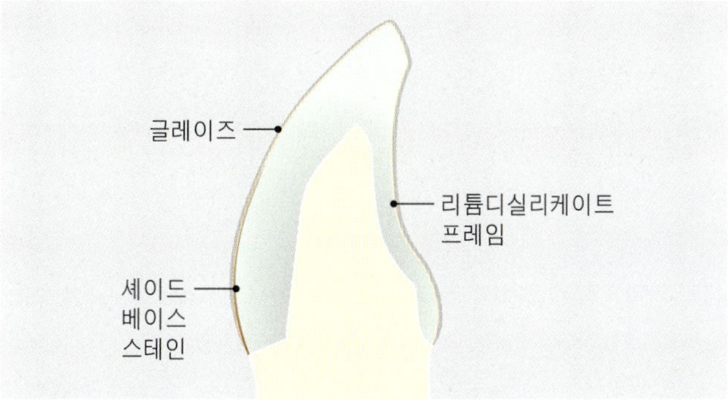

그림 18. 올세라믹 기본축성도(리튬디실리케이트 스테인법).

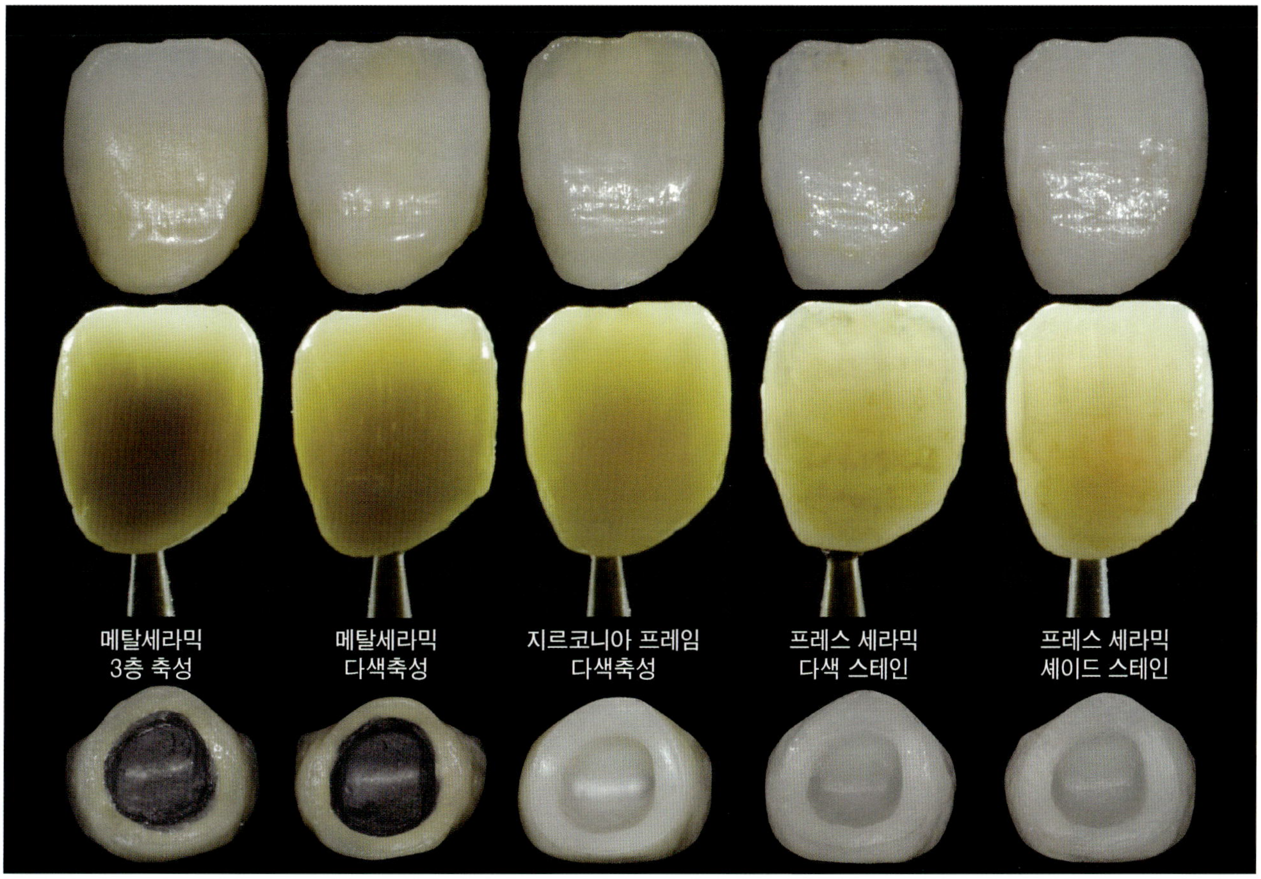

그림 19. 메탈세라믹, 지르코니아 세라믹, 프레스 세라믹의 각 크라운 색조와 내면 상태 비교(반사광과 투과광). 메탈세라믹>지르코니아 세라믹>프레스 세라믹순으로 불투명해지는 것을 알 수 있다. 흥미롭게도 메탈세라믹에서 프레임 사이즈가 같은데도 불구하고, 3층 축성과 다색축성에서 투과의 차이가 보인다.

어떻게 생각하고 어떻게 제작할까?

지대치 삭제량이 문제없는 경우 메탈세라믹을 구강 내에 장착했다고 하더라도 결코 심미적인 문제는 없다. 다시 말해서 특별한 경우를 제외하면 오펙이 존재하더라도 심미적으로 문제는 없는 것이다. 이것에 비추어 보았을 때 만약 메탈세라믹 색조 재현기술을 가지고 있다면 올세라믹 프레임은 불투명한 것을 선택해야 임상에서 성공할 확률을 높일 수 있다고 생각한다. 또 지대치가 색조에 영향을 미칠 것을 걱정할 필요가 없기 때문에 경우에 따라서는 오펙을 많이 사용하더라도 문제가 발생하지 않을 것으로 생각한다(Part 1의 2항 참조).

올세라믹이 꼭 메탈세라믹보다 심미적으로 뛰어난 것은 아니다. 세라믹 크라운 중 어느 쪽을 선택하더라도 보철장치의 완성도에 직결하는 것은 '어떻게 생각하고 어떻게 제작하였는지'라고 말할 수 있다(그림 20~27). 어느 수준 이상의 심미를 추구할 때 합리성을 이유로 간편함만을 좇는다면 환자의 입장에서는 충분치 못할 것으로 생각한다. 기술적인 측면만 생각해서 너무 간편하게 해결할 수 있는 임상은 어디에도 없다고 생각한다.

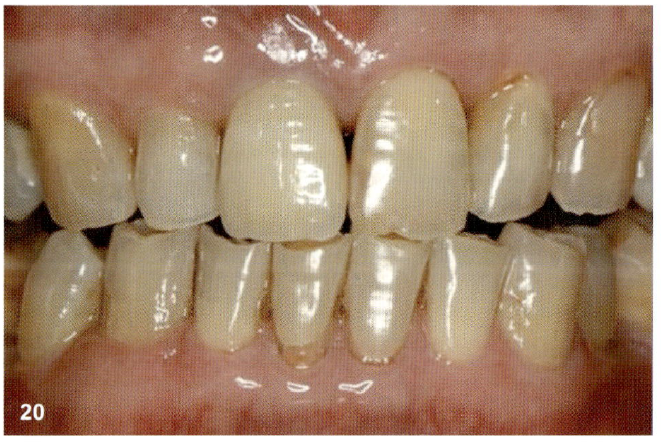
20

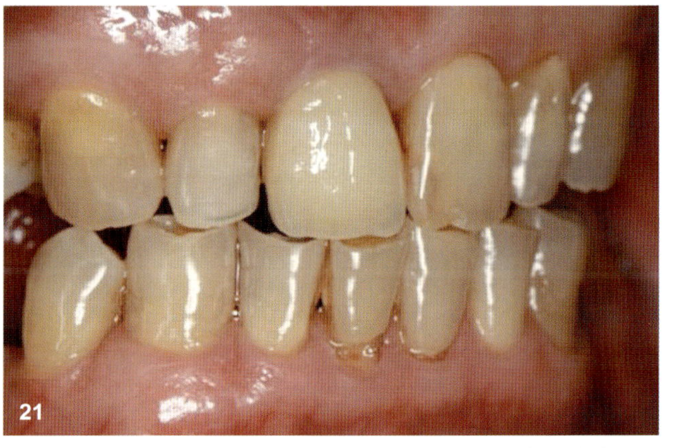
21

그림 20, 21. 다른 치과기공사가 제작한 상악 우측 중절치 메탈세라믹. 약간 명도가 높고 색상도 맞지 않는 것을 알 수 있다. 측방에서 보면 색상 차이나 구조 등이 정면에서 보는 것보다 잘 보인다(치과의사에게 받은 사진 데이터).

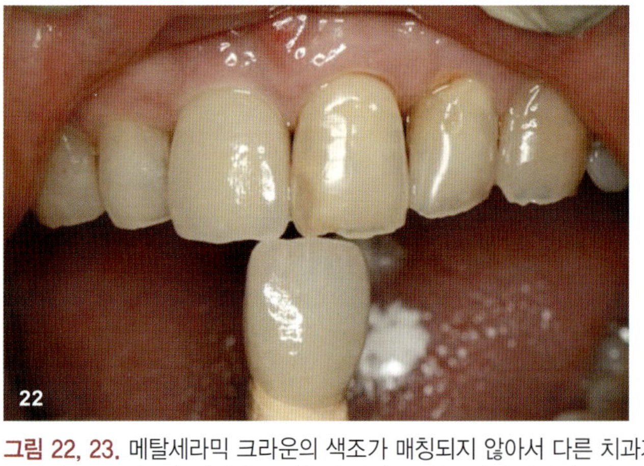
22

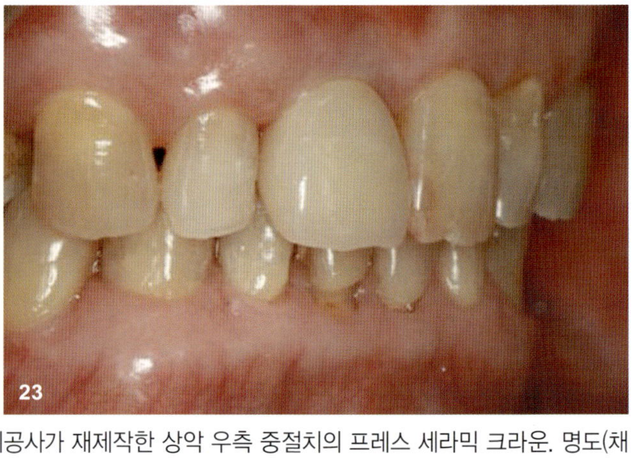
23

그림 22, 23. 메탈세라믹 크라운의 색조가 매칭되지 않아서 다른 치과기공사가 재제작한 상악 우측 중절치의 프레스 세라믹 크라운. 명도(채도에서 오는 명도가 아니라 크라운이 가지고 있는 빛의 반사감, 톤)는 맞지만 색조가 단조롭고 템포러리 크라운에 가깝다. 그림 22에서 절연에 대고 있는 것은 그림 20, 21의 메탈세라믹 크라운이다. 올세라믹 크라운은 메탈세라믹 크라운과 비교하여 제작 시 명도를 의식해야 한다.

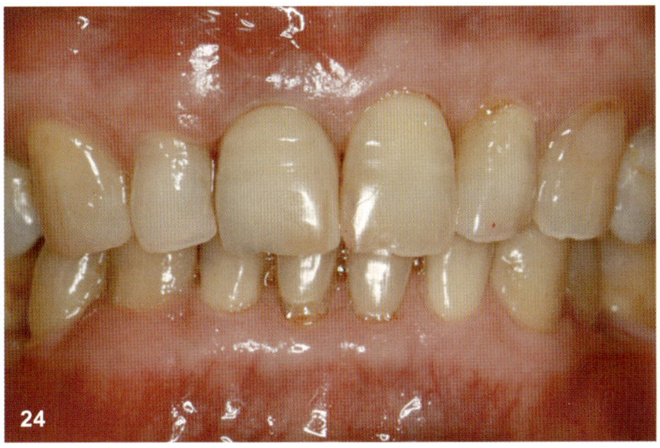

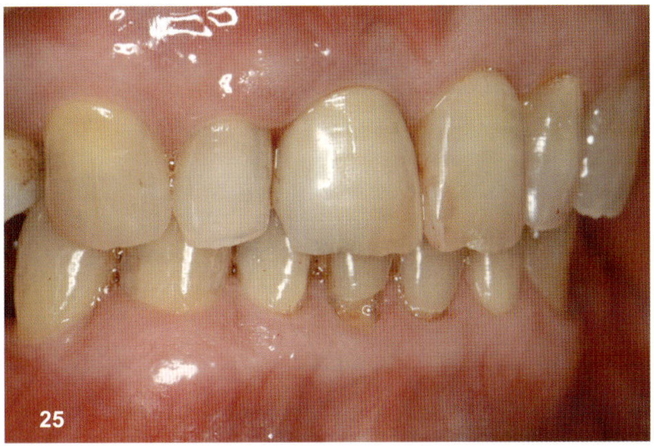

그림 24, 25. 그림 20~23의 사진을 참고하여 필자가 제작한 우측 중절치의 메탈세라믹 크라운. 측방에서 보는 느낌도 반대측 톤과 비슷하다고 생각한다. 메탈세라믹의 색조가 구강 내에 조화되지 않는다고 하더라도 올세라믹으로 표현할 수 없는 것을 나타낸 좋은 예라고 할 수 있다.

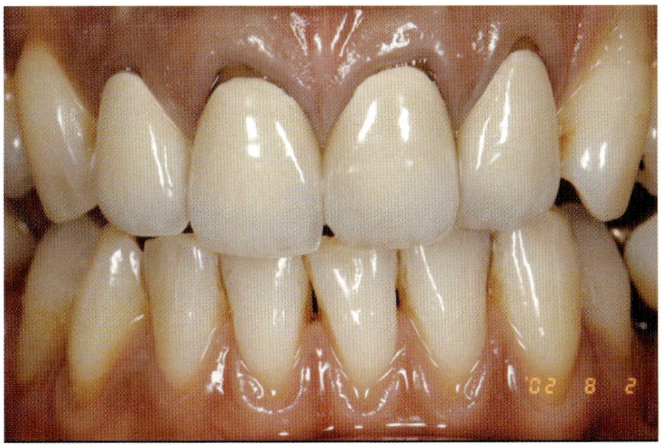

그림 26. 술전 상태. 주소는 상악 좌측 중절치 절연의 파절과 상악 4전치의 치은이 내려가서 생긴 블랙 마진에 의한 심미 장애이다. 견치의 색조를 기준으로 제작한 알루미나 올세라믹 크라운으로 보이는 보철장치가 장착되어 있었다. 축성 방법은 3층 축성이라 생각되고 전체적으로 채도가 높다.

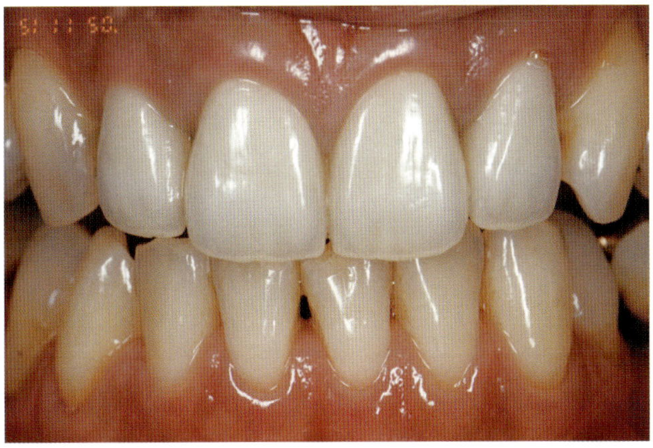

그림 27. 술후 상태. 상악 4전치에 4개가 연결된 메탈세라믹 포셀린 크라운이 장착되어 약 3년 경과한 상태. 술전의 보철장치에 비해 자연스럽다. 요즘은 심미성을 얻기 위해서 메탈세라믹 크라운보다도 올세라믹 크라운을 선택하는 경향이 있지만, 축성 방법에 따라서는 메탈세라믹에서 더 심미성을 얻을 수 있는 예도 있다.

Part 1

2 올세라믹 수복의 기초지식

Yasuhiro Odanaka (小田中康裕)
oral design 彩雲(도쿄도 세타가와구)
E-mail: odanakayasuhiro@gmail.com

오펙 재료 사용의 추천

올세라믹의 임상적인 과제에 대해서는 전항에서 기술하였다. 요약하자면 올세라믹 크라운은 모형에서 셰이드를 재현했음에도 불구하고 지대치의 색조가 최종적인 색조를 좌우한다는 것이다. 이에 대처하는 방법으로는 실리콘 인상의 지대치 부분에 치관색 왁스를 흘리고 지대치의 색조를 재현하면서 프레임, 크라운의 색조를 조절하는 Yamamoto (오사카시 주오구, M. Yamamoto Ceramist's Inc) 씨의 방법이 알려져 있지만, 필자는 실리콘 인상의 지대치 부분에 즉시 중합 레진을 흘리고 'NANOCOAT color'(GC)로 스테인하여 지대치 색조를 재현하는 방법을 사용하고 있다(그림 1~3). 이에 따라 지대치 색의 차폐성을 수시로 확인하면서 색조를 조절할 수 있다.

다만 필자로서는 메탈세라믹으로 색조를 재현할 수 있는 기술이 있다면 지르코니아 프레임에 대해서도 오펙 사용을 추천하고 싶다. 오펙 없이 올세라믹 크라운을 제작할 수 있는데 굳이 오펙을 사용한다는 것이 메탈세라믹의 기술로 돌아가는 것 같아서 거부감이 들고 의미가 없다고 생각할 수도 있다. 그러나 오펙을 사용하면 지대치의 변색이나 메탈코어에 대한 대처를 쉽게 할 수 있어서 제작할 때에도 스트레스를 받지 않는다.

지르코니아 도재를 보면 일본 제조사에서는 오펙 재료가 판매되고 있는 것도 있지만 해외 제품에는 오펙 재료가 준비되지 않은 것도 많다. 또 오펙 재료가 준비되어 있어도 원하는 색조와 다른 경우도 있다. 그래서 필자는 메탈세라믹용 오펙 재료를 지르코니아 프레임에 도포하고, 그 위에 지르코니아용 도재를 축성·소성하여 프레임이나 도재와 단단히 접착되는지와 오펙 재료에 지르코니아용 도재를 첨가하여 접착력이 변화하는지를 실험하였다. 그 결과 메탈세라믹용 오펙 재료와 지르코니아용 도재는 충분히 접착력이 있어 임상적으로 문제가 없는 수준이라고 판단하였다(그림 4~9).

지르코니아 프레임에 오펙 재료를 도포하는 경우 기본적으로 축면만 바르고 마진부는 프레임의 반투명을 살려 디자인한다(그림 10). 실제로 오펙을 사용하여 대응한 올세라믹 증례를 그림 11~17에 나타내었다.

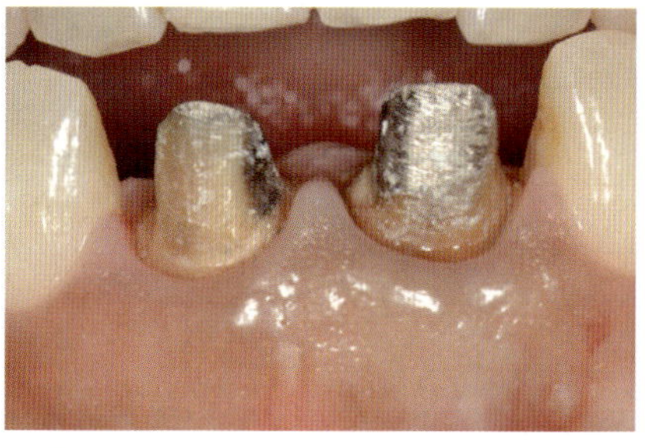

그림 1. 메탈코어가 들어 있는 지대치. 잔존 치질에도 변색이 보인다.

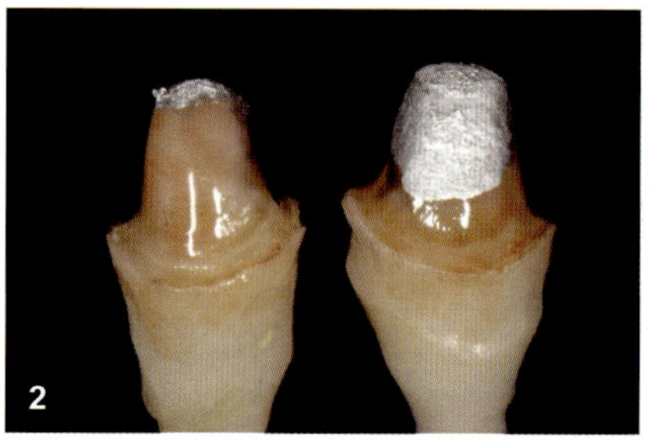

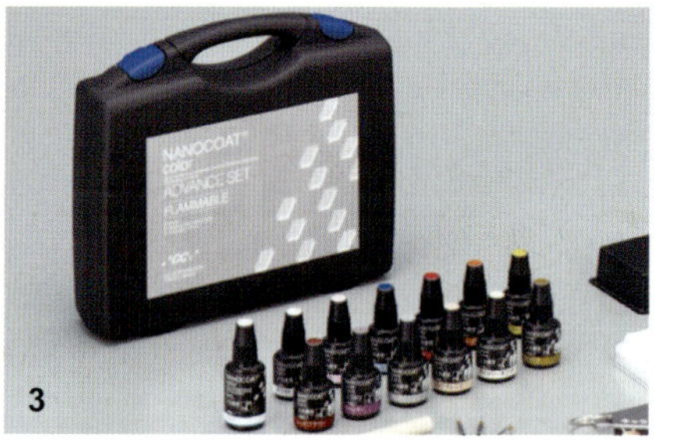

그림 2, 3. 실리콘 인상의 지대치 부위에 즉시 중합 레진을 붓고 'NANOCOAT color'(GC)로 스테인하여 지대치의 색조를 재현하였다. 메탈 부분은 Shofu 다이스페이서를 도포하였다.

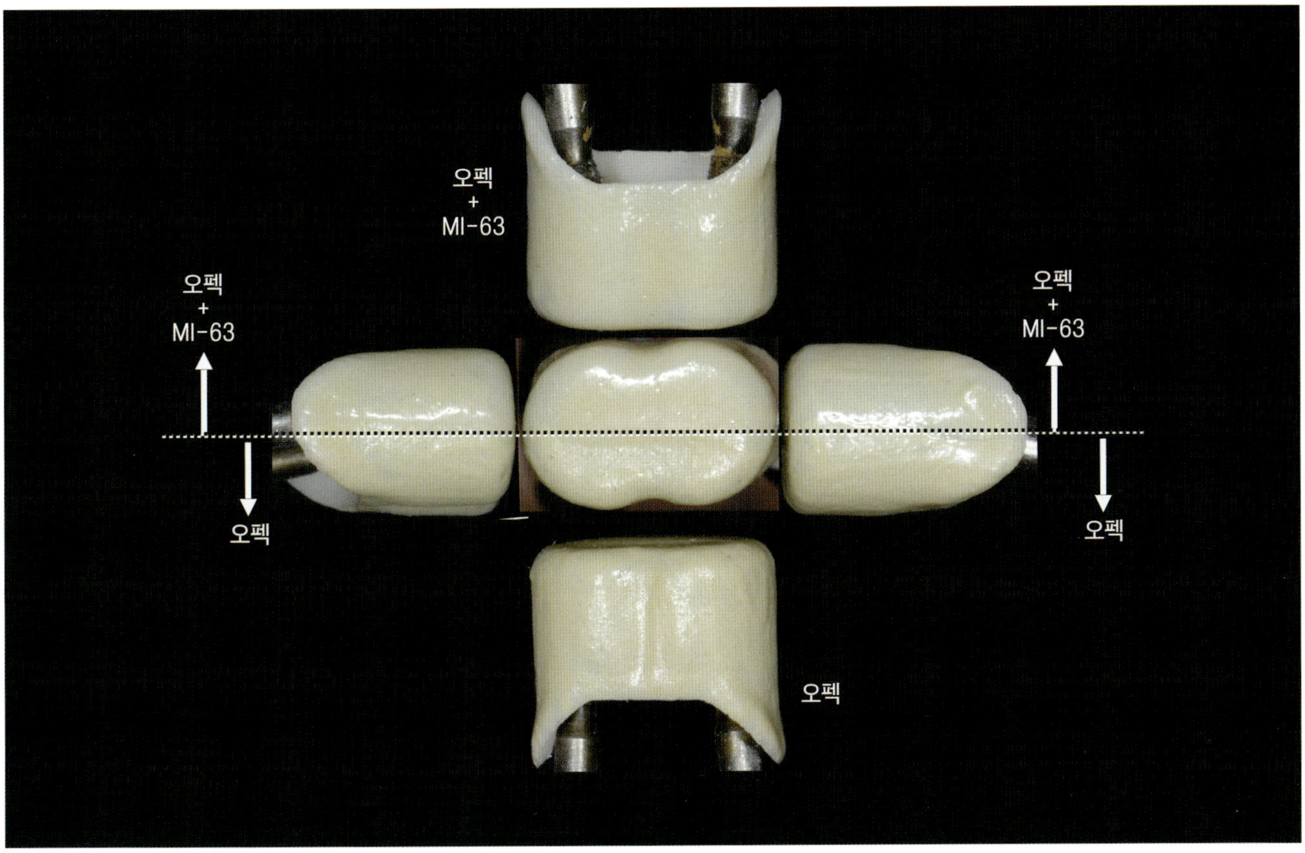

그림 4. 지르코니아 프레임의 오펙 본딩 테스트. 지르코니아 프레임에 메탈세라믹용 오펙, 오펙+지르코니아용 도재 MI-63(1/4 양)을 반씩 도포하였다.

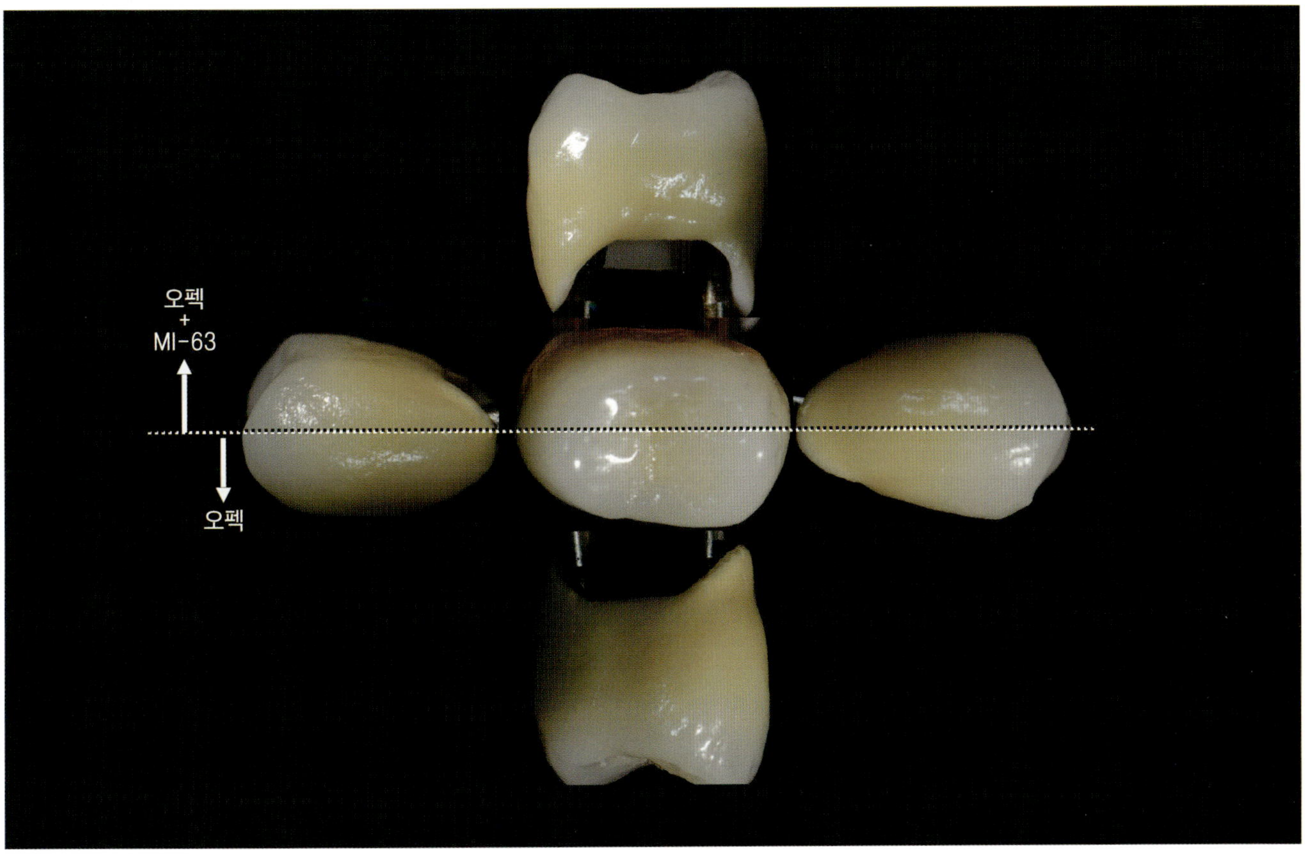

그림 5. 그림 4의 프레임에 지르코니아용 도재 'Creation ZI-CT'(일본치과상사)를 축성 후 소성하고, 올세라믹 크랙의 유·무를 사진에서 확인할 수 있도록 트윈 플래시의 한 방향만 발광을 높게 설정하여 촬영하였다. 1차 소성 상태에서 크랙은 없었다.

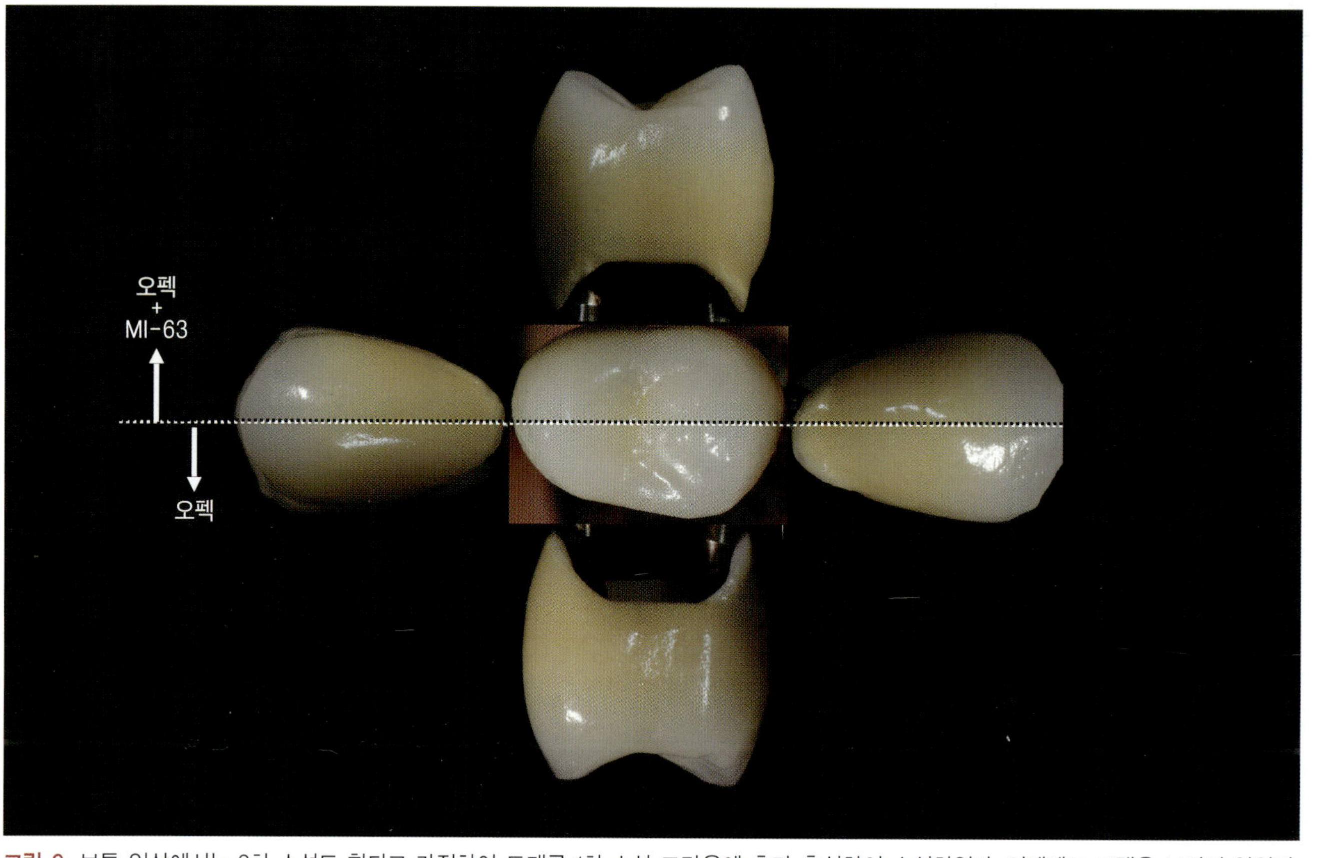

그림 6. 보통 임상에서는 2차 소성도 한다고 가정하여 도재를 1차 소성 크라운에 추가 축성하여 소성하였다. 이때에도 크랙은 보이지 않았다. 형태 수정 후 글레이징하였다.

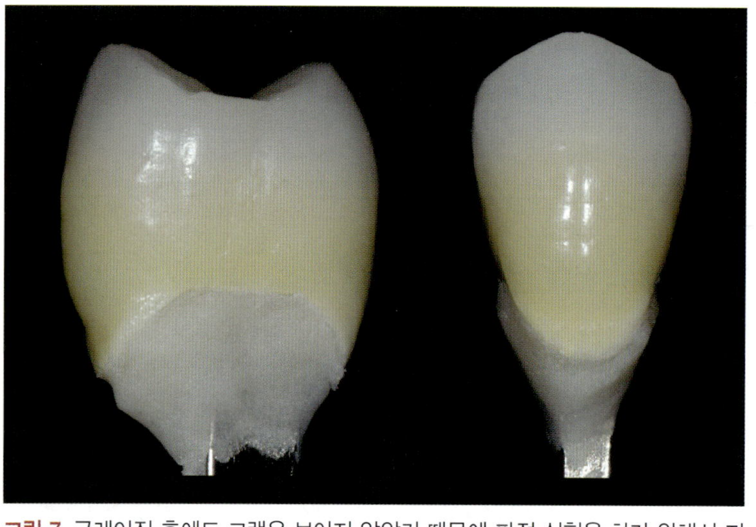

그림 7. 글레이징 후에도 크랙은 보이지 않았기 때문에 파절 실험을 하기 위해서 지대치 레진에 올려놓았다.

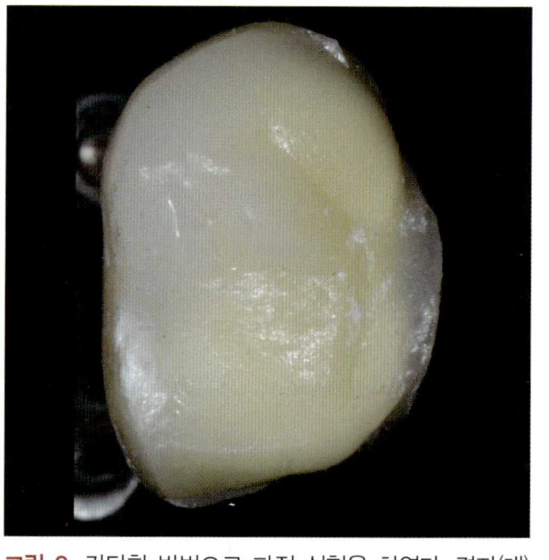

그림 8. 간단한 방법으로 파절 실험을 하였다. 겸자(대)로 교합면을 두드려 프레임과 오펙층의 계면을 확인하였다. 분할 겸자로 몇 번을 두드린 결과 교합면의 덴틴과 에나멜층 사이부터 파절 박리되었다. 전체적으로 프레임의 박리는 아직 보이지 않았다.

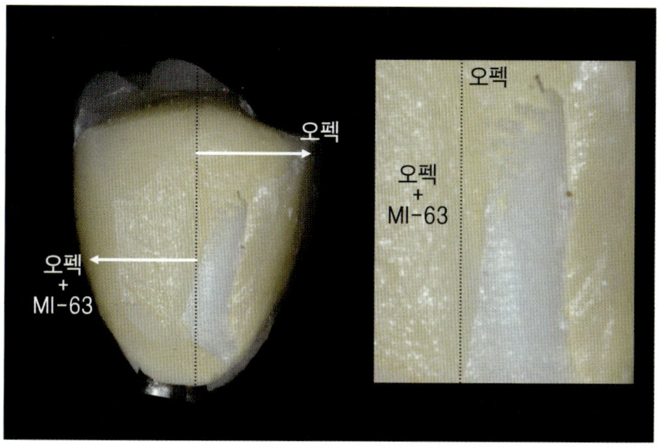

그림 9. 첫 파절 후 2번째 박리가 생기기까지 겸자로 계속 두드렸다. 2번째 박리는 설측 축면 오펙과 지르코니아 프레임 사이에서 발생하였다. 오펙에 MI-63(1/4 양)을 첨가한 면은 박리되지 않고 프레임 면에 남아 있다. 프레임에 여러 번 충격을 준 후의 결과였기 때문에 필자는 오펙과 지르코니아 프레임의 접착력은 임상적으로 문제없는 수준이라 생각한다.

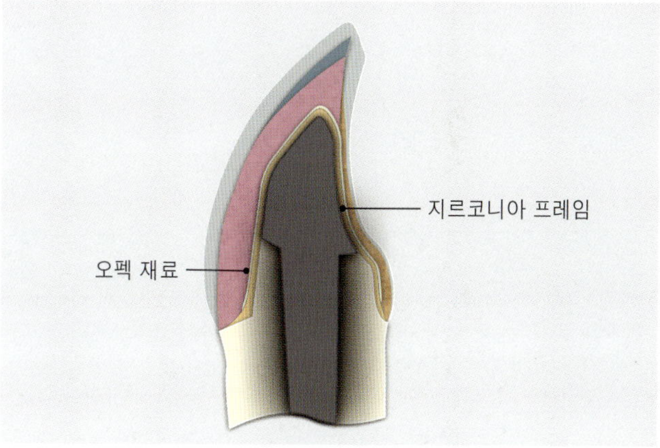

그림 10. 지르코니아 프레임에 오펙을 도포하는 경우 기본적으로 축면에만 머무르고 마진부는 프레임의 반투명을 살리는 디자인이 된다.

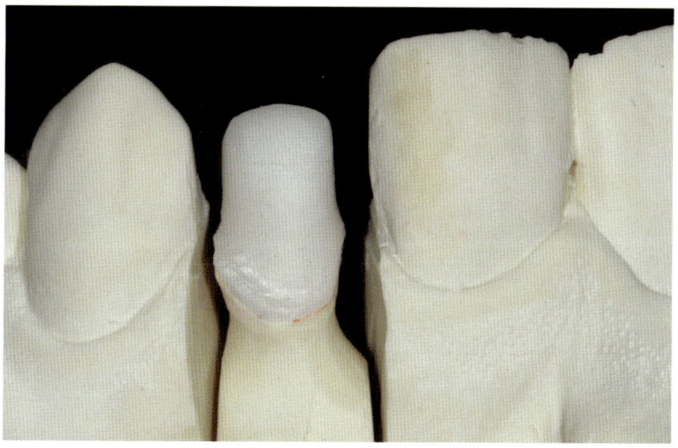

그림 11. 상악 양측 측절치의 올세라믹 크라운 보철. 양측 지대치는 변색 등이 있기 때문에 그것을 고려해서 제작해 달라는 진료실의 지시가 있었다. 제작진으로서는 지대치가 어느 정도의 변색이 있는지, 메탈코어가 있는지 없는지도 모르는 상태에서 제작하였다. 이것을 제작할 때까지는 오펙을 사용하려는 의도 없이 프레임의 불투명도와 MI의 불투명도만으로 대응하려고 생각했다. 오펙을 사용하려면 목표 치아에 가까운 셰이드 프레임을 선택하는 편이 마진부를 깔끔하게 완성시킬 수 있다.

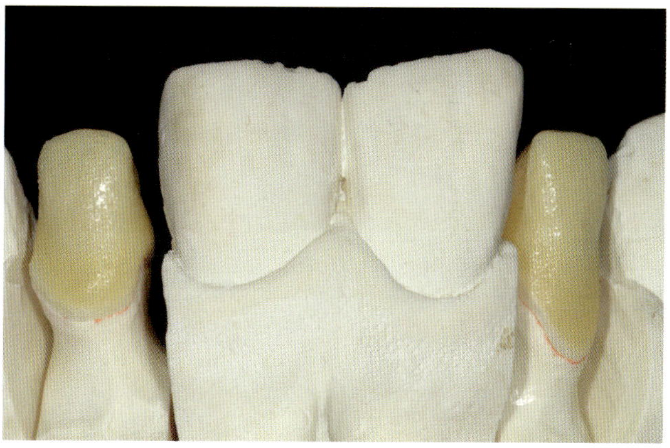

그림 12. 지르코니아 프레임에 오펙:MI-63=1:3을 도포하고 서비컬 도재를 축성하였다.

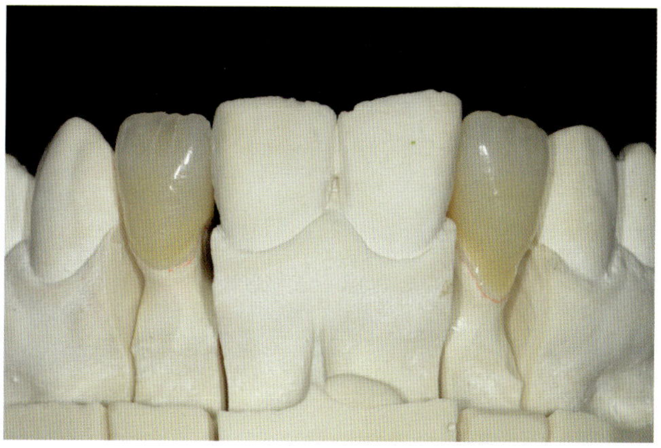

그림 13. 완성된 올세라믹 크라운. 모형에서는 프레임에 오펙을 도포한 것 같은 느낌이 그다지 들지 않는다.

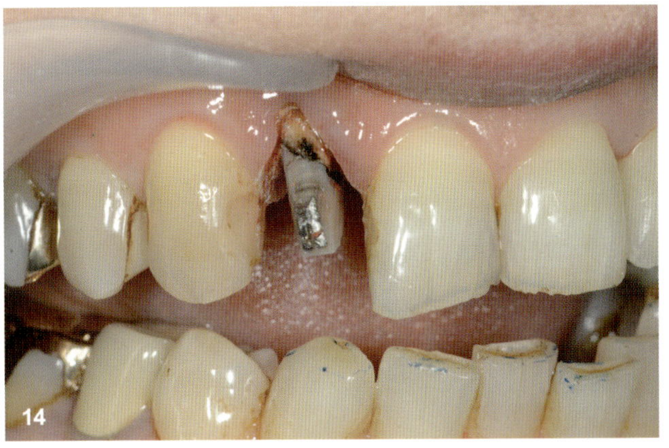

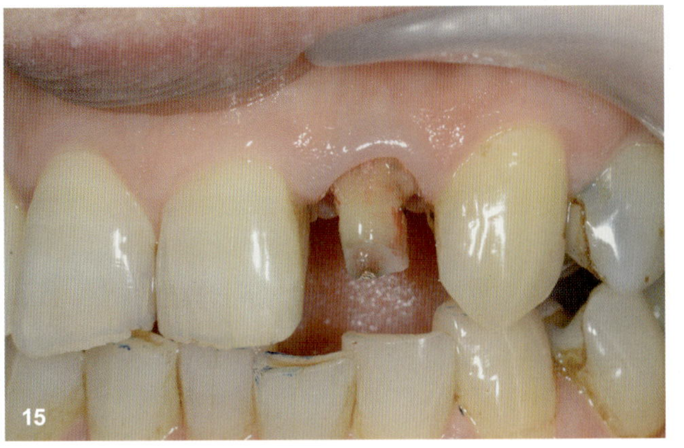

그림 14, 15. 크라운 장착 전 템포러리 크라운을 뺀 상태의 지대치. 양측 인접치에 비해 채도가 높고 금속도 보인다.

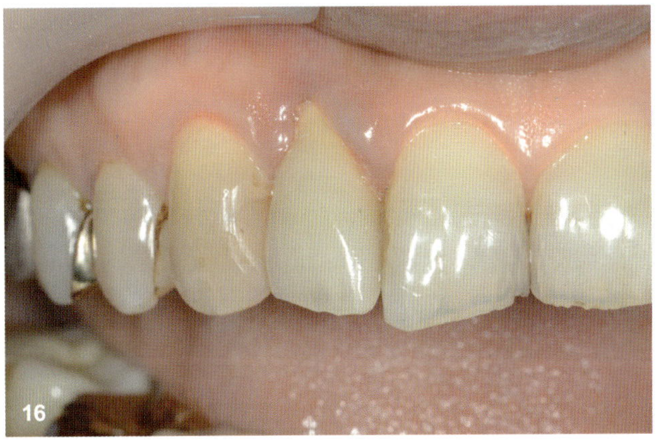

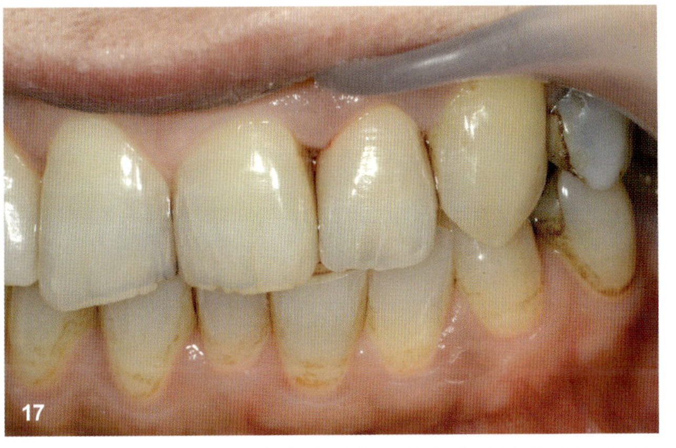

그림 16, 17. 장착 직후의 상태. 좌측 측절치가 어둡게 보이는 것은 지대치의 색조가 비쳐 보이는 것이 아니라 필자의 축성 문제이다. 여기서 주목해야 할 것은 프레임에 오펙을 도포해서 제작했다 하더라도 올세라믹 크라운으로 제작되었다는 것이다.

오펙덴틴 도재 추천

올세라믹을 제작할 때 제작자 측은 투명감 있는 프레임을 고르는 경향이 있다. 지대치 색조가 이상적이고 도재 축성 공간이 적으면 그것은 옳은 선택이지만, 지대치 색조 등의 여러 조건을 제외하고 크라운만으로 명도를 조절할 생각을 한다면 항상 투명감 있는 코핑을 선택하는 것이 최종적인 명도를 낮추는 요인이 되어 색조 재현에 실패하는 경우가 많다.

그렇다고 근접한 명도의 프레임을 선택하는 것은 임상에서 꽤 어려우므로 그 판별을 위해서는 경험을 쌓을 수밖에 없다. 따라서 프레임의 투명감에 좌우되지 않는 크라운을 위해 오펙덴틴 도재를 추천한다. 여기서 명도에 대해 간단히 설명하자면 '오펙덴틴=도재 축성 공간적으로 불가피하게 사용하는 도재'라는 이미지가 있을지 모르지만, '오펙덴틴=명도가 높은 덴틴'이라는 인식으로 생각하는 것이 임상적 응용범위가 넓어지고 명도 제어도 쉬워질 것이다. 여기서 한 증례를 통해 오펙덴틴 도재의 효과를 나타내었다(그림 18~26).

올세라믹 크라운을 제작하는 경우에는 특히 명도를 조절하여 제작하여야 하고, 그다음으로 프레임의 명도를 우선으로 선택한 후 프레임 디자인을 이어 간다. 증례에서 봐도 어디선가 빛을 반사하는 층을 만들지 않으면 빛은 투과되어 버리고, 템포러리 크라운과 외관이 별반 다르지 않은 크라운이 제작되어 버린다는 것을 알게 되었을 것이다.

투명도 구현을 꿈꾸며 올세라믹 시대가 도래했지만 빛의 투과에만 집착해서는 그다지 의미가 없다는 것을 알게 되었으리라 생각한다. 불투명성을 가진 오펙덴틴 도재를 어떻게 다루는지가 임상 기공의 열쇠가 될 것으로 생각한다. 이 증례가 독자들의 임상에 힌트가 되면 좋겠다.

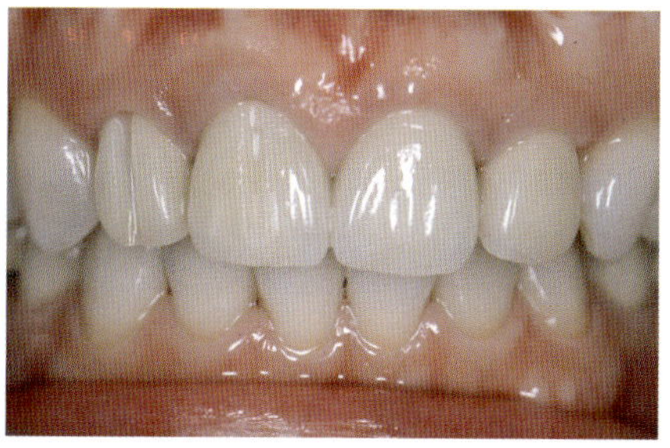

그림 18. 술전 구강 내. 미백을 하여 색조가 잘 맞지 않는 상악 4전치를 하얗게 하고 싶다는 주소로 내원하였다.

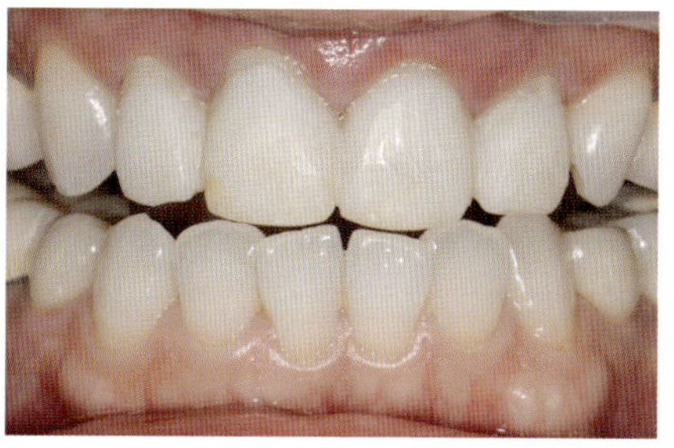

그림 19. 템포러리 크라운의 상태.

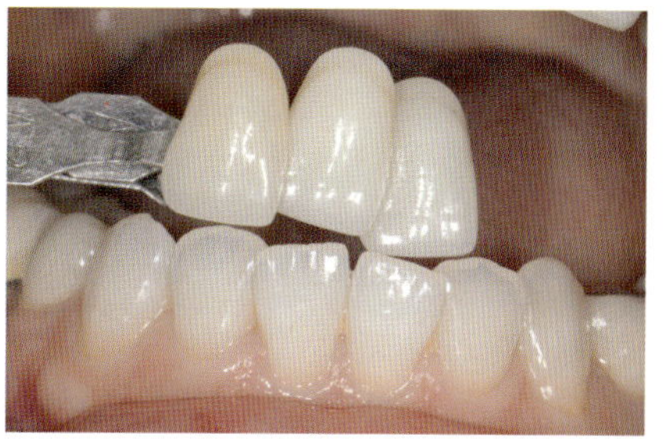

그림 20. 셰이드 테이킹. 탭은 오른쪽부터 B1, A1, A2이다.

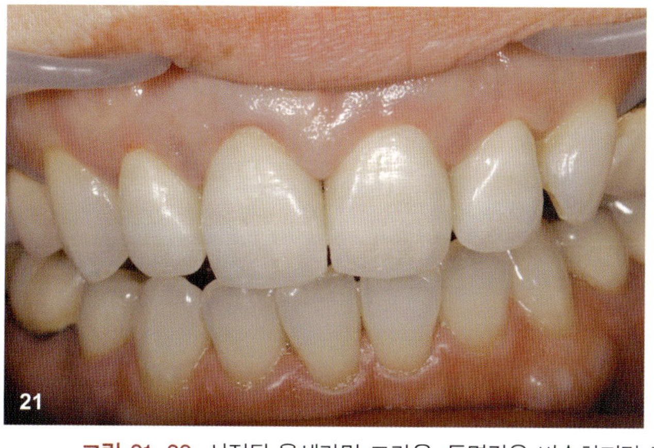

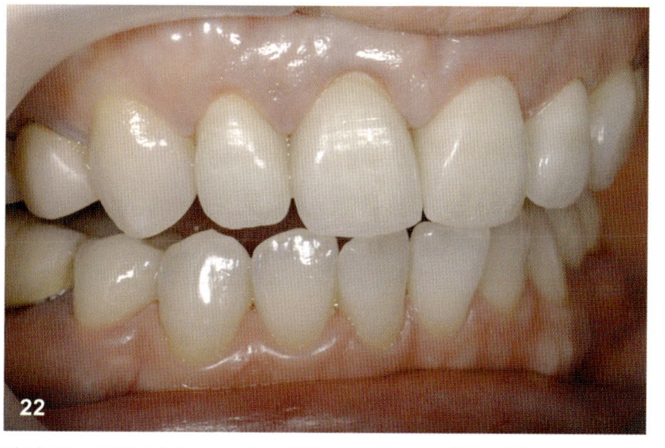

그림 21, 22. 시적된 올세라믹 크라운. 투명감은 비슷하지만 강약이 없고 템포러리 크라운과 같은 모노톤의 인상을 받는다.

그림 23. 수정 후 2번째 시적. 빛이 반사되어 나오는 층이 없고 명도가 낮은 올세라믹 크라운으로 제작되었다. 처음보다는 조금 투명해졌지만 여전히 강약의 차이가 없는 올세라믹 크라운으로 완성되어 있다. 자신감 부족이 크라운의 형태에도 반영되어 어중간한 형태이다.

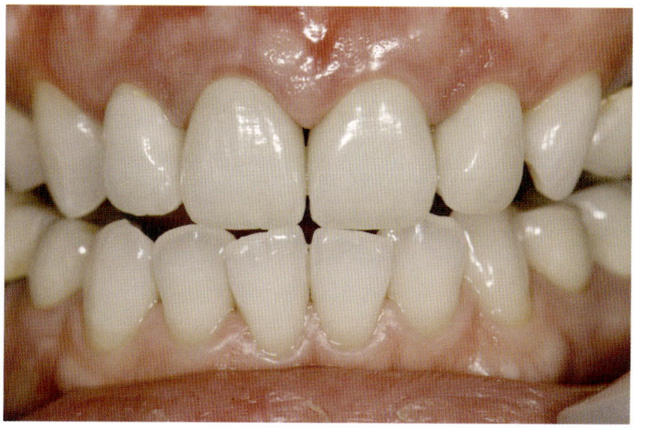

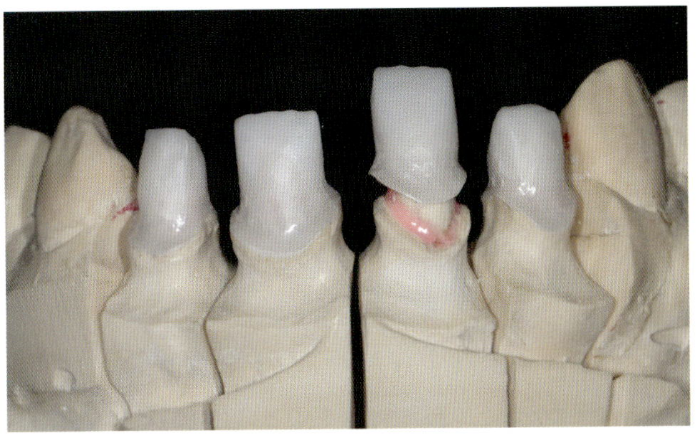

그림 24. 지대치의 상태에 대한 기억은 없지만 불투명 지르코니아 프레임을 선택하였다. 그러나 필요 이상 얇게 되어 있는 곳도 있어 좀 더 계획적으로 프레임을 디자인했어야 하였다.

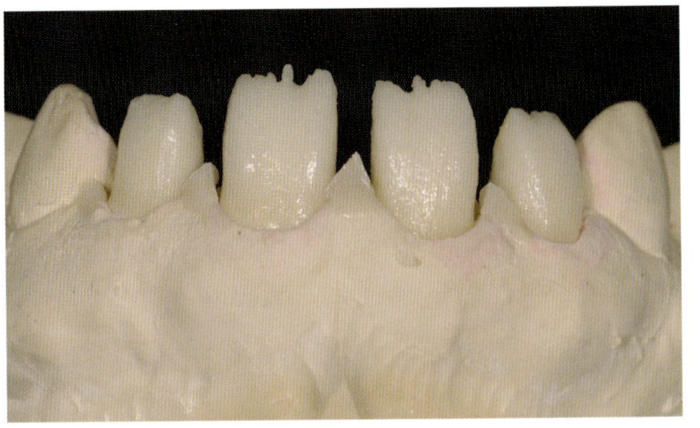

그림 25. 'Creation ZI-CT'에 셰이드별 오펙덴틴 도재는 없기 때문에 채도가 낮은 셰이드에서는 명도가 따라가지 못하는 경우가 많다. 그러한 셰이드의 경우 오펙덴틴 도재를 제작(커스터마이즈)하기를 권한다. 본 증례의 경우 DB1에 OD-43(1/3~1/4 양)을 첨가한 것에 이노바(스테인 재료)를 조합하여 채도를 조절하였다.

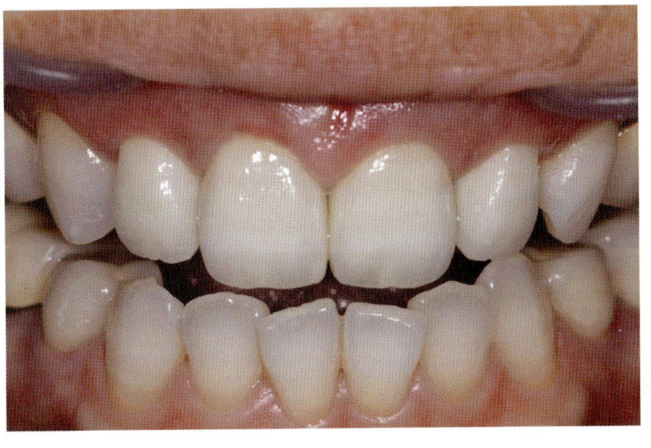

그림 26. 완성 후 구강 내에 장착된 올세라믹 크라운. 그림 25의 오펙덴틴 도재가 축성된 프레임에 덴틴 도재부터 축성하여 완성시켰다. 절연의 투명감은 메탈세라믹 축성 때보다도 한 단계 강한 캐릭터가 되도록 축성하였다. 오펙덴틴 도재를 축성함으로써 명도가 더 높아지고 강약이 있는 올세라믹 크라운이 완성되었다.

다색축성의 추천

올세라믹. 이 크라운의 구조를 보면 메탈세라믹에 비해 훨씬 심미적인 것을 만들 수 있을 것 같은 느낌이 든다. 하지만 여기에 치과기공사들의 기술을 접목하지 않고서는 어떠한 소재를 사용하더라도 비슷한 보철장치밖에 만들 수 없다.

현재 올세라믹의 제작 공정은 메탈세라믹에서의 단순축성인 3층 축성보다도 더 간단한 방법으로 향하고 있다. 메탈세라믹 크라운의 오펙함을 이제 겨우 극복한 치과기공사들은 그만큼 마음껏 색조 재현에 힘을 쏟을 줄 알았는데, 이와 반대로 스피드 중시의 테크닉이라고 하는 합리적인 방향으로 향하고 있다.

필자는 독자에게 묻고 싶은 것이 있다. 기공 업무에 있어서 어려운 점도 있으리라 생각하지만, 환자의 입장에서 생각했을 때 과연 세라믹 크라운이 필요 이상으로 간단하고 단순할 필요가 있는 것일까? 어떻게 보면 치과 업무라는 것이 그렇게 반복되어 가는지도 모르지만, 그렇지 않은 소수의 치과기공사만이라도 치과계를 지탱해 나가기를 기대한다.

Part 2에서는 매력적인 보철장치를 제작하는 노하우에 대해 언급하고 있다. 꼭 본서를 읽고 응용해서 임상 기공에 도움이 되길 바란다.

참고문헌

1) 山本　眞：カラーアトラス　ザ・メタルセラミックス. クインテッセンス出版, 東京, 1982.
2) Geller W 他：ポーセレンワーク・前歯部の審美と機能. クインテッセンス出版, 東京, 1993.
3) 赤坂政彦：Basic Press Ceramics 失敗しないためのプレスセラミックスガイド. クインテッセンス出版, 東京, 2017.

Part 1

3 형광성과 투과성으로 보는 자연치 고찰

Kenji Uchiumi (内海賢二)
oral design KEN(도쿄도 신주쿠구)

시작하며

요즘의 심미 수복용 재료, 기재의 진화는 매우 빨라서 발매되는 모든 재료를 깊이 이해하고 잘 다루려면 다소 시간이 걸린다. 현재 치과 임상에서는 재료를 잘 다루는 쪽인 치과기공사도 재료에 끌려다니는 상태일 것이다. 이렇게 재료에 대한 이해가 얕은데도 누구나 간단하게, 더 빨리, 그 나름의 수복을 할 수 있게 된 기술의 진화가 눈부실 정도이다. 필자는 이 기술을 부정하지 않지만 동시에 그 의미를 돌아보아야 한다고 생각한다.

예를 들어, 그중 가장 대표적인 것이 광학 인상을 통해 디지털 워크플로우만으로 제작된 풀 지르코니아 크라운이다. 일련의 작업 공정을 생각해 봐도 제작된 보철장치의 마진핏, 컨투어, 콘택트 등을 확인할 수 없어서 개선점이 많은 기술이라고 느껴지는데, 과연 그 보철장치를 환자나 시술자 본인의 입 안에 넣고도 만족스러울까? 또 그러한 보철장치로도 충분하다면 지금까지 쌓아 온 기술과 지식의 의의나 향후의 필요성이 희미해져 버리는 것은 아닐까?

이러한 '재료주도적' 현 상황에서 경제문제가 크게 관련되어 있다는 것을 생각하면 앞으로 치과기공사로서 임무를 완수하는 것이 더 어려워질 것은 분명하다. 그 파도에 휩쓸리지 않기 위해 스스로의 기술 향상이 중요하다고 생각한다. 보철장치 제작의 지향점은 자연치이고 그것도 생활 속에서 어디까지 자연치에 근접시킬 수 있을지가 중요하다. 사진 속에서만 맞거나 맞아 보이는 것이어서는 안 된다.

여기에서는 다시 한번 자연치가 가진 특징을 특히 형광성에 맞추어 고찰하고자 한다. 필자에게 구강 내 자연치의 형광성을 사진에 수록하는 시스템이 없으므로, 여기서는 발치된 치아에서 관찰해 보려고 한다.

색조 재현에 중요한 형광성과 투과성

셰이드를 맞추는 데 있어서 가장 중요하게 생각하는 것은 명도(value)이다. 명도를 생각할 때는 형광성과 투과성(불투명도)이라는 2가지 요소를 가미해야 한다(표 1).

1. 형광성

제작하는 보철장치의 어느 부분에 형광성(발광시키는 층)을 갖게 할 것인지가 중요하다. 자연치의 단면을 관찰하면 특히 덴틴층에서 강한 형광성이 보인다(그림 1~4). 통상적으로 크라운을 제작할 때 내부에 형광성을 가지는 것이 바람직하다고 생각되며, 이렇게 해야 깊이 있는 질감을 얻을 수 있다.

다만 메탈 프레임은 물론이고 일부를 제외한 지르코니아 프레임에도 형광성은 존재하지 않는다(그림 5). 또 미리 부여되어 있거나 특정 리퀴드로 부가하였다고 해도 그것을 조절하기는 쉽지 않다(그림 6). 이것은 프레스 세라믹 잉곳(ingot)도 마찬가지이다(그림 7). 이 현상을 바탕으로 내부에 높은 형광성을 가진 도재를 두어 내부에서의 발광을 기대하는 것이 심미적인 크라운 제작의 기본이다(그림 8, 9).

표 1. 투광성과 형광성, 명도의 관계

	투광성	형광성
고명도	저(반사율이 높음)	고(투광성은 비교적 높음)
	∧	∨
저명도	고(투광성이 높음)	저(투광성은 높지 않음)

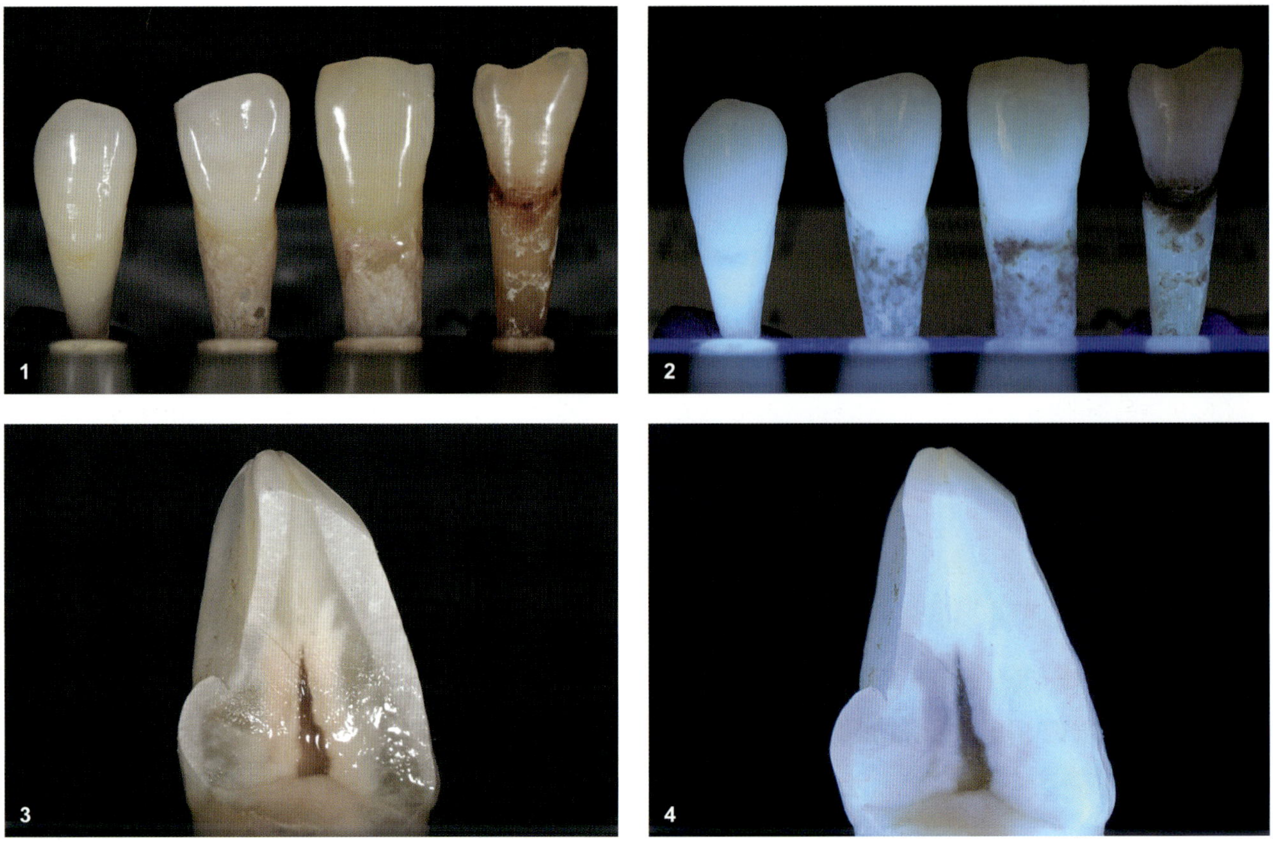

그림 1~4. 자연치(발치 치아)에서 보이는 형광성. 덴틴층에서 특히 강한 형광성이 보인다. 또 젊은 세대의 치아일수록 높은 형광성을 나타내는 것을 알 수 있다.

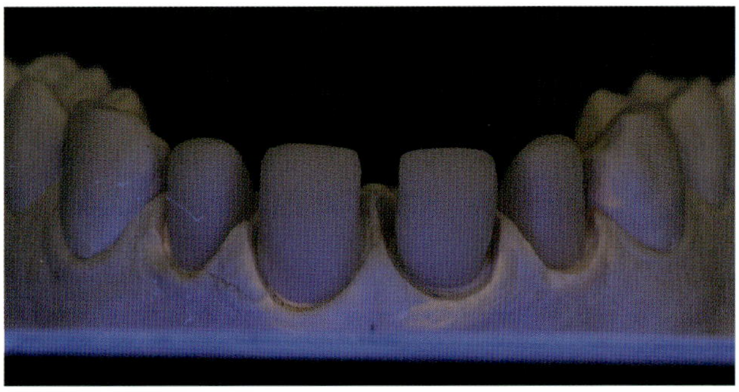

그림 5. 지르코니아 프레임을 블랙라이트 하에서 찍은 사진. 형광성은 거의 보이지 않는다.

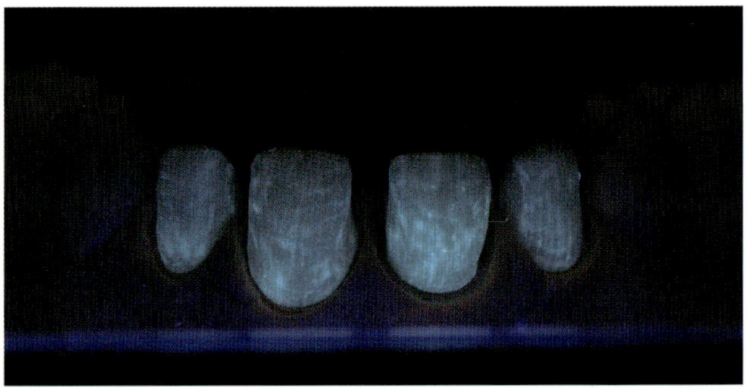

그림 6. 형광성이 있는 내부 스테인(이노바)을 도포한 상태. 프레임에 형광성을 부여할 수 있지만 그 정도는 임상적으로 충분하다고 말할 수 없다.

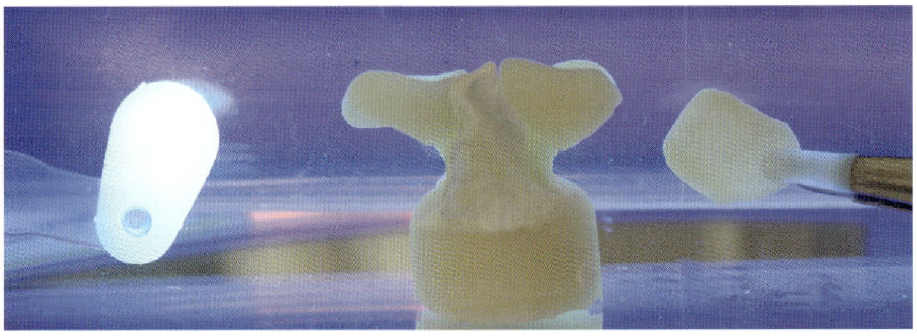

그림 7. 마찬가지로 왼쪽부터 형광성이 높은 도재(Creation ZI-CT의 SP), 프레스 세라믹 잉곳, 지르코니아 프레임을 블랙라이트 하에 둔 상태.

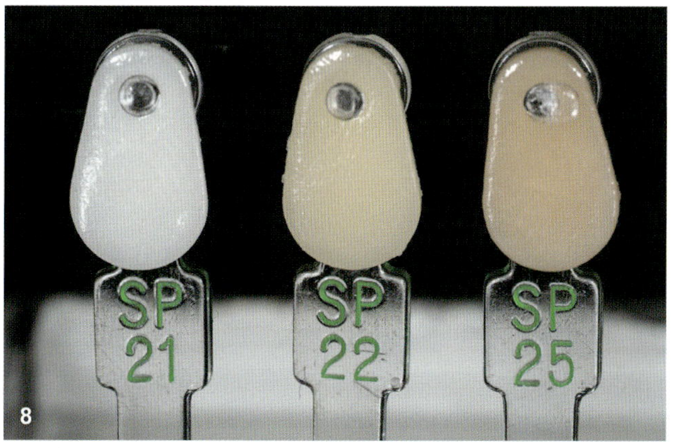

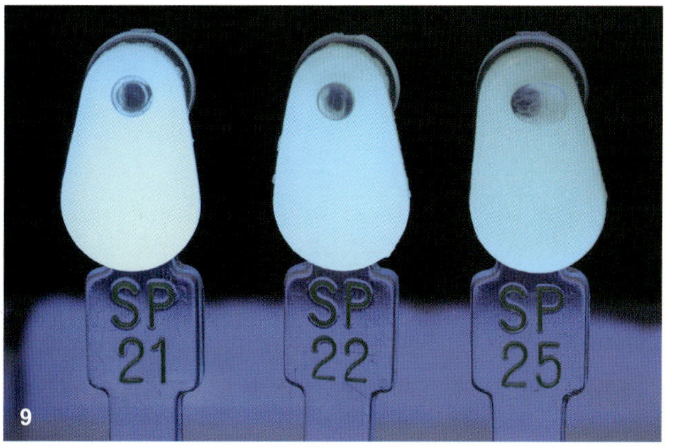

그림 8, 9. 높은 형광성을 가진 도재의 예(Creation ZI-CT의 SP 도재). 형광성은 도재별로 약간 다르지만 Creation ZI-CT에서는 SP21, SP22, SP25의 순으로 약해진다. 색조도 다르므로 증례에 맞추어 사용한다.

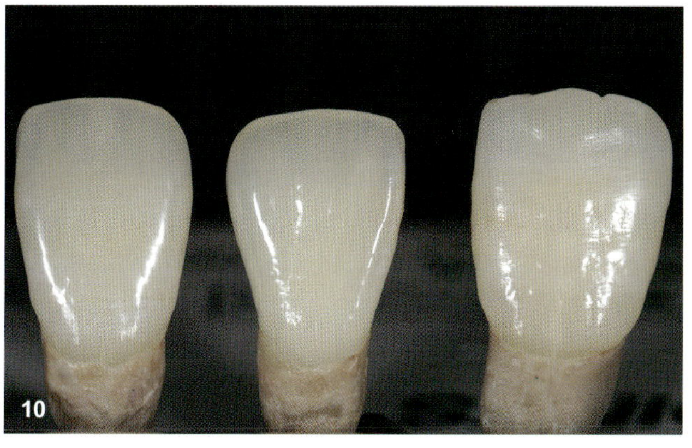

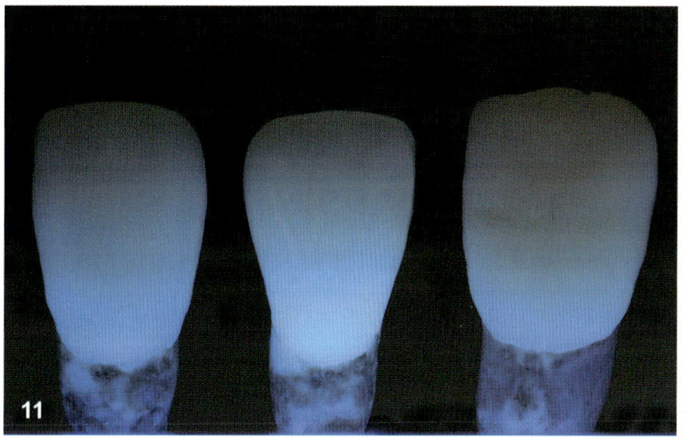

그림 10, 11. 투과성에 따른 형광성의 차이.

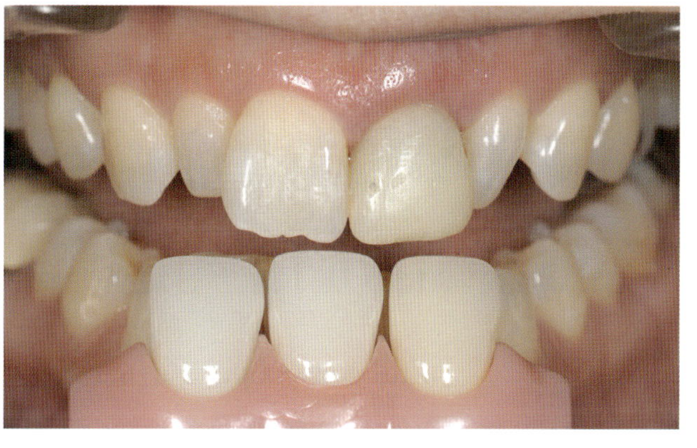

그림 12. 셰이드 테이킹 사진. 보철 부위는 #21으로, 셰이드 가이드는 왼쪽부터 B1, A1, A2이다. 장착되어 있는 임시치아는 치과의원에서 제작한 것이다.

2. 불투명도

상아질의 색조가 동등하더라도 목표 치아의 질감(투명층)에 따라 형광성의 강약은 변한다(그림 10, 11). 제조사의 공표에 따르면 지르코니아 프레임의 투과성은 필자가 평소 사용하고 있는 두께 0.5mm일 때 65~67%라고 한다. 지대치가 생활치라도 차폐 효과로는 충분하지 않기 때문에 주의가 필요하다. 이 형광성과 불투명성을 의식해서 임하는 증례를 그림 12~18에 나타내었다. 적절한 형광성이 부여되어 있다면 입술에 덮이는 등의 조건이 바뀌어도 자연치와 동등한 색조를 보일 수 있다.

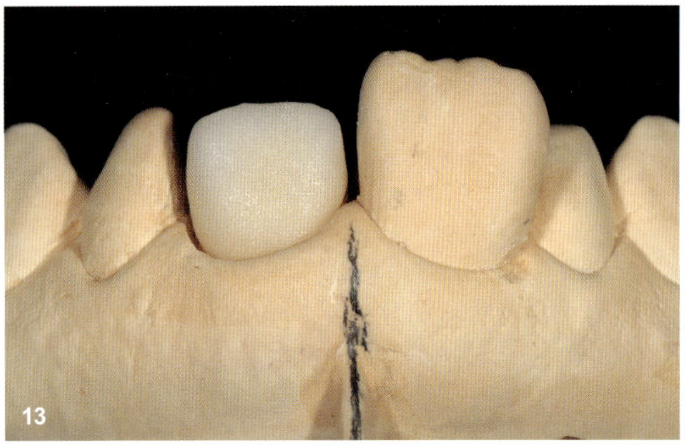

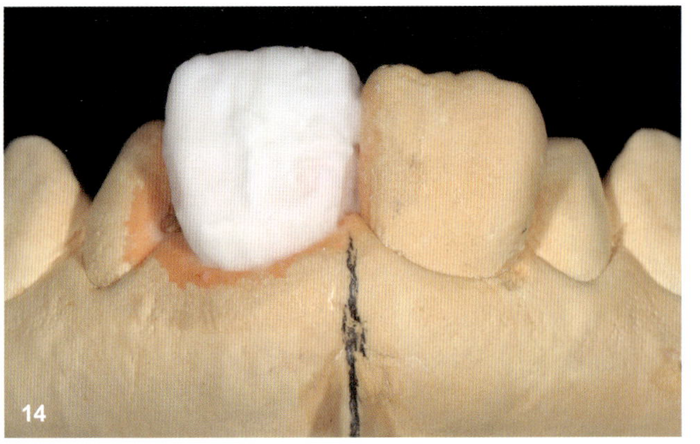

그림 13, 14. 통법대로 바디, 에나멜, 투명층의 각 도재를 축성한다. 프레임에는 도재와의 접착성을 높이기 위해서 이노바를 도포하였다.

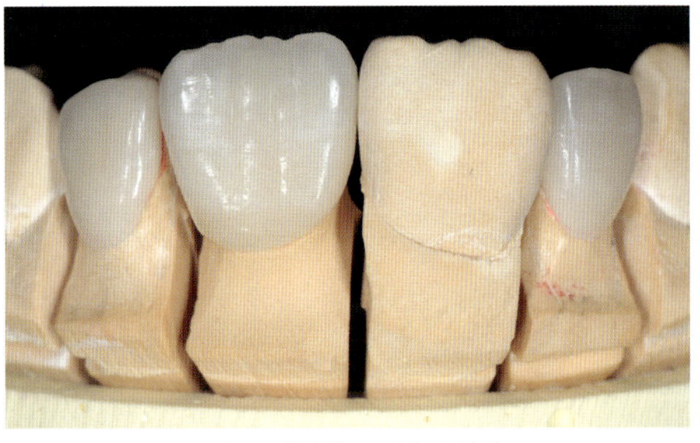

그림 15. 완성한 크라운의 상태.

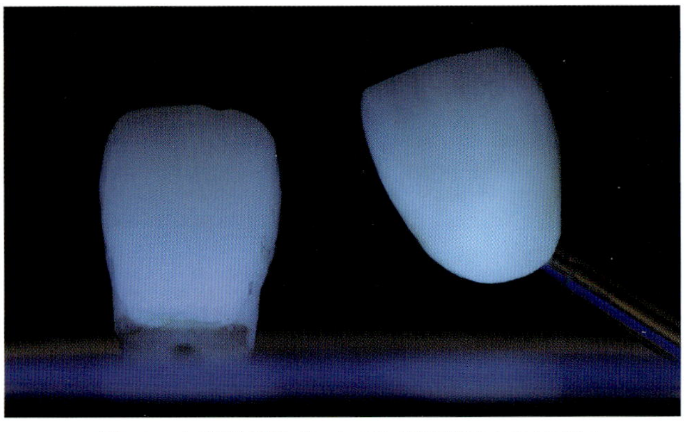

그림 16. 자연치(왼쪽)에 가까운 형광성이 부여되었다.

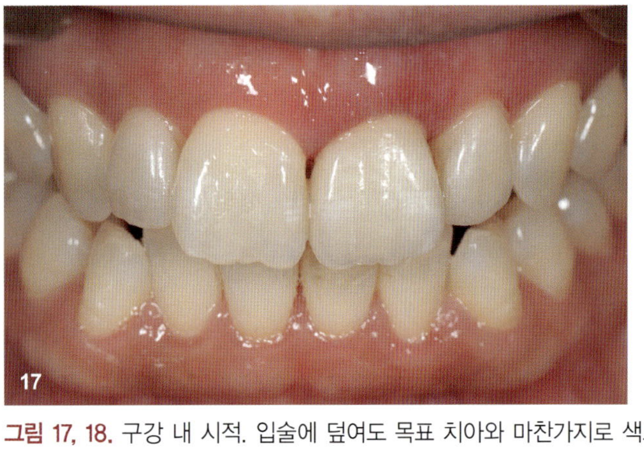

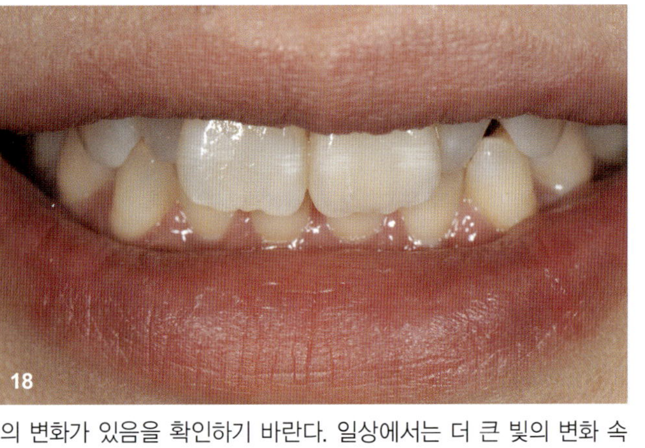

그림 17, 18. 구강 내 시적. 입술에 덮여도 목표 치아와 마찬가지로 색조의 변화가 있음을 확인하기 바란다. 일상에서는 더 큰 빛의 변화 속에서 생활하게 된다. 어디까지 자연치를 따라갈 수 있을까? 아직도 할 수 있는 일이 있어서 기쁨을 느낄 수 있는 직업이다.

끝으로

이번에 소개한 테크닉은 필자가 고안한 것이 아니다. Willi Geller 선생님이 임상에서 실시하고 있는 것을 필자 나름대로 정리한 것이다.

다시금 새롭게 생각한 것이 있다. Creation 도재는 CC(메탈세라믹 크라운용 도재)의 시점에서 거의 완성되어 있었고, ZI-CT(지르코니아용 도재)는 완성된 것에서 불필요한 것을 제거하고 필요 최소한으로 하여 개량된 시스템이라는 것이다. 이것을 이해하기까지는 시간이 걸렸지만 그때 비로소 자연치처럼 보이기 시작했다. 이로써 하루하루 작업이 즐겁게 느껴지고, 정열을 가지고 임할 수 있게 되었다.

마지막으로 필자에게 많은 영향과 지도를 주신 Geller 선생님께 감사를 표한다.

Part 2

동일 증례로 본 각 사 도재의 축성시스템

Part 2

1 과제 증례에 관한 개요

Yasuhiro Odanaka (小田中康裕)
oral design 彩雲(도쿄도 세타가와구)
E-mail: odanakayasuhiro@gmail.com

시작하며

본 Part는 각 제조사에서 시판되고 있는 도재의 제품군, 특징, 사용법 등을 비교하기 위해 동일한 증례를 따른 각 시스템의 특징과 대표적인 다색축성 단계의 소개를 목적으로 하였다(그림 1~10). 실제 임상을 가정하여 각 집필자에게는 셰이드 사진 및 구강 내 사진 데이터만 제공한 후 지대치 변색은 없는 것으로 하고 각자 생각한 축성 단계를 적어 달라고 의뢰하였다.

실제 임상은 환자의 연령, 성별, 구강 내 환경 등 다양하다고 생각하지만 여기서는 어디에, 어느 시리즈의 순서를, 어떻게 축성하고 있는지를 관찰해 주길 바란다.

증례 개요

본 증례에서 우선 주목할 것은 (1) 색조 재현에 충분한 지대치 형성이 이루어져 있는 것이다(공간이 충분함). 또한 (2) 'VITA Lumin 셰이드 가이드'에 의한 셰이드 테이킹 사진(그림 3)에서는 A2 셰이드에 가깝지만, 셰이드 가이드가 녹색을 띠고 어두운 인상을 준다. (2)는 자연치 특유의

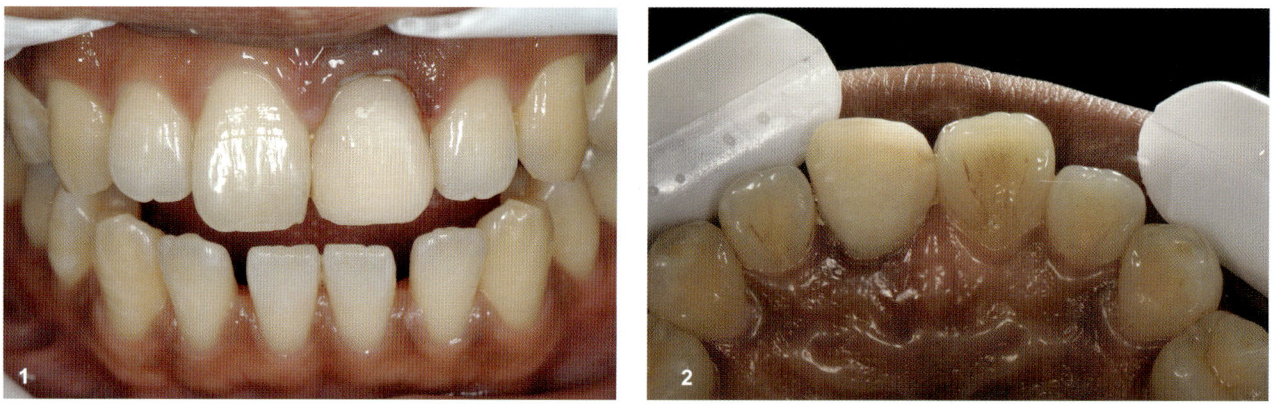

그림 1, 2. 과제 증례의 구강 내 사진.

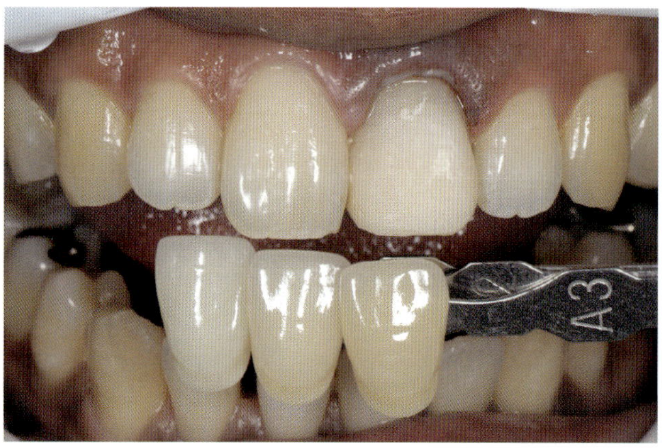

그림 3. VITA Lumin 셰이드로 찍은 셰이드 사진.

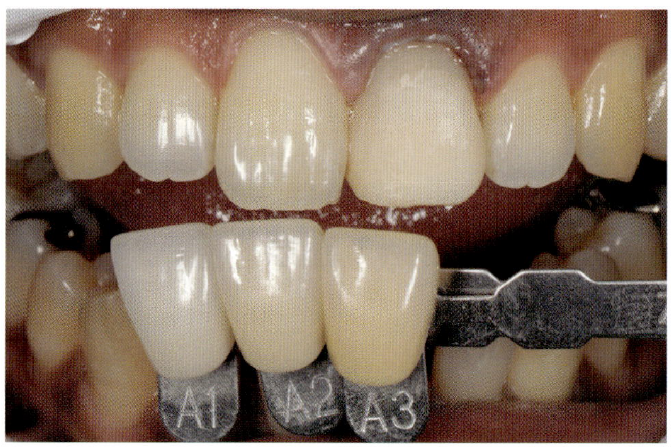

그림 4. Zen Opal 셰이드 가이드로 찍은 셰이드 가이드 사진.

붉은빛이나 명도의 높은 정도에서 유래하는 것이며, (1)의 공간과 함께 충분히 주의해야 하는 포인트이다.

VITA Lumin 셰이드 가이드보다 더 붉은 'Zen Opal 셰이드 가이드'(GC)에서의 셰이드 테이킹 사진(그림 4)에서는 A2의 탭이 목표 치아에 꽤 가까운 것을 읽을 수 있다. 그러나 A2는 약간 채도가 높으므로 이 셰이드 가이드의 A1.5~A1.75 정도의 채도를 목표로 하면 임상적인 성공을 거둘 수 있다고 예상할 수 있다. 캐릭터로서 강하거나 뚜렷한 특징은 없지만, 옅은 흰 띠와 절연의 투명감, 약간 붉은빛을 띤 절연결절(mamelon)을 재현하고자 한다.

이상의 포인트를 근거로 하여 본 Part를 읽어 나가길 바란다. 필자와 접근방법이 다른 부분도 있고, 참고모형과 사진상의 가상 임상이므로 제조사별 도재의 개념 차이나 특징을 찾는 데 취지를 두면 좋을 것이다.

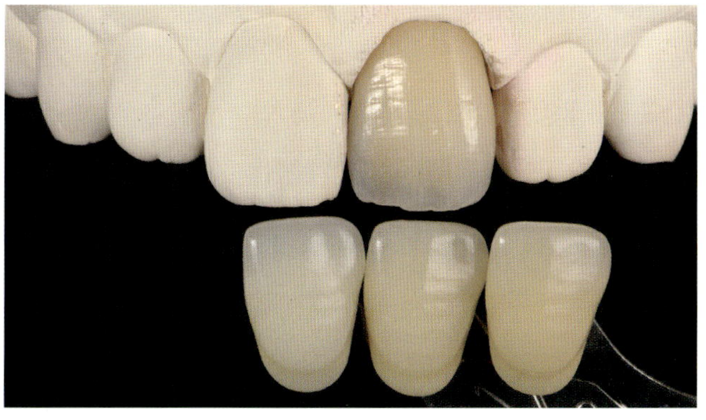

그림 5. 'Initial Zr-FS'(GC)로 만든 크라운(Daisuke Miyoshi 제작).

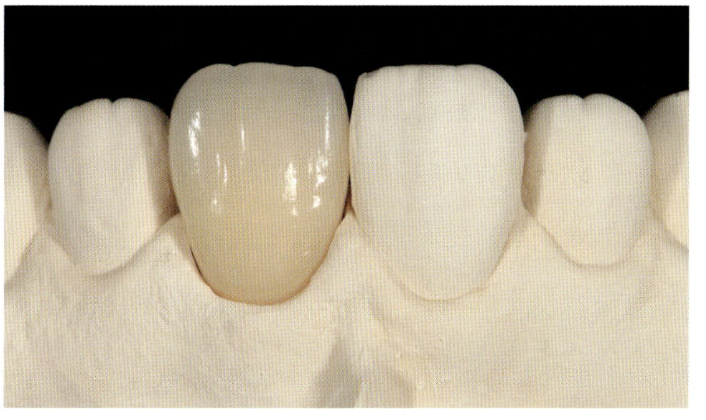

그림 6. 'Creation ZI-CT'(일본치과상사)로 만든 크라운(Masato Yamada 제작).

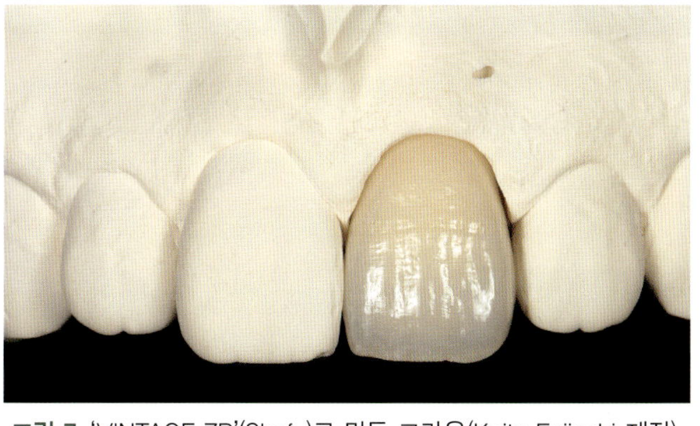

그림 7. 'VINTAGE ZR'(Shofu)로 만든 크라운(Keita Fujisaki 제작).

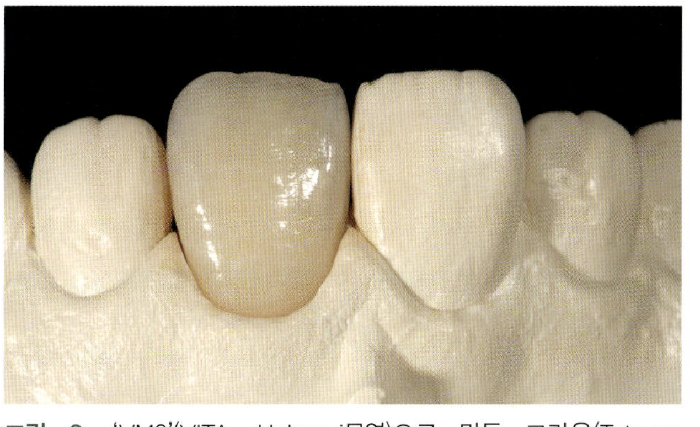

그림 8. 'VM9'(VITA, Hakusui무역)으로 만든 크라운(Tatsuya Uriuda 제작).

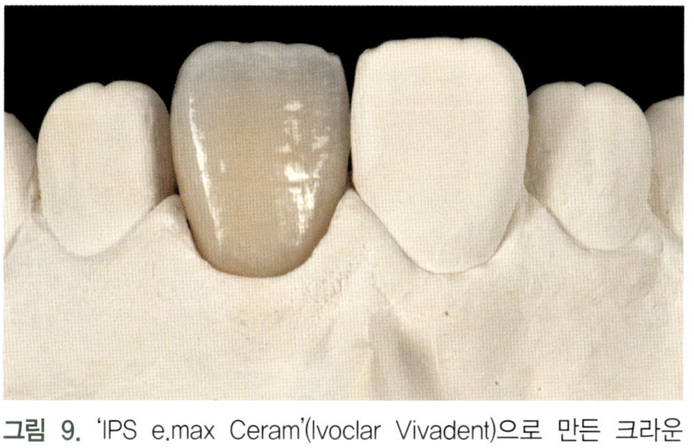

그림 9. 'IPS e.max Ceram'(Ivoclar Vivadent)으로 만든 크라운(Atsushi Suzuki 제작).

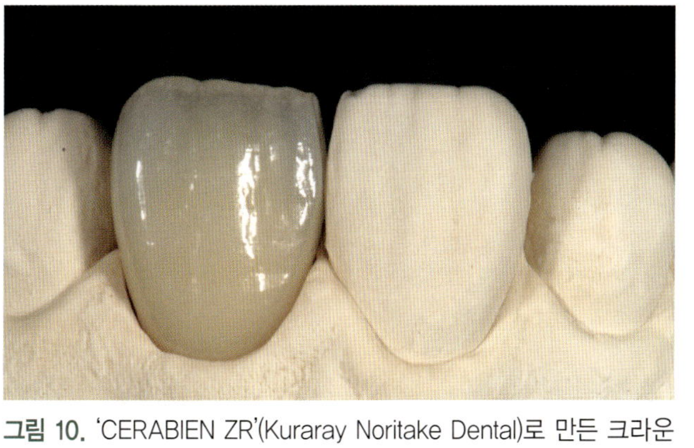

그림 10. 'CERABIEN ZR'(Kuraray Noritake Dental)로 만든 크라운(Yutaka Furuie 제작).

Part 2

2 Initial Zr-FS

Daisuke Miyoshi (三好大介)
a-zoth Dental Lab(가나가와현 요코스카시)
E-mail: a.zoth@icloud.com

Initial Zr-FS의 도재 선택기준

'Initial Zr-FS'(GC)는 명도와 채도를 조절하기 쉽다는 특징을 가진 도재이다. 도재 선택에 있어서 중요한 것은 각 도재의 투광성 및 명도이다. 표 1에서 각 도재의 투광성과 명도의 측정 수치를 비교하였다. 색조 재현에 있어서는 컬러 차트에서 읽어 낼 수 있는 색상뿐 아니라 투광성이나 명도라는 정보도 고려하지 않으면 수준 높은 셰이드 매칭은 바랄 수 없을 것이다.

필자는 평상시 되도록이면 도재를 혼합하지 않고 단일 도재를 축성하여 색조를 표현하고 있다. 표 2, 3에 대략적인 목표 셰이드와 그때 사용하는 인사이드 도재, 형광성 덴틴 도재의 순서를 나타내었다. 이들 2개의 도재는 다른

표 1. 주요 도재의 투광성, 명도의 측정치

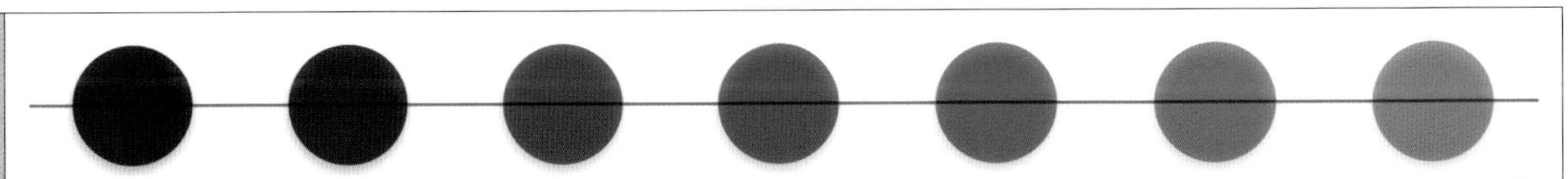

	Inside	FD	Dentin	EI	Enamel	CT	TN
투광성	25%	30%	45%	50%	55%	60%	65%
명도	L*75	L*80	L*80	L*70	L*70	L*72	L*74

표 2. 목표 셰이드와 인사이드 도재의 선택기준

셰이드 계열	목표 셰이드	선택할 인사이드 도재
A-shades	A1, A2, A3	IN-42 Terracotta IN-44 Sand
	A3.5, A4	IN-42 Terracotta IN-45 Havanna IN-46 Brasil IN-49 Maracuja
B-shades	B1, B2	IN-43 Sun IN-47 Sienna
	B3, B4	IN-47 Sienna IN-48 Kurkuma IN-50 Curry
C-shades	C1, C2	IN-51 Olive
	C3, C4	IN-51 Olive IN-45 Havanna
D-shades	D2, D3, D4	IN-44 Sand IN-51 Olive

표 3. 플루오덴틴 도재(FD)의 선택기준

FD-91	굉장히 밝은 셰이드 베이스. 화이트닝 셰이드나 VITA 클래시컬 셰이드인 A1/B1/C1/D2에 사용
FD-92	표준적인 B 셰이드 베이스
FD-93	표준적인 A 셰이드 베이스. C 또는 D 계열에도 사용하지만, 그 경우에는 IN-51과 혼합하여 사용

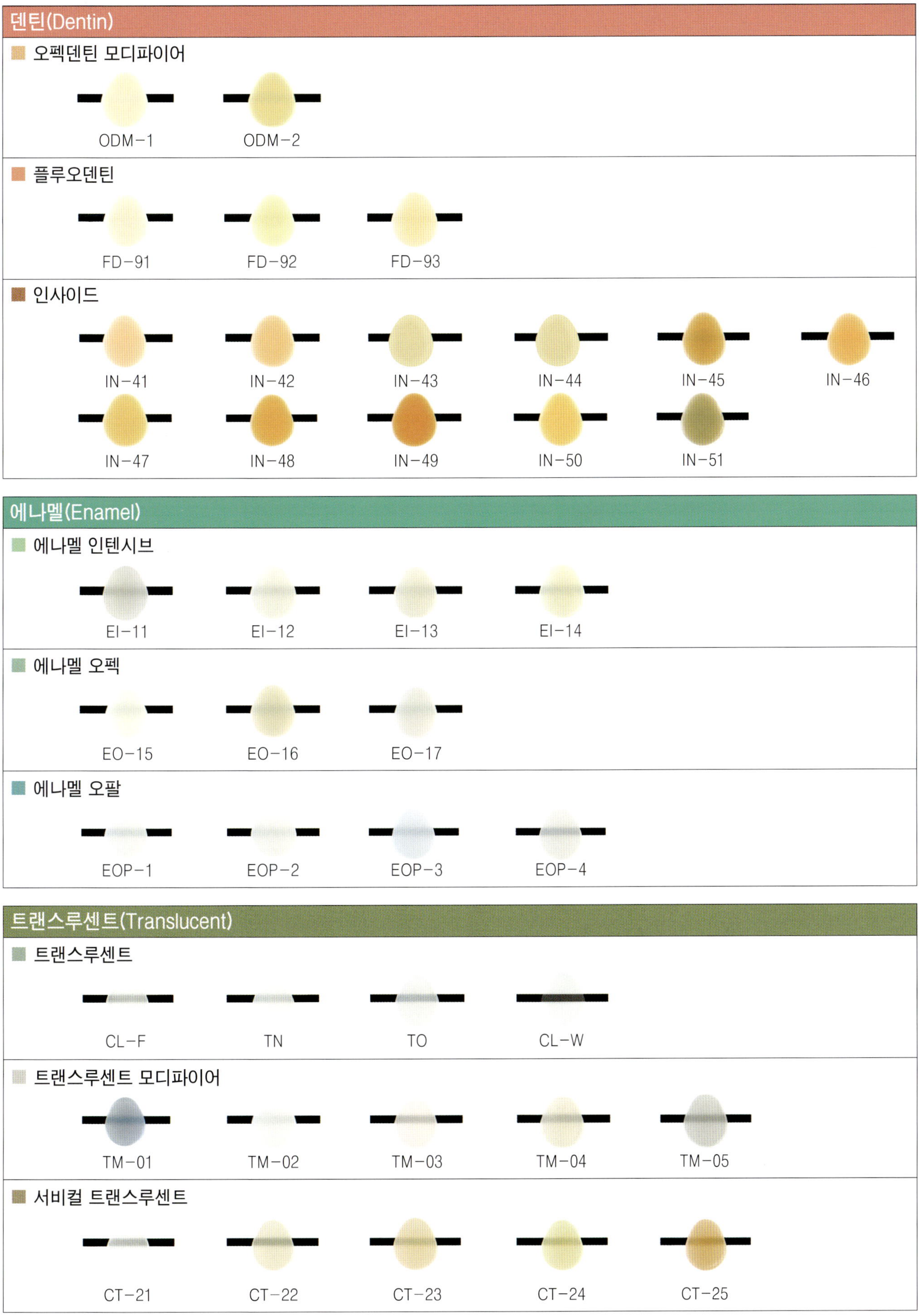

▲ Initial Zr-FS 컬러 차트

종류보다 불투명성이 높기 때문에(투과성이 낮음) 이것을 기준으로 하여 어느 색을 사용하여 표현하는지로 각 특징을 생각하면 도재 선택이 비교적 쉬워질 것으로 보인다. 다음 항목에서 이번 주제가 되는 증례에 대해 필자 나름의 색조 분석 및 도재의 축성 단계를 서술하겠다.

셰이드 테이킹

목표 치아 전체 색상의 그러데이션 이미지는 치아의 80~90%를 차지하는 비교적 큰 덴틴(상아질)층과 파란색, 노란색이 3:7 정도의 비율로 존재하는 에나멜층의 2층 구조로 보였다(그림 1). 자세한 특징으로는 백탁(탁한 흰색 무늬)과 비단 무늬 같은 것이 근심에서 절연을 통과하여 원심의 중앙 부근까지 눈에 띄며, 내부의 덴틴 구조가 절연을 벗어나지 않고 1mm 정도 앞에서 멈추어 있는 것을 확인할 수 있다.

색조 표현에서 특히 주의할 것은 치경부 1/3의 밝기가 셰이드 가이드와 비교해서 꽤 밝기 때문에(그림 2) 어두워지지 않도록 치경부에 밝은 색조를 가진 파우더를 적극적

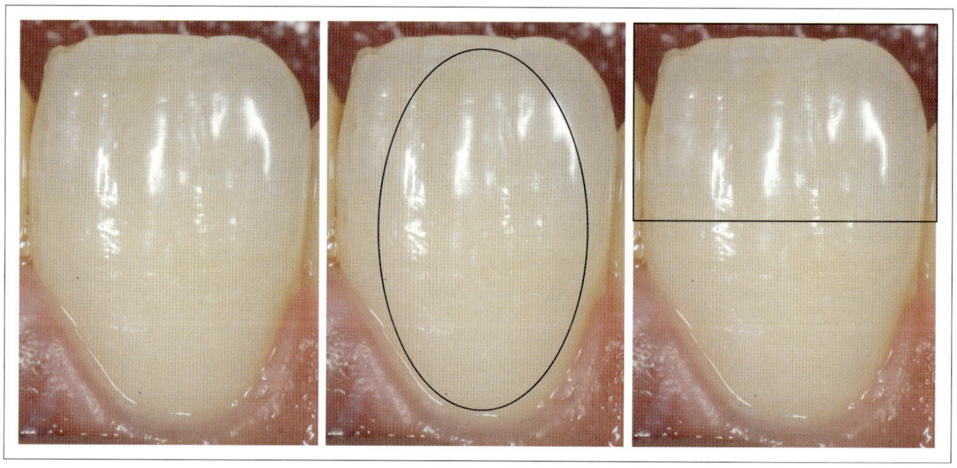

그림 1. 목표 치아의 특징 관찰. 덴틴(상아질)에 해당하는 부분(중앙)은 치관의 80~90%를 차지한다. 에나멜층(오른쪽)에는 파란색과 노란색이 3:7 정도 비율로 혼재되어 있다. 표층에는 백탁과 비단 무늬 같은 것이 근심에서 절연을 통해서 원심 중앙 부근까지 관찰되었다.

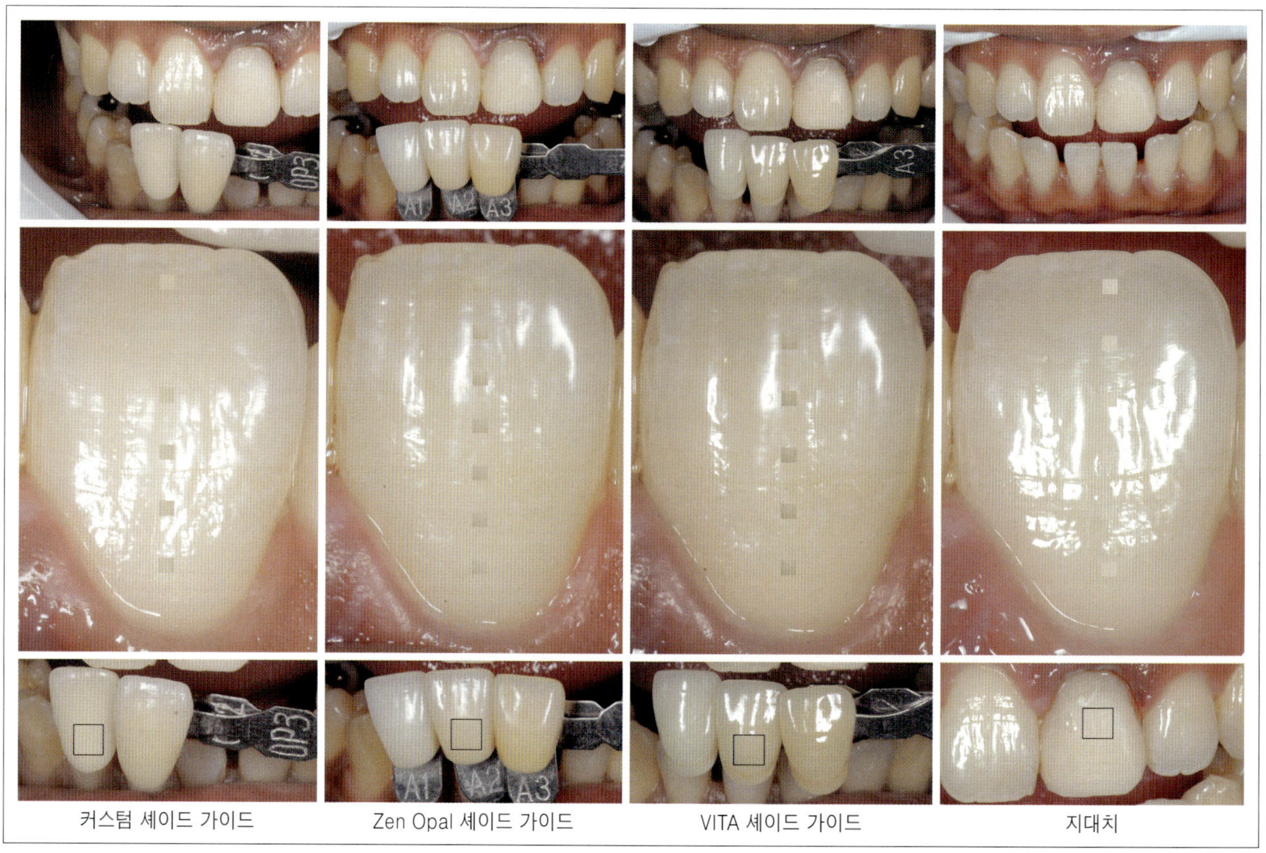

그림 2. 셰이드 가이드 사진 확인. 셰이드 가이드와 비교했을 때 치경부 1/3의 밝기가 꽤 밝으므로 밝은 색조의 도재를 사용할 필요가 있다.

으로 활용하는 것이다. 또한 형태와 색상의 균형을 맞추는 작업에 집중하기 위해 간단한 구조로 하고 파우더는 최대한 적게 사용하였다.

각 도재의 색상 선택기준은 다음과 같다.

1. Cervical 및 Dentin

덴틴층은 특히 치경부부터 밝게 조절해 놓고 싶어서 가장 높은 형광성을 가진 FD(fluo dentin) 중에서 A2에 해당하는 FD-93을 선택하였다. Cervical에 해당하는 부분에는 좀 더 오렌지계의 따뜻한 느낌이 있는 색을 추가하기 위하여 IN-44를 선택하였다(그림 3~7).

2. Enamel

에나멜층은 파란색 계열과 노란색 계열이 혼재하는 것으로 보이기 때문에 CT-21과 EI-13을 선택하고 오렌지 캐릭터에 CT-24를 사용하였다(그림 8~14).

3. 백탁, 비단 모양의 캐릭터

형태 수정 후에 IV-1을 사용하여 재현을 시도하였다(그림 15~19).

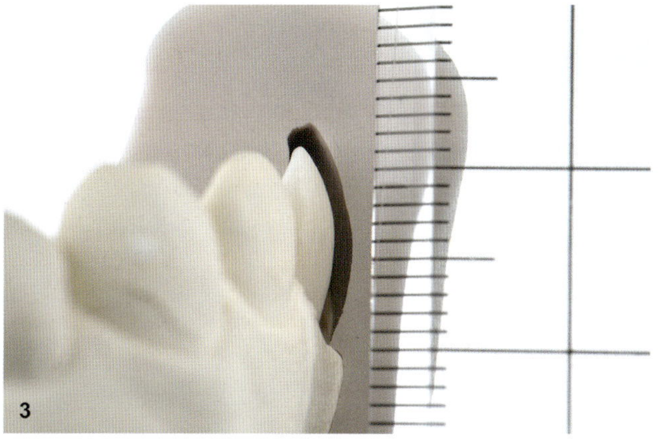
3

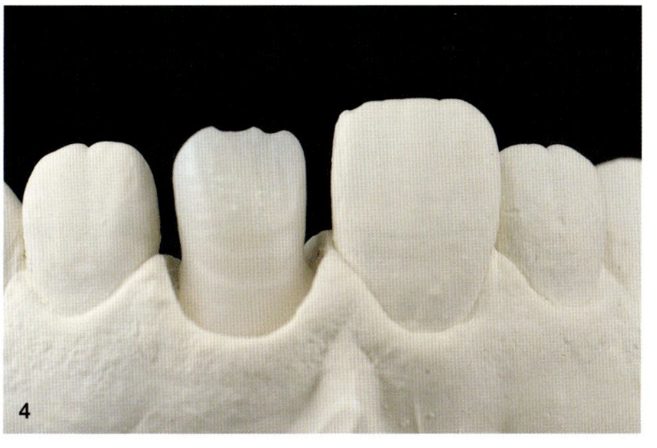
4

그림 3, 4. 지르코니아 프레임의 상태. 프레임에는 두 번째로 투광성이 높은 EI(Aadva Zirconia EI, GC)를 사용하였다.

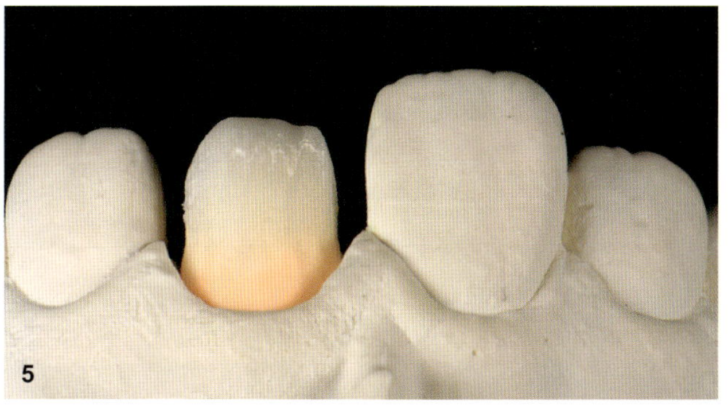
5

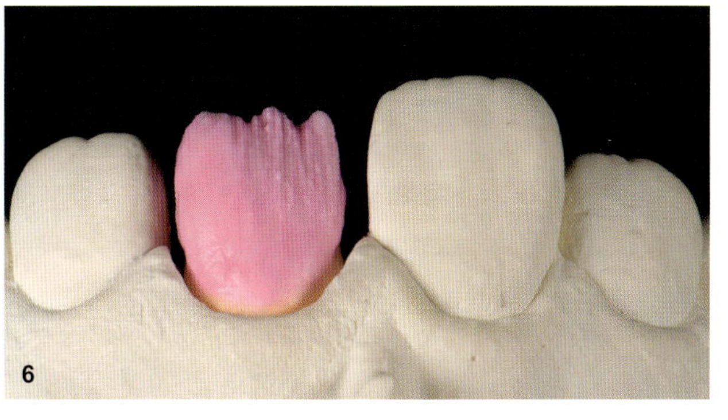
6

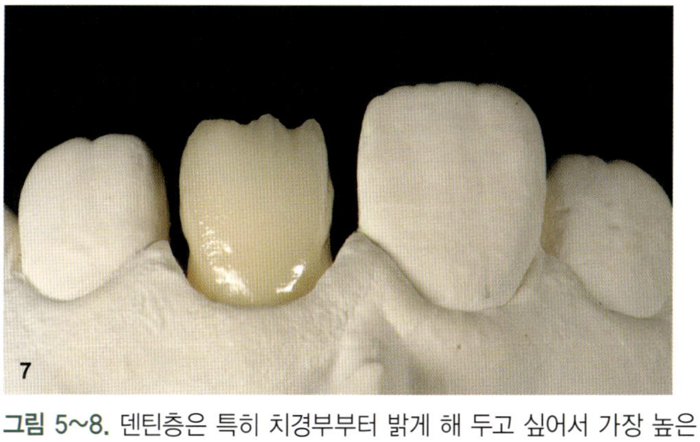
7

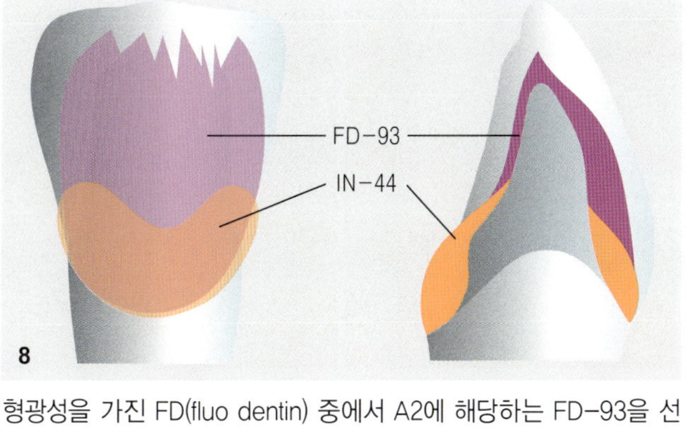

8

그림 5~8. 덴틴층은 특히 치경부부터 밝게 해 두고 싶어서 가장 높은 형광성을 가진 FD(fluo dentin) 중에서 A2에 해당하는 FD-93을 선택하고, 치경부에 해당하는 부분에는 좀 더 오렌지 계열의 따뜻한 느낌이 있는 색을 추가하기 위하여 IN-44를 선택하였다.

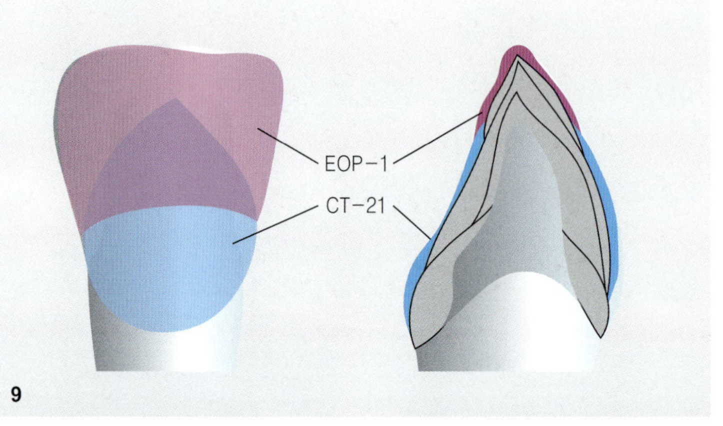

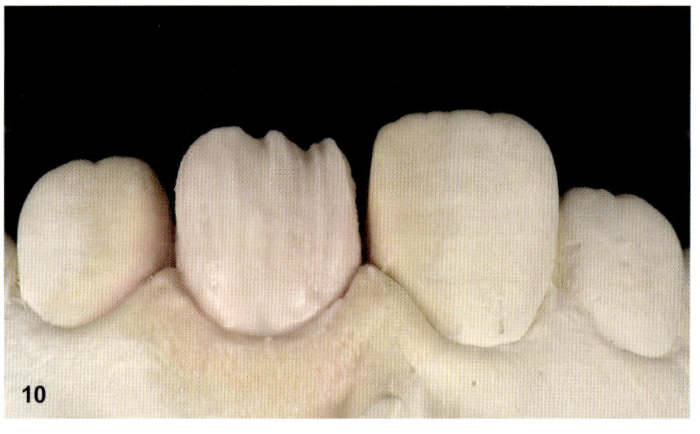

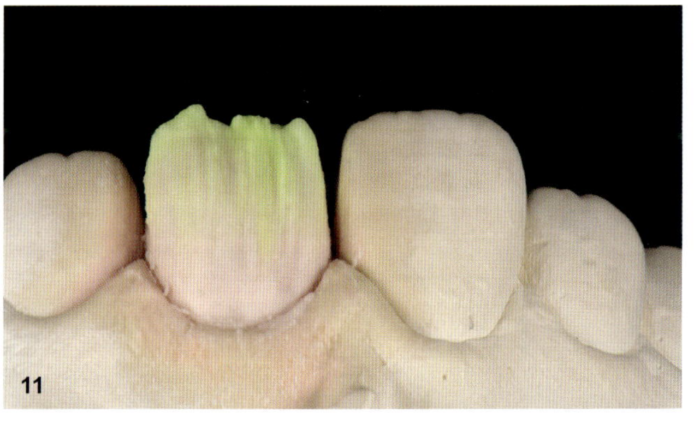

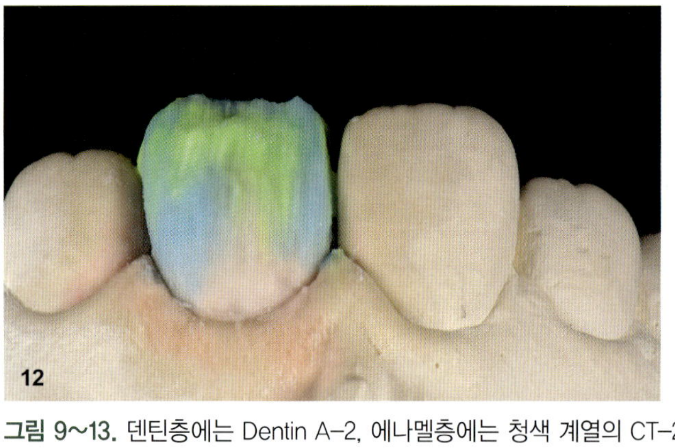

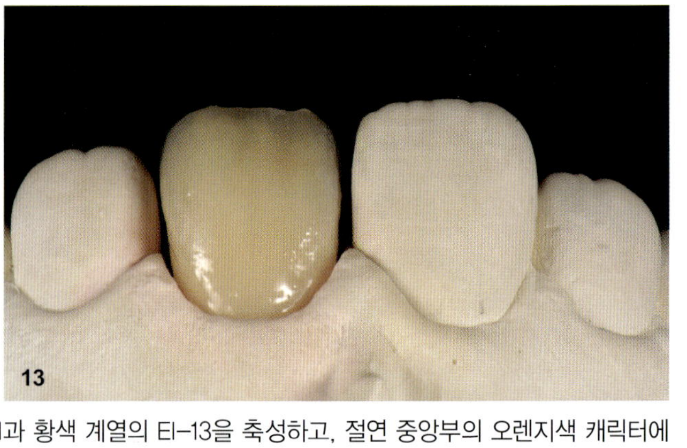

그림 9~13. 덴틴층에는 Dentin A-2, 에나멜층에는 청색 계열의 CT-21과 황색 계열의 EI-13을 축성하고, 절연 중앙부의 오렌지색 캐릭터에 CT-24를 선택하였다. 명도를 조금이라도 떨어트리지 않기 위해 덴틴 도재층은 FD-93보다도 얇아지고 있다.

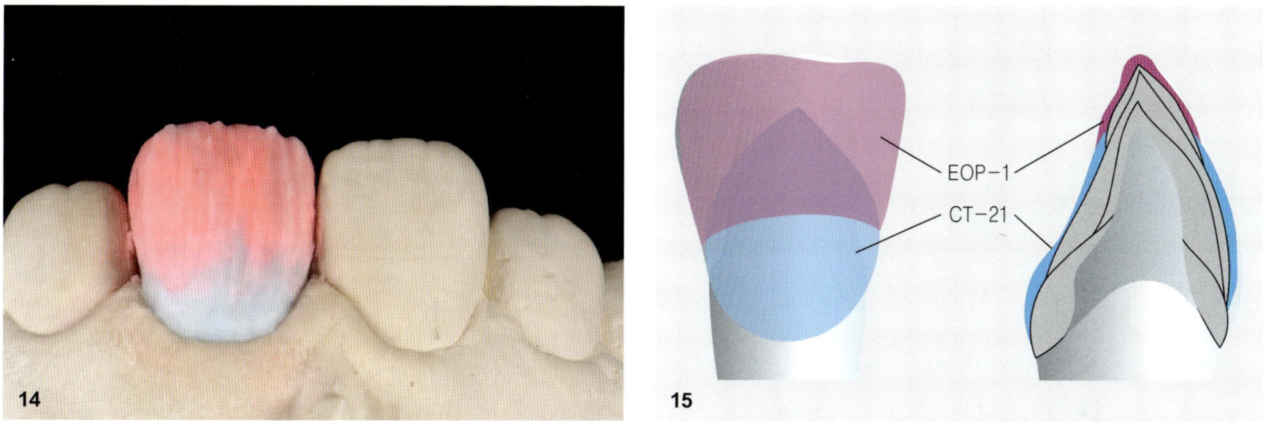

그림 14, 15. 약간의 투명감을 표현하기 위해서 치경부에는 투명감이 강하고 조금 따뜻한 색 계열인 CT-21을, 좀 더 푸른색이 필요한 절연측에는 EOP-1을 축성하였다. 필자는 투명 도재가 주위의 색을 투영하여 자연스러움을 재현하는 효과가 있다고 생각한다.

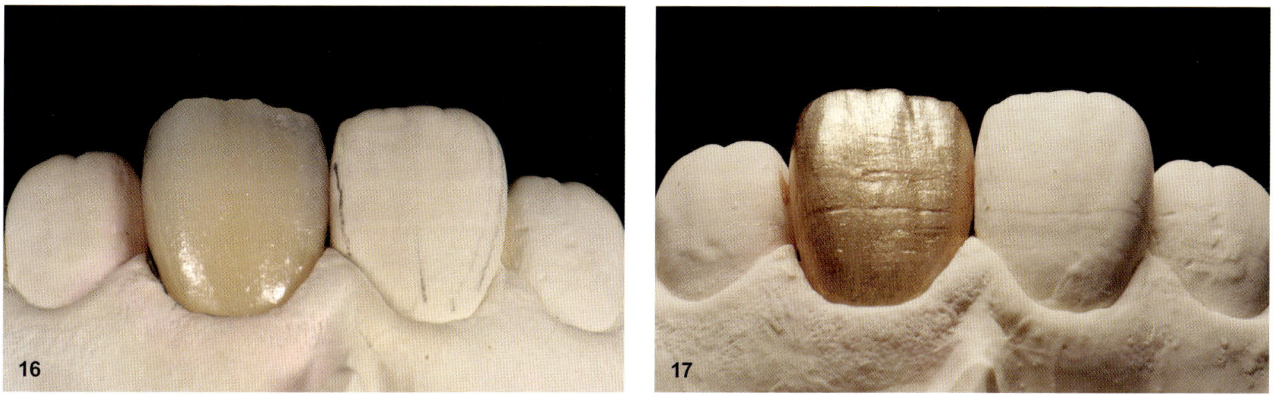

그림 16, 17. 소성 후. 형태 수정과 글레이징을 하여 완성하였다.

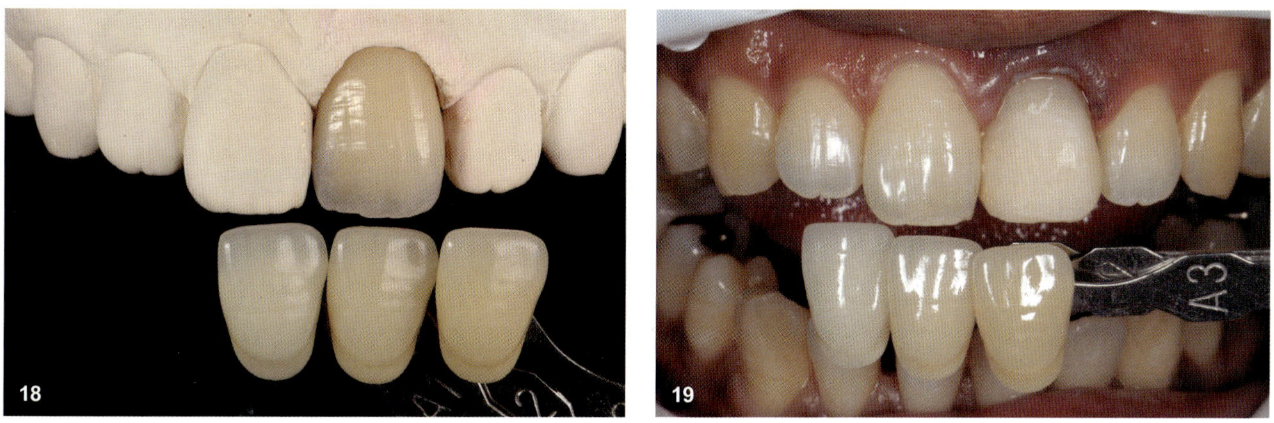

그림 18, 19. 모형 완성 및 구강 내 사진과의 비교.

Part 2

3 Creation ZI-CT

Masato Yamada (山田雅人)
Masa Creation oral design(도쿄도 스미다구)
E-mail: oraldesign@masacreation.com

Creation ZI-CT의 물성적 특징

현재 지르코니아(산화지르코늄) 재료는 다양성을 보이고 있으며 종래의 투광성이 낮은 흰색과 고강도 제품을 비롯해 착색하거나 투광성을 높인 제품도 판매되고 있다. 그중 'Creation ZI-CT'(일본치과상사)는 열팽창률에도 부합하는 장석계 세라믹으로 임상적인 응용범위가 넓다. 순수한 칼륨 장석 비율이 높아 자연스러운 치아의 광채와 선명한 색채 효과에 필적하는 광산란을 일으키는 동시에 미세한 류사이트에 의한 고강도, 고내구성 세라믹 구조를 보증한다. 또한 소성 온도가 높기 때문에(910℃) 지르코니아 프레임보다 접착력이 우수하다. Creation 제품군 최초의 지르코니아 도재인 저용도재 ZI-F는 810℃이지만, ZI-CT에 20~30% 혼합함으로써 ZI-CT의 수정용 도재로 추가 소성하여 사용할 수도 있다. 소성 수축도 적어서 형태를 수정하기 위한 소성의 횟수를 줄인다는 면에서도 효율적이다.

특징적인 제품군으로 프레임 착색에 사용하는 Frame Shade는 도재와 친밀성이 좋고 지르코니아 프레임과 도재의 접착성을 높여 인장 응력이 없는 강력한 접착 강도를 가진다. 형광성을 증가시키는 효과도 가졌지만 임상에서는 축성 공간의 문제가 있으므로 이노바 네오(스테인 재료)만을 사용하는 경우가 대부분이다.

VITA 셰이드와 비교한 색채적 특징

Creation ZI-CT의 색조는 기본적으로 VITA 셰이드에 준하여 설계되어 있지만 가장 큰 특징은 덴틴 도재가 붉은 빛을 띤다는 것이다(임상적으로 자주 보이는 핑크나 오렌지 계열의 색에 가까움). 기존의 Creation 도재에서는 이러한 증례에 대하여 덴틴에 이노바(도재용 모디파이어)를 섞어서 오리지널 덴틴을 만들 필요가 있었지만, 원래 붉은 기가 있는 ZI-CT에서는 초보자라도 비교적 간편하게 임상에서 대응할 수 있을 것으로 생각한다. 또한 'Zen Opal 셰이드 가이드'(GC)가 ZI-CT의 셰이드에 가까운 설정으로 되어 있어 셰이드 테이킹이나 색상 확인에 활용하면 편리하다(그림 1).

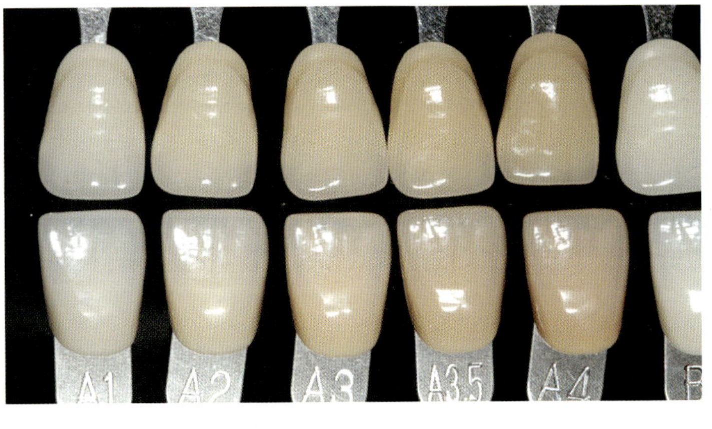

그림 1. Creation ZI-CT 단체의 색조는 'Zen Opal 셰이드 가이드'(GC)와 유사하기 때문에 임상적으로 참고가 된다.

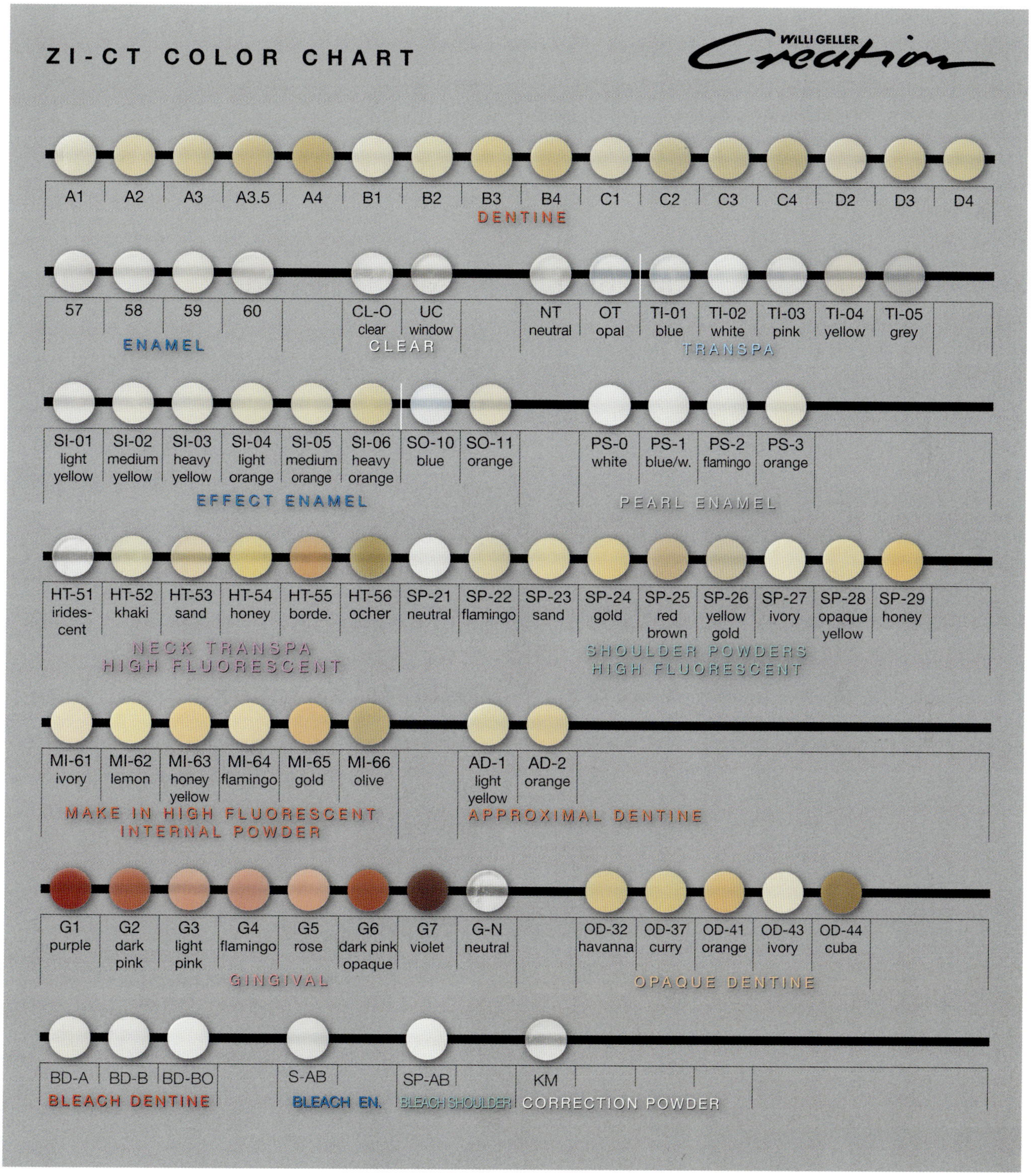

▲ Creation ZI–CT 컬러 차트

다색축성의 단계

1. 이노바에 의한 프레임 채도 조절

프레임의 표면이 뿌옇게 되도록 2~4기압, 50㎛의 알루미늄옥사이드 샌드블라스트 처리를 한 후 1,100℃에서 5분간 대기소성을 한다(열처리도 발림성을 높임). 그 프레임에 유니버설 리퀴드로 적당한 경도에 녹은 이노바를 도포·소성한다(그림 2~5). 이 처리에 의해서 지르코니아용 도재와 잘 어울려 도재가 잘 벗겨지지 않으므로 반드시 실시한다.

자주 사용하는 이노바는 5번(브라운)으로 셰이드 가이드와 대조하며 A1처럼 저채도의 경우는 얇게, A4처럼 높은 채도의 경우는 진하게 발라 대략 가까운 색이 되도록 조절한다. 5번에 이노바 3번(옐로)을 추가하여 채도를 부드럽게 해서 사용할 수도 있다(그림 6). 치경부 선단 부분이나 설측 등의 두께가 없는 부분에서는 약간 진하게 도포한다.

2. 치경부(cervical) 색 도재 축성 및 소성

Creation ZI-CT는 특별히 치경부용 도재가 준비되어 있지 않다. 그래서 치경부 색 도재로 오펙덴틴을 사용하고 선택한 셰이드 색보다 1단계 진한 도재를 사용하여 치경부 색상을 표현할 수 있다. 본 증례에서는 DA3과 OD-43(아이보리)을 1:1로 혼합하였다(그림 7, 8). 최종 소성 후의 수축은 마진부에 생기기 쉽고 글레이징 시에 거칠어지기 쉽기 때문에 이전 단계에서 축성·소성해 두는 편이 치과 위생적인 관점에서도 우수하다.

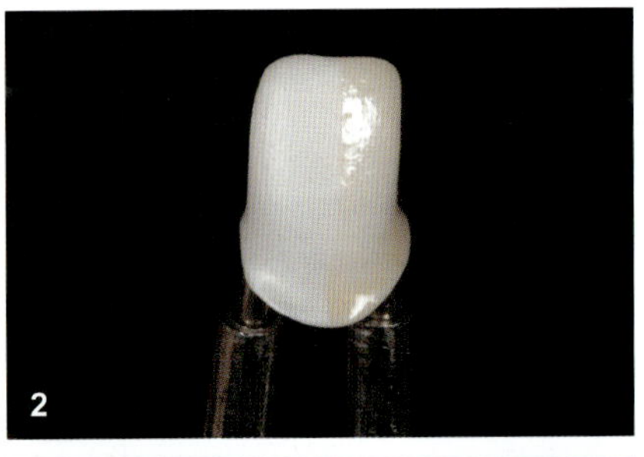
2

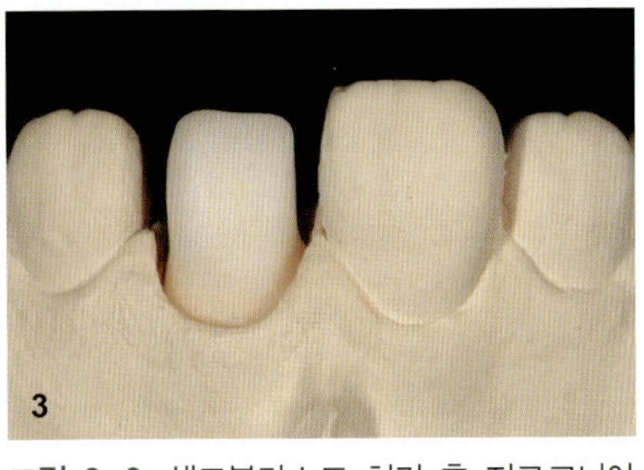
3

그림 2, 3. 샌드블라스트 처리 후 지르코니아 프레임에 유니버설 리퀴드로 녹인 이노바를 도포, 소성한다. 이노바는 지르코니아 프레임과 도재의 접착성을 높이는 작용을 하므로 반드시 도포한다.

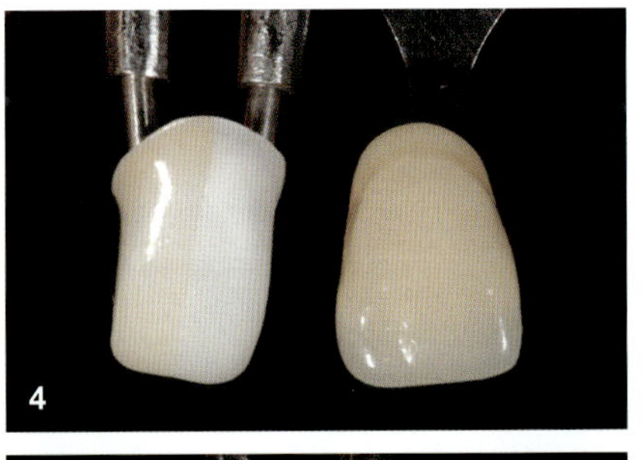
4

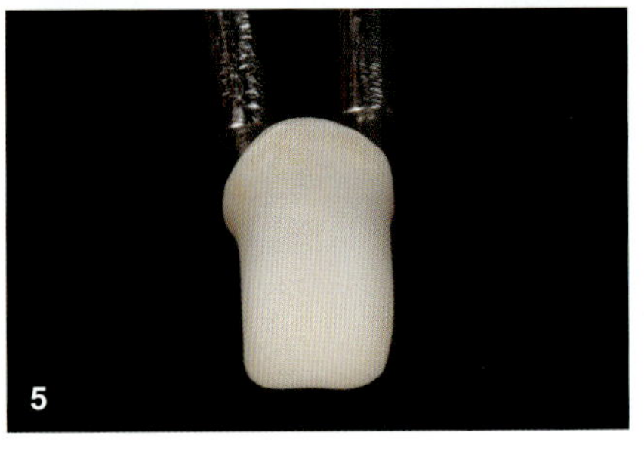
5

그림 4, 5. 이노바 소성 후의 프레임 상태.

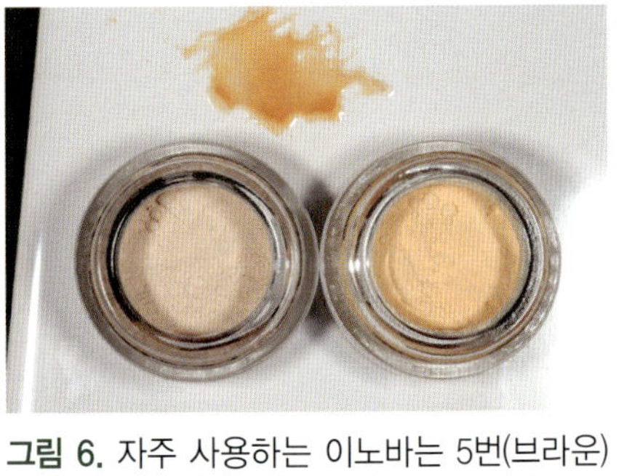

그림 6. 자주 사용하는 이노바는 5번(브라운)인데, 3번(옐로)을 섞으면 채도를 부드럽게 표현할 수 있다.

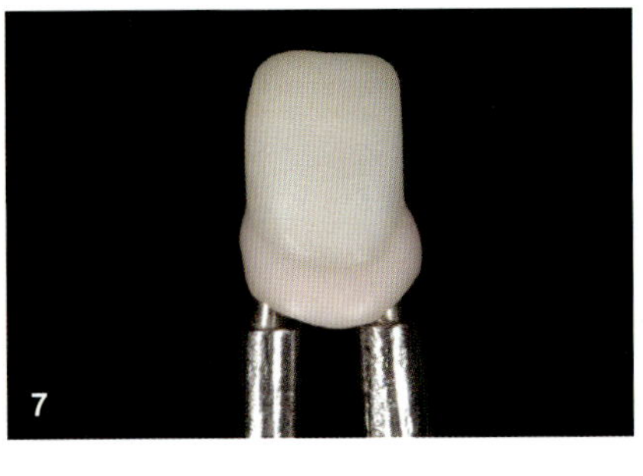
7

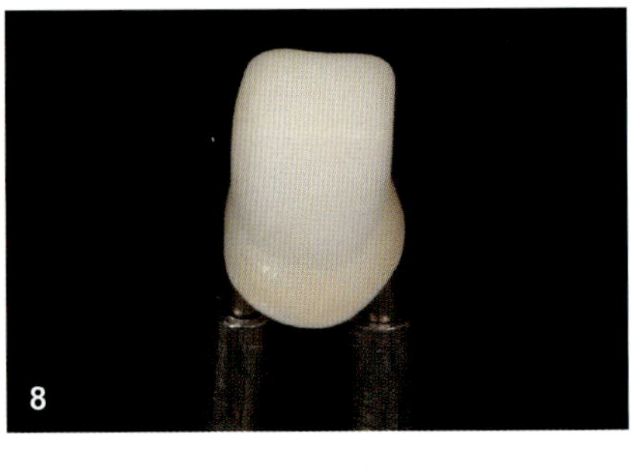
8

그림 7, 8. Creation ZI-CT에는 치경부용 도재가 없기 때문에 목표 셰이드보다 한 단계 짙은 오펙덴틴 도재를 사용하여 색상을 표현한다(DA3:OD-43=1:1).

3. 덴틴 도재의 축성

전용액(modeling liquid)으로 연화한 덴틴 도재로 상아질 형태를 '입체적'으로 회복한다. 상아질 형태는 그림 9, 10을 참고로 하여 절연부터 치경부까지 투명감이 어느 부분에, 어디까지, 얼마나 강하게 나오고 있는지를 판별하여 형태를 만든다. 필요하다면 도재 축성 전에 목표가 되는 치아를 내부 구조까지 스케치하여 이미지를 명확하게 하는 것이 좋다.

덴틴 도재는 색조 재현에 있어서 가장 중요하기 때문에 필요시 커스텀 셰이드 가이드를 제작하여 확실하게 색조를 결정한다. 본 증례의 목표 상아질 셰이드를 고려하면 명도는 A1과 A2의 중간, 채도는 A1과 A2 중간에서 A2에 가깝다. 커스텀 상아질 셰이드로 색조를 확인하여, 본 증례에서는 DA2:OD-43=3:1로 섞인 것을 사용하기로 하였다.

4. 에나멜계 도재의 종류와 축성 순서

펄에나멜 도재(PS-0~PS-3)는 진주와 같은 반짝임과 광택을 가져 화이트닝한 치아에도 잘 어울리는 선명한 하얀색을 표현할 수 있는 도재이다. 단, 발색이 강하므로 축성량(두께)에는 주의가 필요하다. 이것을 덴틴 도재의 근원심 절연부에 축성하여 근원심부의 선명도 강약을 내부부터 적절히 표현한다(본 증례에서는 PS-0을 사용)(그림 11, 12). 기공 조작상 에나멜 도재를 축성하지만 자연치에서 이 부위는 에나멜질이 아니라 상아질의 절연부에 해당한다. 에나멜 도재(S57~S60)는 '흰색을 띤 덴틴 도재'라고 생각하고 축성하는 편이 이해하기 쉽다. 사진을 참고하여 하얀색이 있는 부위의 농도를 파악하고 A1, A2 셰이드의 명도에 맞는 S58과 SI-02를 축성하였다.

에나멜 인텐시브 도재는 자연치에 가까운 옐로 오렌지

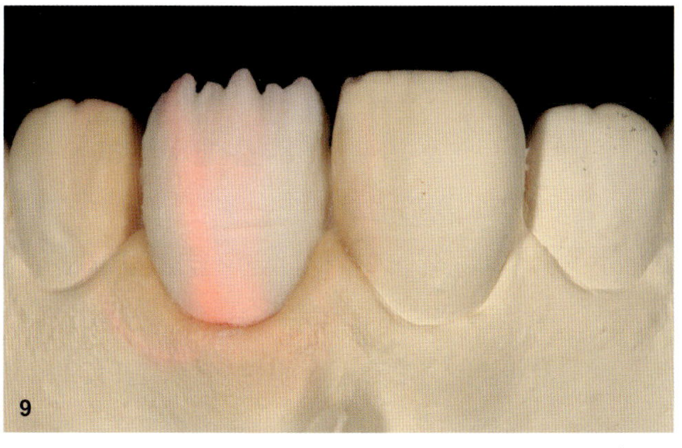
9

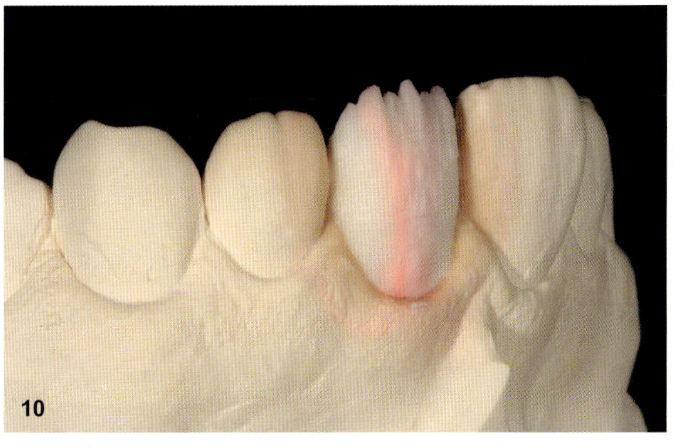
10

그림 9, 10. 덴틴 도재에 따른 바디의 회복은 입체적으로 한다(DA2:OD-43=3:1). 절연에서 치경부까지 걸쳐 있는 투명감을 잘 관찰하고 판별하는 것이 중요하다.

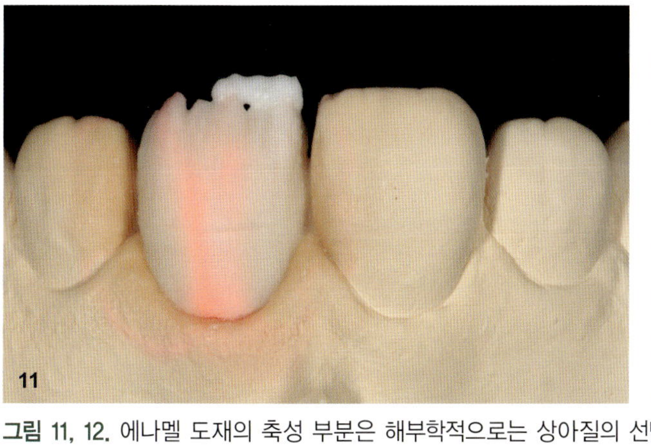
11

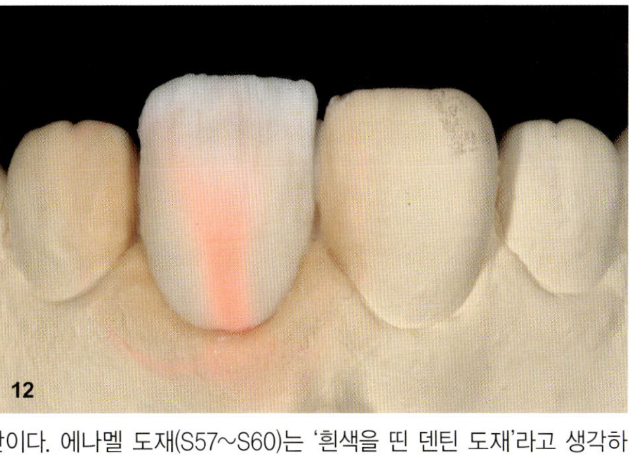
12

그림 11, 12. 에나멜 도재의 축성 부분은 해부학적으로는 상아질의 선단이다. 에나멜 도재(S57~S60)는 '흰색을 띤 덴틴 도재'라고 생각하고 축성하는 것이 이해하기 쉽다(S58, SI-02). 또한 펄에나멜 도재(PS-0)를 덴틴부의 근원심 선단에 놓아서 근원심 절연부의 선명함을 알맞게 표현할 수 있다.

계열이 나타나며 적당한 불투명성이 있다. 유백색(SI-01)부터 채도가 높은 오렌지(SI-06)까지 있지만 투명감은 변함없다. 본 증례에서는 상아질 절연부에 S58과 SI-02(미디엄 옐로)를 교차로 축성함으로써 에나멜 도재의 백색과 에나멜 인텐시브 도재의 옐로가 있는 반불투명도가 혼합되어 자연치 절연부의 색조가 표현되었다.

5. 일루전

절연결절 하방(치경부측)에 있는 반투명감을 부여하여 크라운의 깊이감을 표현하기 위해 그 부위에 전용액(유니버설 리퀴드)을 도포한다. 그 후 유니버설 리퀴드로 녹인 이노바 일루전(INN-IL)을 도포한다(그림 13). 이것을 도포함으로써 필요 이상으로 INN-IL이 침투하는 것을 방지할 수 있다.

6. 절연결절(mamelon) 도재

마멜론 도재(make in)는 오펙덴틴보다도 불투명한 도재로, 주로 내부 구조인 마멜론의 모방에 도움이 된다. 공간이 한정된 설측 등에서도 선명한 색조 재현이 되지만 매우 발색이 강하므로, 사용할 때는 덴틴 도재나 에나멜 도재 등과 1:1의 비율로 혼합하면 사용하기 쉬워진다. 본 증례에서는 MI-62와 DA2를 1:1로 배합한 것을 사용하였다(그림 14).

7. 투명층(트랜스루센트) 도재의 축성

목표 치아 근원심의 푸르스름한 투명층을 표현하기 위해서 TI-01을 폭을 달리하면서 축성한다(증례에 따라 다른 투명층 도재를 섞어서 농도를 부여한다). 또 TI-03과 SI-02를 사용하여 사진에서 판단한 절연층 1/3 부분의 투명층을 표현한다(그림 15).

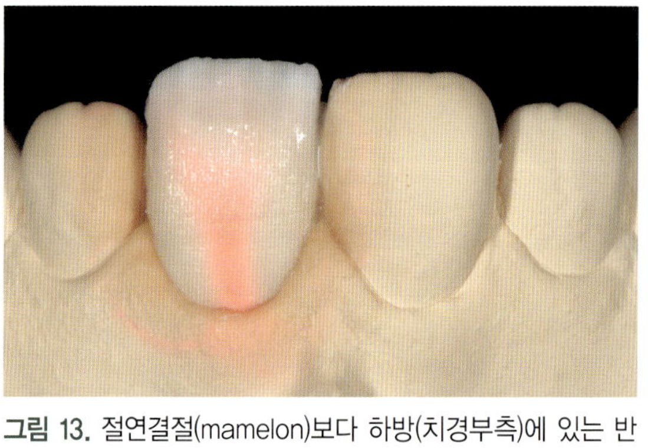

그림 13. 절연결절(mamelon)보다 하방(치경부측)에 있는 반투명감을 부여하여 크라운의 깊이감을 표현하기 위해 유니버설 리퀴드로 녹인 INN-IL을 도포한다.

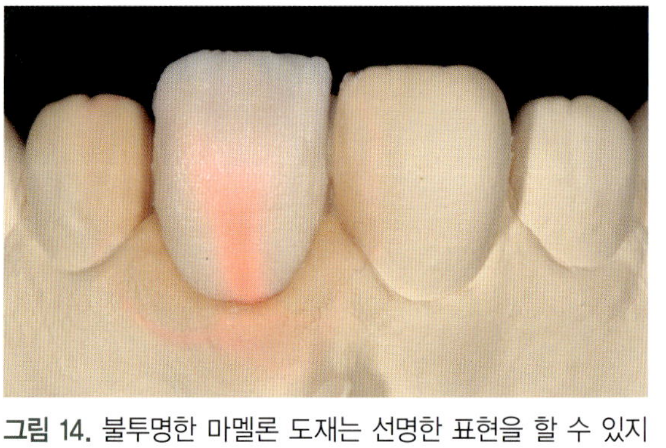

그림 14. 불투명한 마멜론 도재는 선명한 표현을 할 수 있지만 발색도 강하다. 덴틴 도재나 에나멜 도재와 1:1로 혼합하면 사용하기 쉽다(MI-62:DA2=1:1).

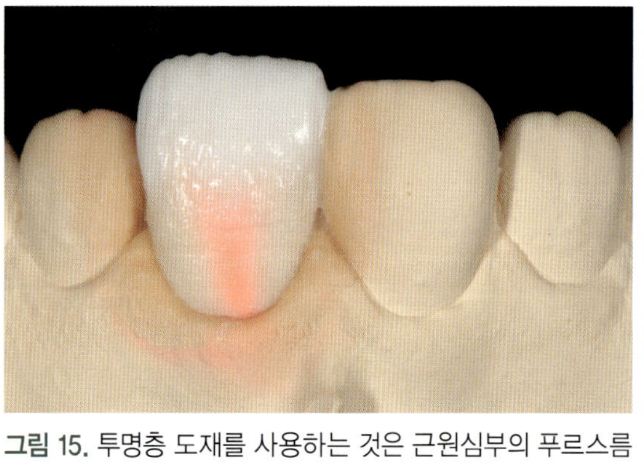

그림 15. 투명층 도재를 사용하는 것은 근원심부의 푸르스름한 투명감(TI-01)과 절연부(TI-03+SI-02)이다. 증례에 따라 다른 투명층 도재와 함께 섞어서 농도를 부여한다.

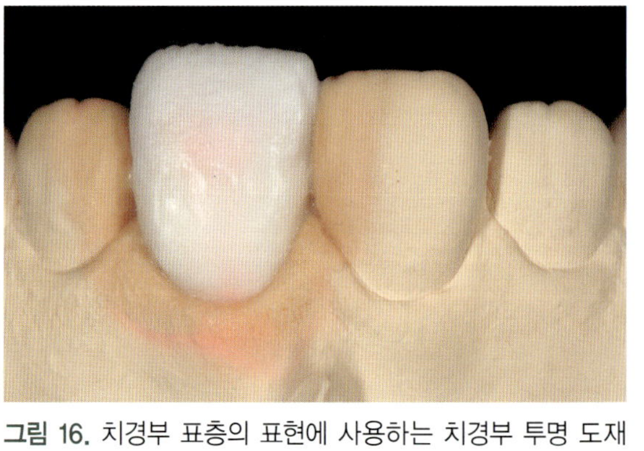

그림 16. 치경부 표층의 표현에 사용하는 치경부 투명 도재는 형광성을 가지고 있어 명도를 높이는 효과도 기대할 수 있다. 본 증례에서는 A1~A2라는 목표 셰이드에 맞추고 HT-51:HT-52=1:1로 사용하였다.

8. 넥트랜스 도재(서비컬트랜스)의 축성

치경부의 투명감을 표현하는 데는 표층에 넥트랜스(neck translucent) 도재(HT-51~HT-56)를 사용한다. 넥트랜스 도재는 형광성이 있어 색조의 깊이를 더할 뿐 아니라 명도 상승의 효과도 기대할 수 있다. 본 증례에서는 A1~A2 셰이드의 채도에 맞는 HT-51과 HT-52를 1:1로 혼합한 것을 사용하였다(그림 16).

9. 최고표층의 투명층 도재

소성 수축을 내다보고 필요한 부위에 과하거나 부족하지 않게 투명층 도재를 축성한다(그림 17). 푸르스름한 투명감이 있는 부위에는 CL-O:SO-10:OT=2:1:1을, 상아색이나 오렌지 옐로가 보이는 부위에는 넥트랜스로 사용한 HT에 CL-O를 1:1로 혼합한 것을 축성하였다. 이것은 소성 후 깎일 것을 생각하면 형태 수정 후 표면에 조금 남을까 말까 한 정도의 축성량이다.

10. 크랙 라인의 표현

필요한 부위에 바른 각도로, 조각용 기구를 사용해 칼집을 내어 벽을 만든다. 그 벽에 유니버설 리퀴드를 발라 경계를 만들고 INN-CRL(크랙 라인)을 붓으로 쓰다듬듯 그린다(그림 18).

11. 설측 축성

순측에서의 투과광으로 덴틴 도재의 두께를 확인하면서 설측 절연부의 프레임이 노출될 때까지 컷백한다. 이어서 프레임과 덴틴 도재의 경계선 부분에 마멜론 도재를 얇게 축성하고 그 경계선을 없앤다(그림 19). 마멜론 하부부터 치경부에 걸쳐 공간이 있으면 덴틴 도재나 오펙 도재(OD-32)를 축성한다. 공간이 없으면 에나멜 도재(S59)를 축성하여 일루전(INN-IL)으로 깊이를 표현하고, INN-5와 INN-3을 혼합한 것(도재용 전용 모디파이어)으로 채도를 표현한다(그림 20).

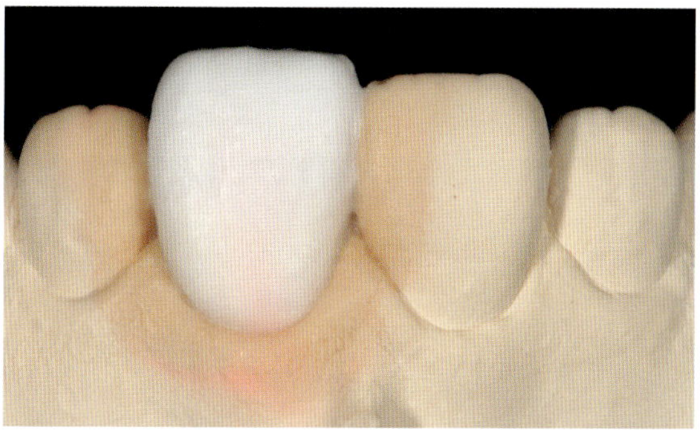

그림 17. 최고표층의 축성. 푸르스름한 부분에는 CL-O:SO-10:OT=2:1:1, 상아색이나 오렌지 옐로가 있는 색은 그림 16의 치경부에 CL-O를 1:1로 섞은 것을 각각 축성한다.

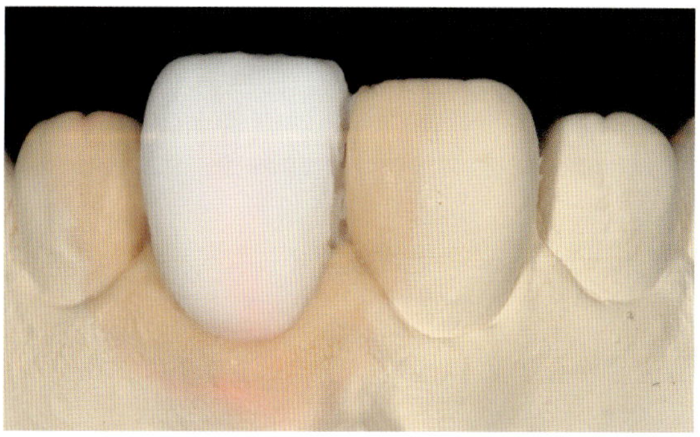

그림 18. 크랙 라인은 조각도로 홈(벽)을 만들고 유니버설 리퀴드 도포 후 INN-CRL을 붓으로 쓰다듬듯 그린다.

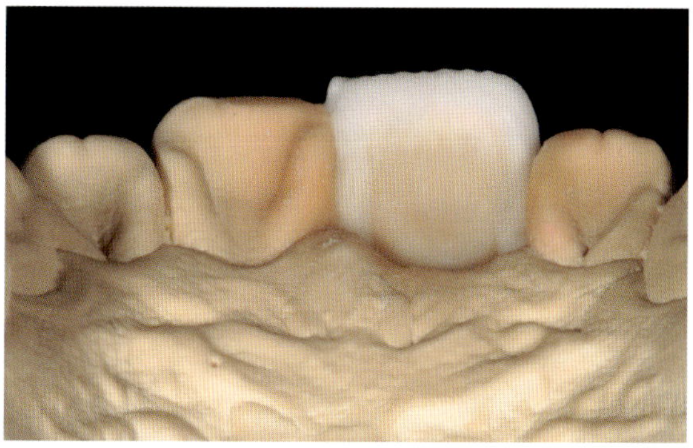

그림 19. 설측 축성. 컷백으로 프레임 절연을 노출시킨 후 마멜론 도재를 얇게 축성해서 프레임과 덴틴의 이행부(경계선)를 흐리게 한다.

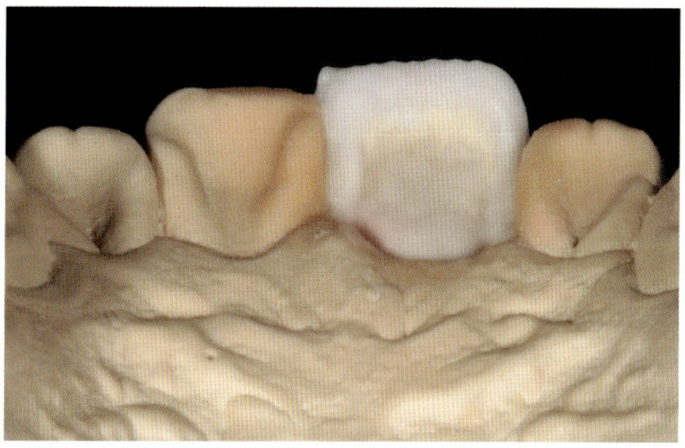

그림 20. 마멜론 하부에서 치경부는 공간이 있다면 덴틴 도재나 오펙덴틴 도재(OD-32)를 축성하고, 공간이 없다면 에나멜 도재(S59)에 INN-IL 또는 INN-3+INN-5로 색조 보정을 한다.

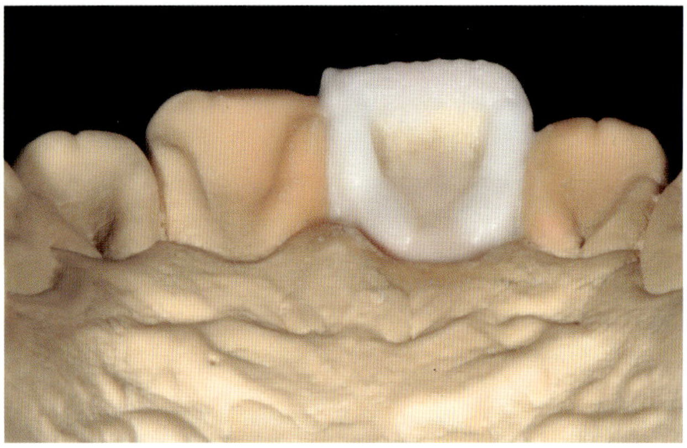

그림 21. 설측 변연융선에는 에나멜 도재를 축성한다.

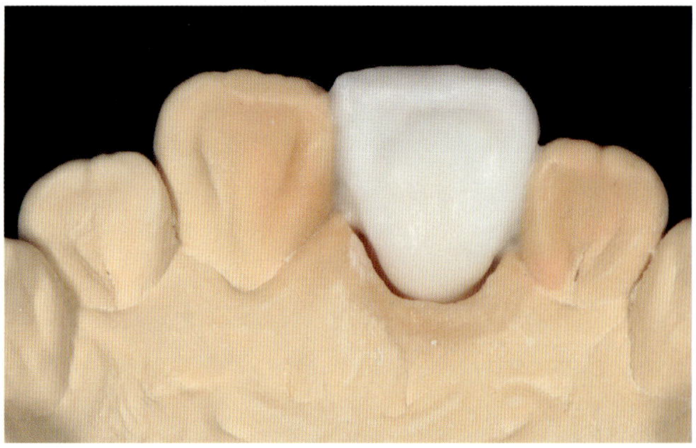

그림 22. 바디 부분에는 채도가 높고 형광성이 있는 넥트랜스(neck translucent) 도재(HT-54+HT-53)로 채도를 표현한다.

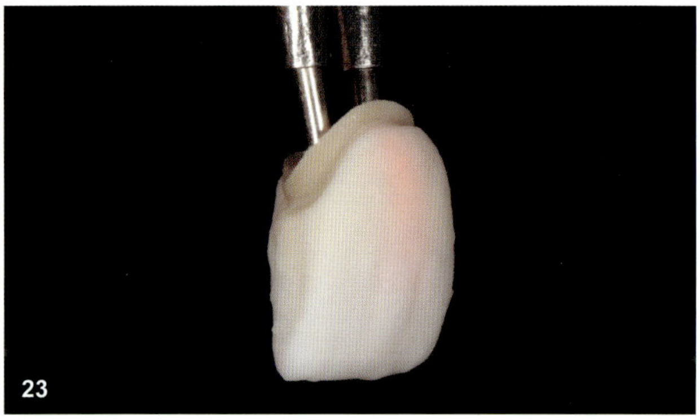

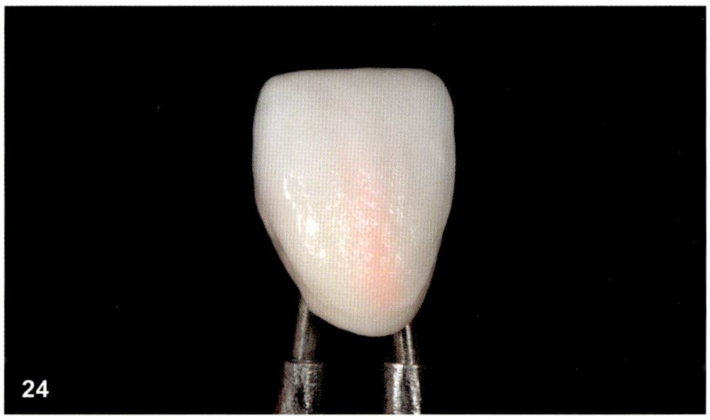

그림 23, 24. 모형에서 뺀 상태. 치은과 닿았던 부분이 움푹 파여 있기 때문에 그림 7에서 치경부에 사용한 치경부 도재를 축성하여 완성시킨다.

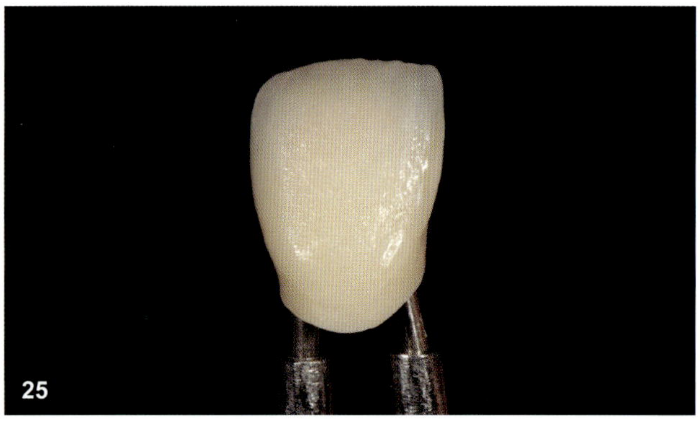

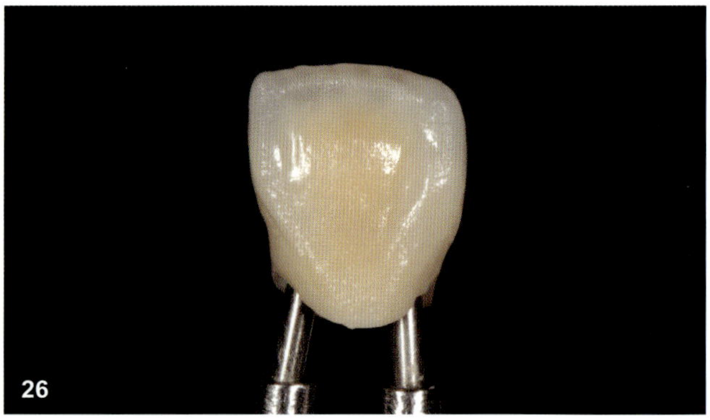

그림 25, 26. 소성 후의 상태.

양측 변연융선에 에나멜 도재를 축성하고 바디 부분에 채도가 높고 형광성이 있는 HT-54, HT-53을 혼합한 것을 축성한다. 다시 변연융선으로 돌아와 SI-02를 축성해서 최종 형태를 완성한다(그림 21, 22).

12. 인접면에 에나멜 도재, 치근부에 덴틴 도재 축성

인접면 부분에는 이번에 사용한 덴틴 도재와 에나멜 도재를 1:1로 혼합한 것을 축성한다. 이 불투명 도재를 사용하여 순측면에서 들어온 빛이 인접면으로 빠져나가지 않도록 크라운에 힘을 부여한다. 모형에서 뺀 크라운에는 모형 치은 형태의 흔적이 있기 때문에(그림 23, 24) 치근부의 공간

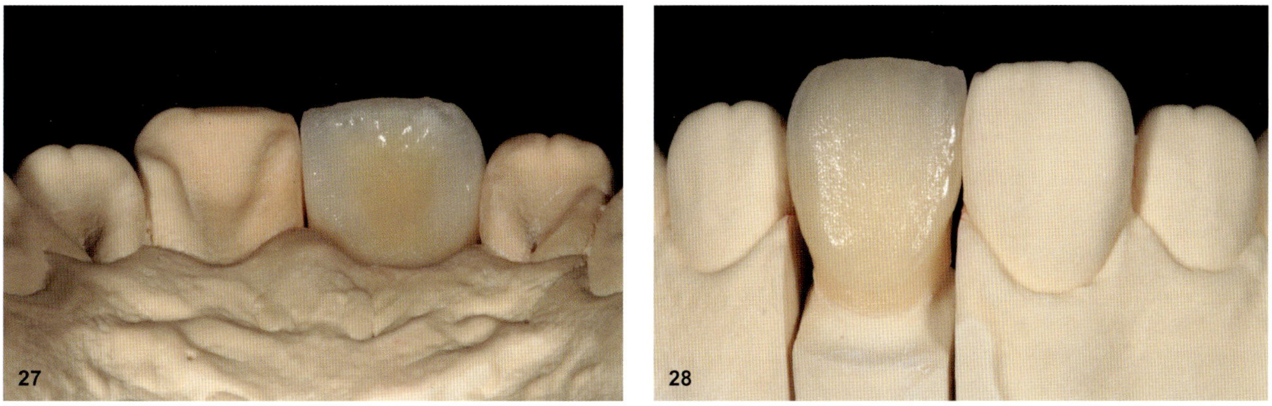

그림 27, 28. 동일 모형에 되돌려 놓은 상태.

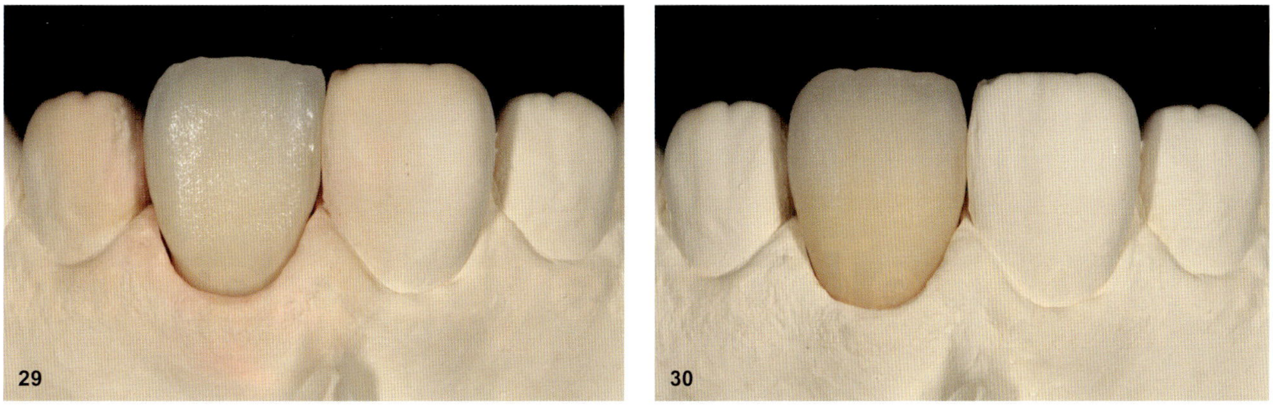

그림 29, 30. 형태 수정 후의 상태.

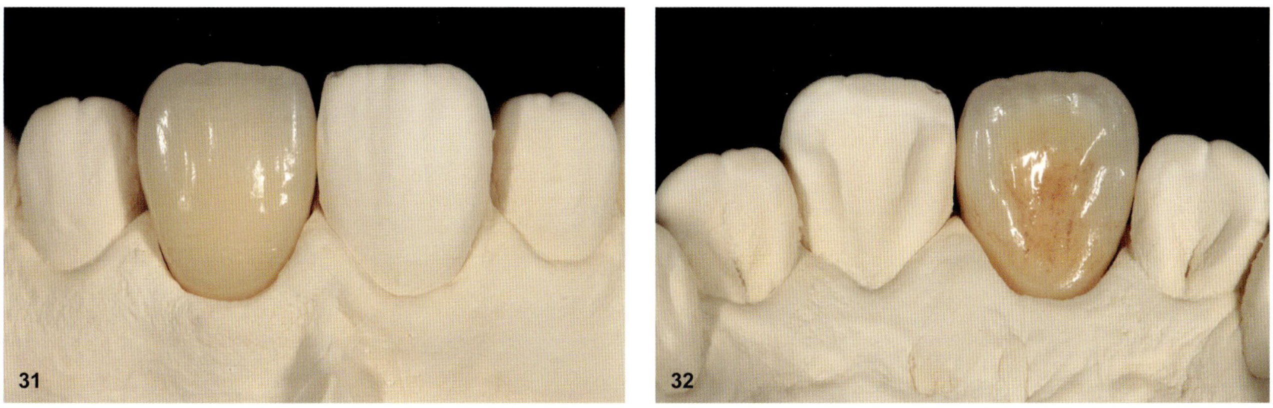

그림 31, 32. 글레이징 후의 연마를 고려해서 표면 스테인으로 필수적인 부분만 재현한다. 순측은 주파조에 따라 화이트워시를 MN-F1로, 설측의 함요는 MN-F8로 재현한다.

이 필요하다면 이를 기준으로 컷백을 실시하고, '2. 치경부(cervical) 색 도재 축성 및 소성' 항목에서 축성한 치경부 색 도재를 축성·소성하여 완성시킨다(그림 25~28). 필요에 따라 형태 수정 후에 표면 스테인을 실시한다(그림 29~32).

참고문헌

1) Geller W, Herrmann R, Hohler W et al.：ポーセレンワーク 前歯部の審美と機能. クイッテンセンス出版, 東京, 1993.
2) Geller W：Creation ZI-CT Catalog. Creation Willi Geller international GmbH, Austria.
3) 小田中康裕：Creation陶材の基本築盛ステップ. QDT別冊／失敗しないメタルセラミックス. クインテッセンス出版, 東京, 2003, 110~121.

VINTAGE ZR

Keita Fujisaki (藤崎啓太)
PASHA 덴탈 연구실(지바현 나가레야마시)
E-mail: edakawa@pasha-dl.com

VINTAGE ZR을 시작으로 Shofu에서 판매되고 있는 도재, 레진 재료는 '간단한 축성으로 자연스러운 색조 재현'이 콘셉트이다. 그 때문에 기본축성만으로도 일정한 레벨의 보철장치를 제작할 수 있다. 그러나 여기에 다색축성 테크닉을 더하면 도재의 특성을 활용하여 자연스럽게 표현할 수 있다. 여기서는 VINTAGE ZR의 특징과 더욱 깊이감 있는 치아를 제작하기 위해서 필자가 사용하고 있는 축성 방법과 배합 레시피 등을 소개하고자 한다.

VINTAGE ZR의 특징

1. 절연 부근의 표현

114개 색조 제품군 중에서도 특히 에나멜 색이 풍부하게 갖추어져 있다(그림 1). 오팔(5색), 오팔 특수 색(8색), 에나멜 특수 색(5색), 치경부(4색)의 사용을 통해 자연치에 가까운 에나멜 색의 재현을 쉽게 할 수 있다. 또한 컬러파우더를 사용하여 깊이 있는 복잡한 치아도 표현할 수 있다.

2. 오팔 효과

자연치는 에나멜질 구조상 오팔 효과를 가지고 있으나 Yamamoto(M. Yamamoto Ceramist's Inc) 씨가 개발한 오팔 도재를 사용함으로써 스테인으로는 표현할 수 없는 '빛'에 따른 색상의 변화도 자연치와 유사하게 표현할 수 있다(그림 2).

3. 서비컬트랜스

서비컬트랜스(치경부 부근의 표층에 사용하는 도재)는 바디 도재나 에나멜 도재에 비해 용융점이 약간 낮게 설계되어 있다. 그렇기 때문에 최종 글레이즈 후에 서비컬트랜스 면이 매끄러워져 치은과의 친화성 향상, 플라크 부착 억제 효과를 기대할 수 있다(그림 3, 4). 또 서비컬트랜스 및 마진 포셀린에는 높은 형광성이 부여되어 있으므로 자연치와 유사한 형광 특성을 획득할 수 있고, 치경부 부근의 투명감 및 색조의 깊이가 증가하여 제작한 보철장치의 심미성이 더 높아진다(그림 5).

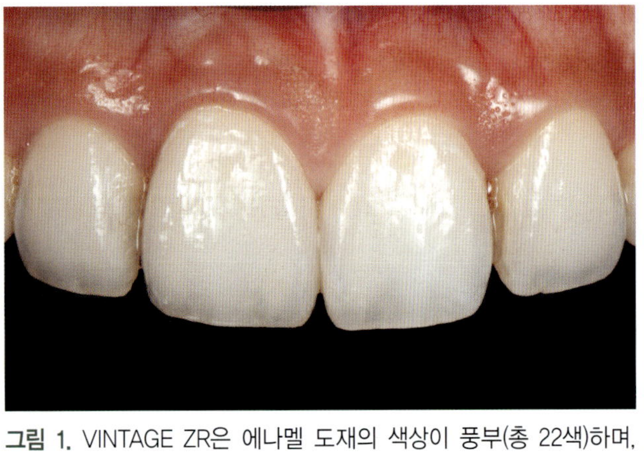

그림 1. VINTAGE ZR은 에나멜 도재의 색상이 풍부(총 22색)하며, 정확히 사용하면 자연치에 가까운 에나멜 색 표현을 할 수 있다(#11).

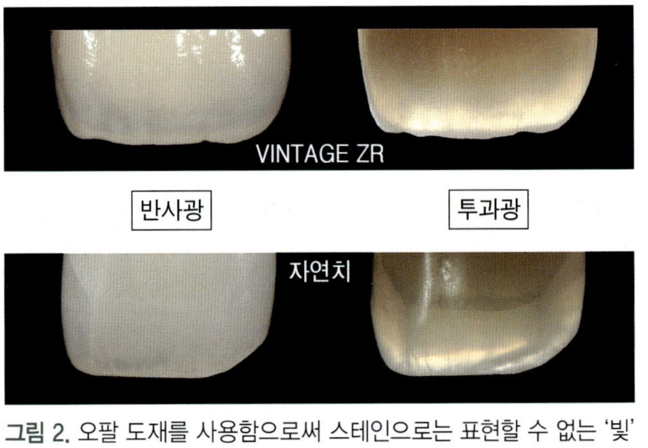

그림 2. 오팔 도재를 사용함으로써 스테인으로는 표현할 수 없는 '빛'에 의한 색조 변화도 자연치와 유사하게 표현할 수 있다.

SHADE	W0	W1	W2	W3	A1	A2	A3	A3.5	A4	rootA
OPAQUE LINER	W0O	W1O	W2O	W3O	A1O	A2O	A3O	A3.5O	A4O	rootAO
CERVICAL	—	—	—	—	—	—	A3B:2 AC:1	A3.5B:1 AC:1	A4B:1 AC:1	AC
MARGIN	W0M	W1M	W1M:2 NM:1	W1M:1 NM:2	NM	NM:1 A3M:1	A3M	A3M:2 rootAM:1	A3M:1 rootAM:2	rootAM
OPAQUE DENTIN	OD-W0	OD-W1	OD-W1:2 OD-N:1	OD-W1:1 OD-N:2	OD-N	OD-N:1 OD-A3:1	OD-A3	OD-A3:2 OD-rootA:1	OD-A3:1 OD-rootA:2	OD-rootA
BODY	W0B	W1B	W2B	W3B	A1B	A2B	A3B	A3.5B	A4B	rootAB
OPAL ENAMEL	Opal 55	Opal 56	Opal 56:2 Opal 57:1	Opal 56:1 Opal 57:2	Opal 57	Opal 58	Opal 59	Opal 59:1 Opal 60:1	Opal 60	

SHADE	B1	B2	B3	B4	C1	C2	C3	C4	D2	D3	D4
OPAQUE LINER	B1O	B2O	B3O	B4O	C1O	C2O	C3O	C4O	D2O	D3O	D4O
CERVICAL	—	—	B3B:1 BC:1	BC	—	C2B:2 CC:1	C3B:1 CC:1	CC	D2B:1 DC:1	DC D3B:1 DC:1	DC:2 BC:1
MARGIN	NM:1 B2M:1	B2M	B2M:1 B4M:1	B4M	NM:1 C2M:1	C2M	C2M:1 C4M:1	C4M	NM:1 D3M:1	D3M	D3M:1 B4M:1
OPAQUE DENTIN	OD-N:1 OD-B2:1	OD-B2	OD-B2:1 OD-B4:1	OD-B4	OD-N:1 OD-C2:1	OD-C2	OD-C2:1 OD-C4:1	OD-C4	OD-N:1 OD-D3:1	OD-D3	OD-D3:1 OD-B4:1
BODY	B1B	B2B	B3B	B4B	C1B	C2B	C3B	C4B	D2B	D3B	D4B
OPAL ENAMEL	Opal 57	Opal 58	Opal 59	Opal 60	Opal 58		Opal 59	Opal 60	Opal 58	Opal 59	

UNI-LAYER	HT	LT

OPAL EFFECT	Opal T	Opal SL	Opal WE	Opal MI	Opal OC	Opal AM-R	Opal AM-Y	Opal AM-V

ENAMEL EFFECT	BT	OT	PT	GT	T-GLASS

CERVICAL TRANS	CT-CL	CT-W	CT-A	CT-B	CT-R

COLOR EFFECT	MP	MY	MIv	RED	Y	O	G	W
	OM-Y	OM-LP	OM-DP	LPM	CLM			

GUM COLOR	Gum-LP	Gum-DP

CORRECTION	ADD-ON B	ADD-ON T	CPM-FINE

▲ VINTAGE ZR 컬러 차트

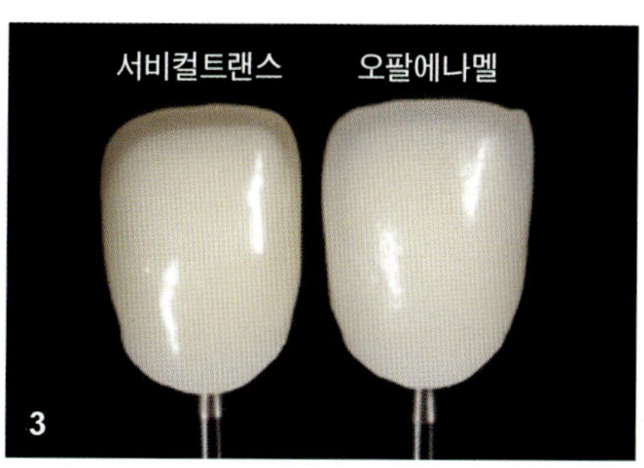

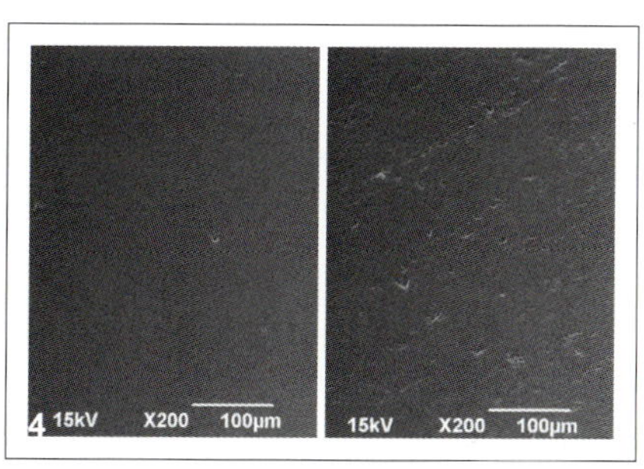

그림 3, 4. 서비컬트랜스와 오팔에나멜의 투광성 및 표면 상태의 비교. 서비컬트랜스는 저융점으로 설계되어 있으며 표면 상태가 미끄럽고 광택이 있다(그림 4 왼쪽).

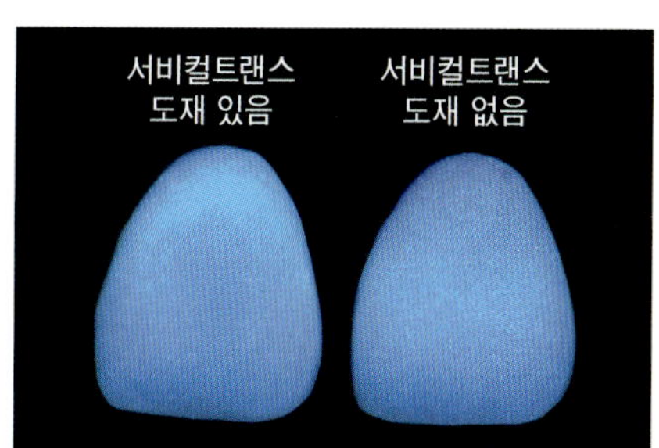

그림 5. 서비컬트랜스에는 다른 도재보다 높은 형광성이 부여되어 있다.

VINTAGE ZR의 축성 단계

1. 셰이드의 고찰

이번 셰이드 테이킹 사진에서 사용된 셰이드 가이드는 VITA 클래시컬 셰이드였다. 목표 치아에 가장 가까운 셰이드 가이드는 A2로 판단할 수 있지만 목표 치아는 셰이드 가이드보다 약간 하얗고 명도도 높다(그림 6). 이로 인해 필자가 평소 사용하는 'NCC 셰이드 가이드'(Shofu)의 A2에 가깝다고 판단하였다(분량 관계로 영상 처리의 세부 공정은 생략함)(그림 7).

다들 아는 바와 같이 제조사마다 셰이드 가이드의 색상, 명도는 다르다. 평소 필자가 수행하는 절차 중 하나로 목표 치아와 셰이드 가이드를 비교한 사진에서 색조, 명도가 어긋나 있는 경우에는 연구실에 있는 셰이드 가이드 중에서 색조, 명도가 목표 치아와 가장 가까운 것을 찾아 그것을 목표로 제작하고 있다. 셰이드 차이가 큰 사진을 보고 머릿속으로 보정하면서 제작하게 되면 어떻게 해도 모니터의 색에 이끌리거나 생각에 잠겨 다른 방향으로 흘러갈 때가 많다.

2. 지르코니아 프레임의 전처리

먼저 프레임에 스테인을 한다. 지대치 색, 축성 공간의 유·무에 따라 스테인 양은 바뀐다. 충분히 축성 공간이 있는 경우는 도재로 색이 재현되기 때문에 목표 셰이드보다 1~1.5 정도 밝은 셰이드로 한다(그림 8, 9).

이번 목표 치아는 치관 중앙에서 치경부에 걸쳐 명도가 높다. VINTAGE ZR은 도재의 투명감이 전체적으로 높아 NCC 셰이드 가이드와 동등한 명도를 재현할 경우 바디 도재만으로는 명도 저하가 일어나기 쉽다. 따라서 명도를 높일 경우 더욱 불투명한 OD(오펙덴틴)를 미리 축성·소성해 둔다. 또한 프레임의 존재가 눈에 띄지 않도록 지르코니아 프레임의 투광성에 가깝게 배합한 OD-N:A3B=1:1을 축성한다. 절연의 축성량을 바디 도재와 프레임의 중간에 위치시키면 빛의 투과가 자연스럽게 이행된다(그림 10, 11).

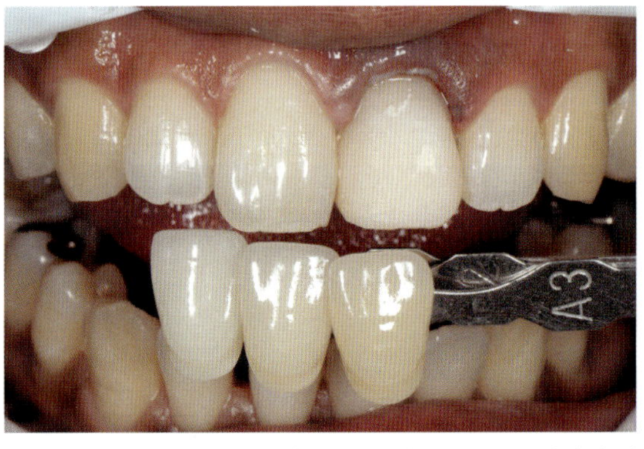

그림 6. 셰이드 테이킹 사진. 목표 치아는 VITA 클래시컬 셰이드의 A2보다도 약간 희고 명도도 높다.

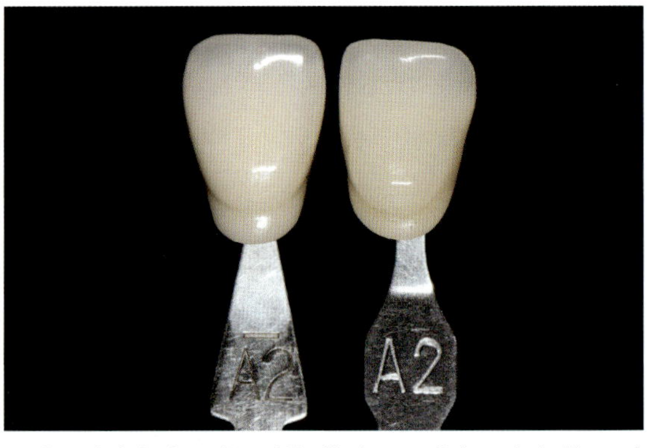

그림 7. 필자가 평소 자주 사용하는 'NCC 셰이드 가이드'(Shofu)(그림 중 왼쪽). VITA 셰이드(오른쪽) 대비 고명도이며 목표 치아는 NCC 셰이드 가이드의 A2에 가깝다고 예상하였다.

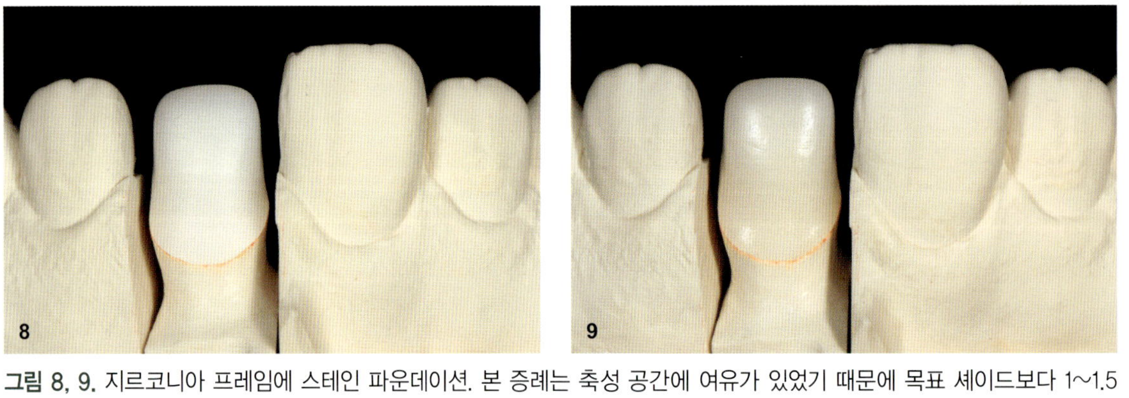

그림 8, 9. 지르코니아 프레임에 스테인 파운데이션. 본 증례는 축성 공간에 여유가 있었기 때문에 목표 셰이드보다 1~1.5 정도 밝게 만들어 도재로 색조를 재현하기로 하였다.

3. 바디 도재의 축성

모형에 돌려놓은 상태에서 치경부의 클리어런스에 여유가 보였기 때문에 명도 저하를 막을 목적으로 오펙덴틴 도재를 재축성하였다(그림 12). 그 후 바디 도재로 치관 외형을 회복하지만, 프레임 단계에서 다시 부족함을 느꼈기 때문에 A2B에 A3B를 1:1로 혼합하여 사용하였다(그림 13). 컷백 후 상아질 선단을 향해 단계적 캐릭터를 부여하면서 바디(상아질) 부분을 축성하고 1차 소성을 한다(그림 14~22). 소성 후의 색을 비교하면 NCC 셰이드 가이드에 비해 약간 채도가 높지만 에나멜의 투명도와 색조를 바꾸어 조절할 수 있다고 생각하여 이번에는 중앙에서 치경부에 Opal 57:Opal 58=1:1을 축성하였다.

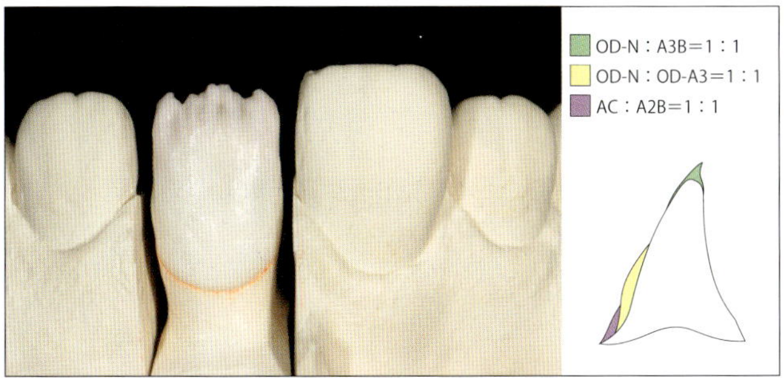

그림 10. VINTAGE ZR은 전체적으로 투광성이 높으므로 명도 저하를 일으키지 않도록 오펙덴틴 도재로(OD-N:OD-A3=1:1) 기초를 만든다. 또 프레임의 선단부가 눈에 띄지 않도록 OD-N:A3B=1:1을 같은 부위에 축성한다. 치경부에는 색조 보정의 의미로 AC:A2B=1:1을 축성한다.

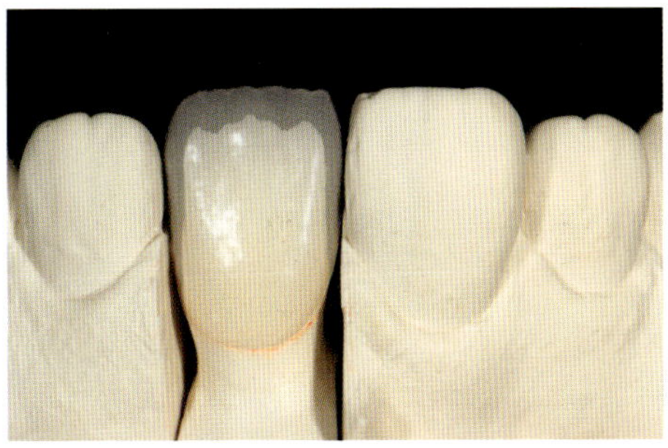

그림 11. 소성 후의 상태. 프레임의 존재가 가려진 것을 확인할 수 있다.

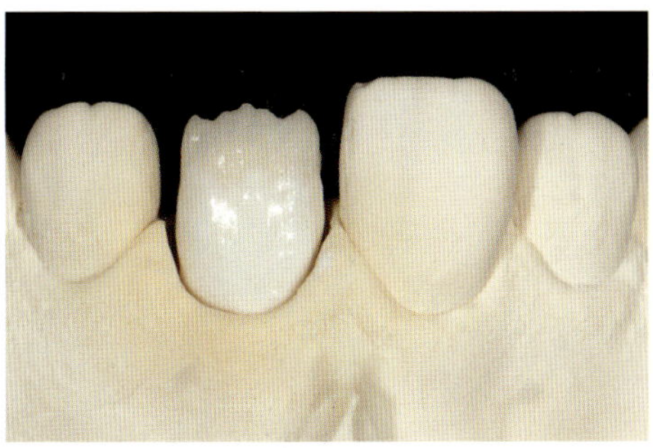

그림 12. OD-N:OD-A3=1:1을 치경부에 축성한다. 중앙부에서 치경부까지 아직 충분히 클리어런스가 있기 때문에 명도 저하를 방지할 목적으로 재축성하였다.

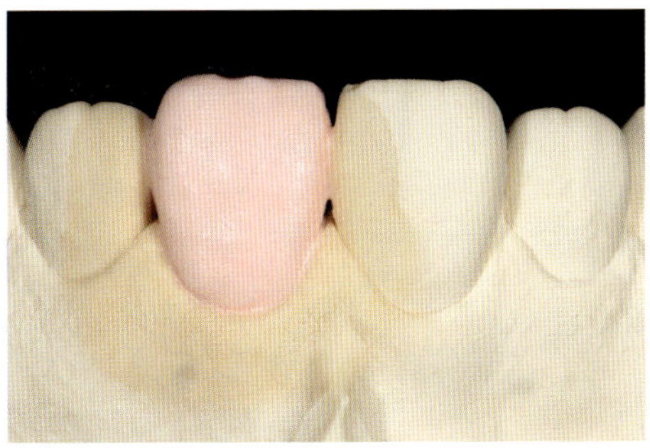

그림 13. 치관 형태의 회복. 앞의 색 고찰에서 채도가 부족했기 때문에 바디 도재는 A2B:A3B=1:1로 배합하였다. 축성 전의 상태를 객관적으로 보고 다음 도재를 선택한다.

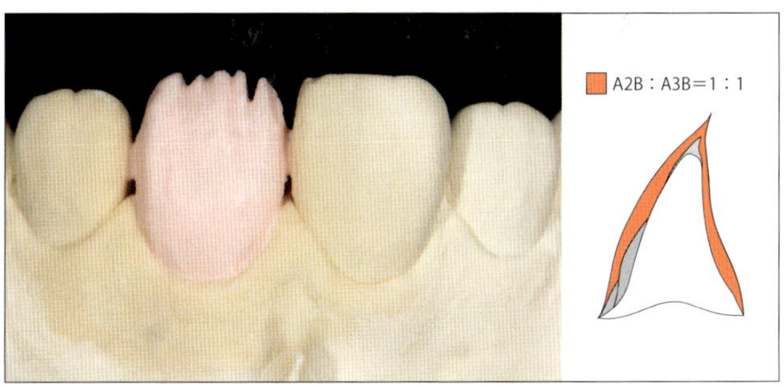

그림 14. 컷백.

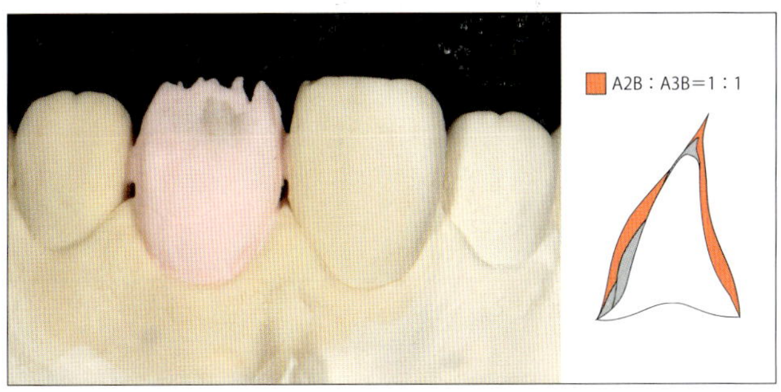

그림 15. 이번 목표 치아는 내부 구조가 명확하지 않아 두 번째 컷백을 하여 투명 도재를 더한 바디 도재를 재축성하였다.

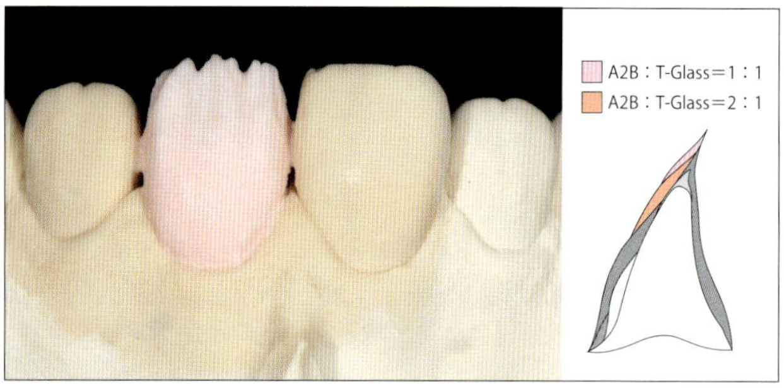

그림 16. A2B:T-Glass=2:1, A2B:T-Glass=1:1의 순으로 절연부에 그러데이션을 부여하듯 축성한다.

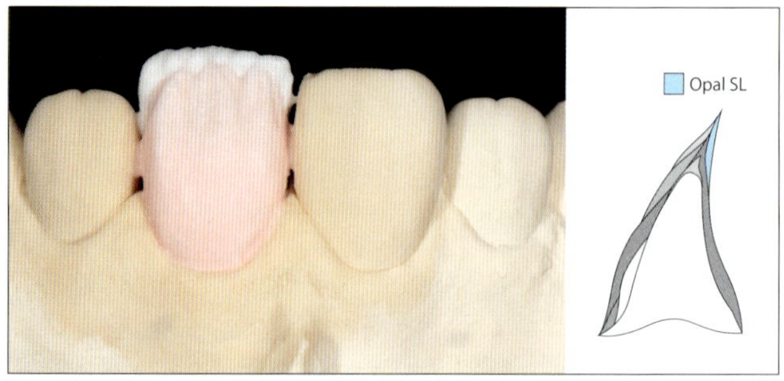

그림 17. 설측에서 Opal SL(Opal super lucent)을 축성해서 벽을 만들고 바디 부분을 얇게 늘린다.

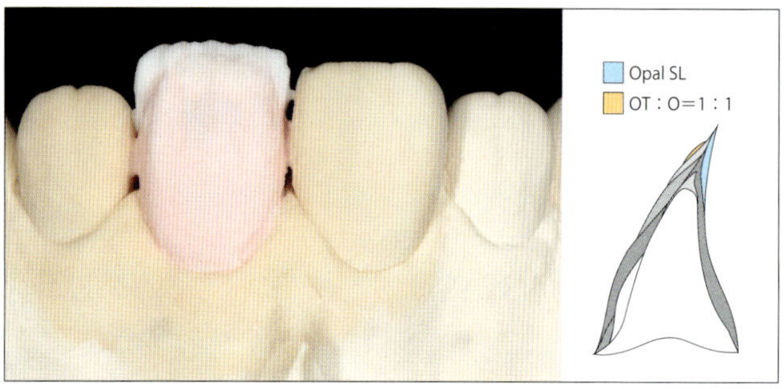

그림 18. OT(오렌지 트랜스):O(오렌지)=1:1로 상아질 끝부분을 표현한다.

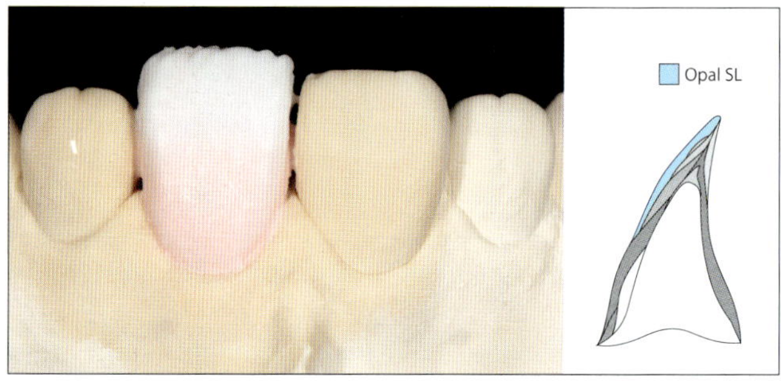

그림 19. GT(그레이 트랜스), Opal SL로 절연 부근의 투명도를 조절한다.

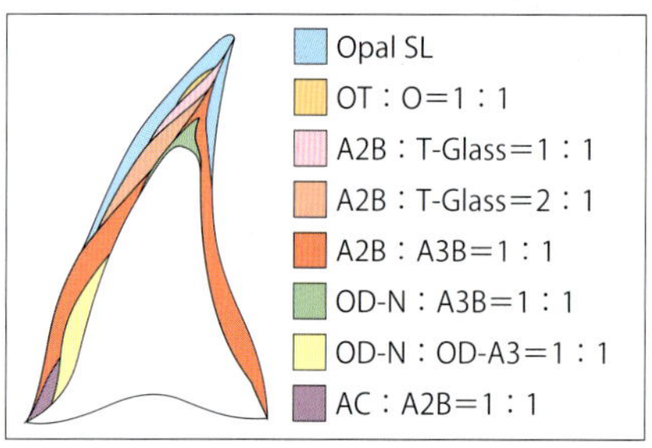

그림 20. 바디의 축성도.

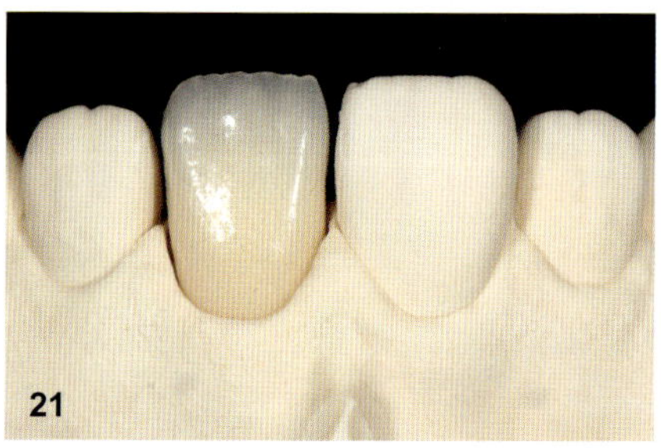

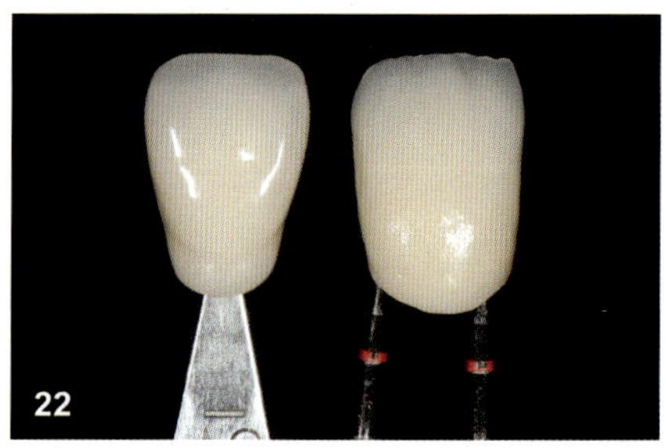

그림 21, 22. 소성 후의 상태. NCC 셰이드 가이드(A2)와 비교하면 약간 채도가 높지만 에나멜의 투명도, 색조를 바꾸면 조절할 수 있다고 생각하여 이번에는 중앙에서 치경부까지 Opal 57:Opal 58=1:1로 축성하였다.

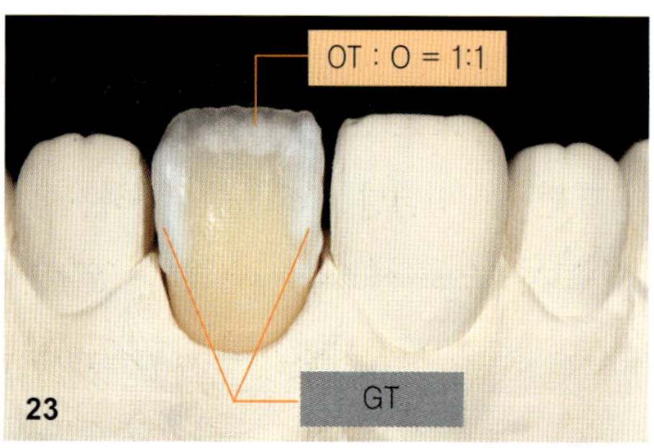

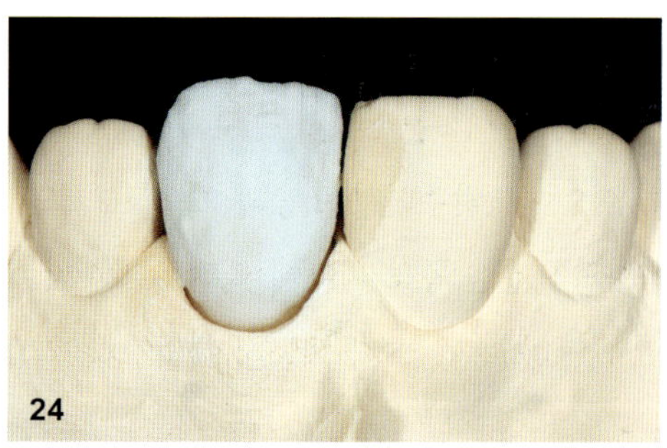

그림 23, 24. 중앙에서 절연에 걸쳐 Opal 58:Opal T=4:1, 중앙에서 치경부는 Opal 57:Opal 58=1:1을 각각 축성하였다. 에나멜 표층 부근에 있는 캐릭터를 재현하기 위해 컨투어를 반대쪽 동명치에 맞추었다.

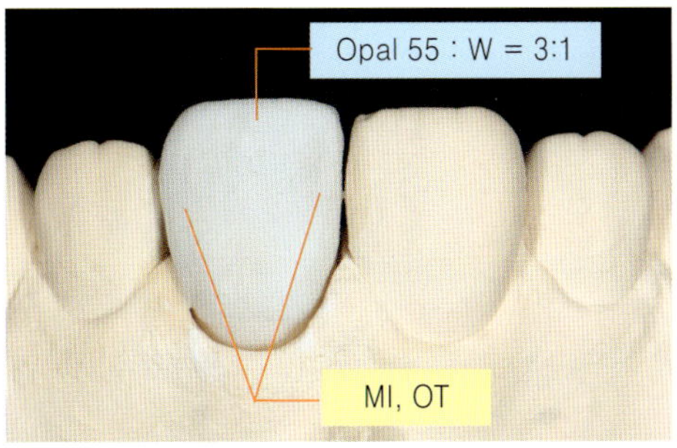

그림 25. 백탁이 있는 부분에 Opal 55:W(화이트)=3:1, 절연 부근에 MI(밀키), OT를 각각 축성한다. 백탁의 표현은 지나치게 강조하지 않도록 주의한다.

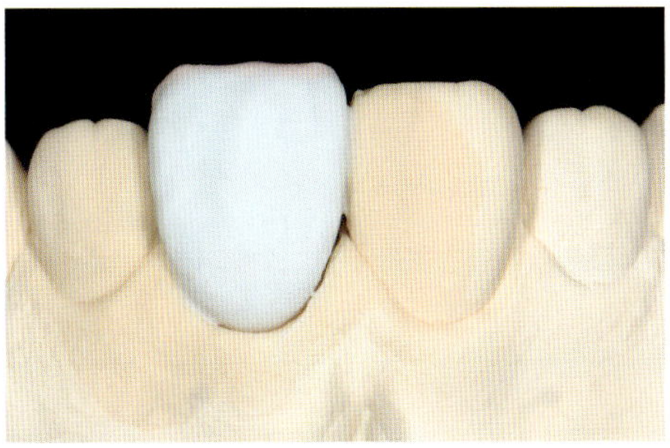

그림 26. 전체에 Opal 58:Opal T=4:1, 인사이절 헤일로의 표현에 A3B, 인접치에 WE를 축성한다.

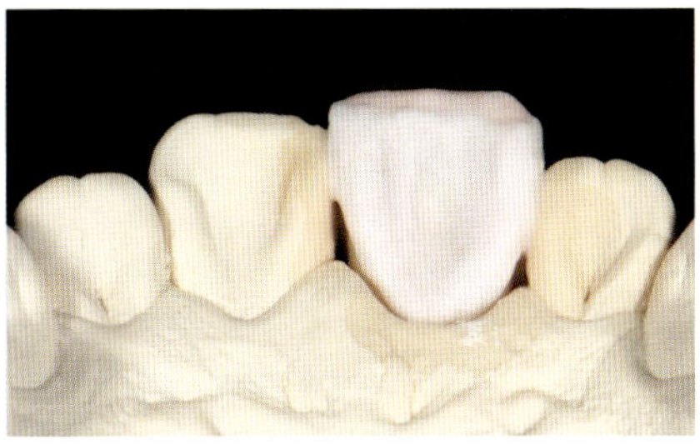

그림 27. 설측은 전체에 Opal 58:A2B=1:1을 사용한다.

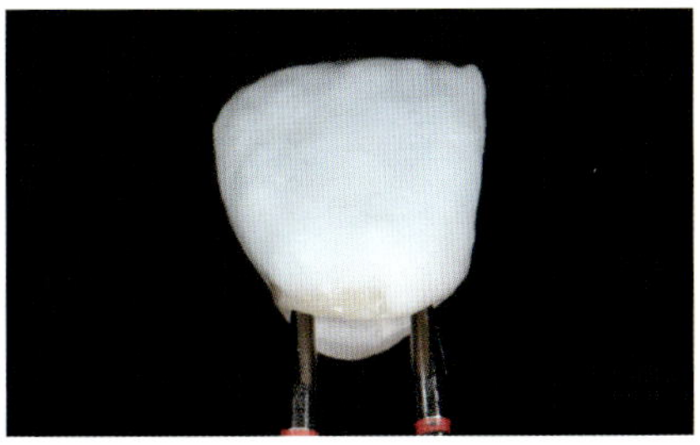

그림 28. 앞서 말한 이유로 치은에 접한 치은 연하 부분에 서비컬트랜스 도재 CT-A:CT-CL=2:1을 축성한다. 투명층 도재이기 때문에 치은색이 반영되어 조화를 이룰 수 있다.

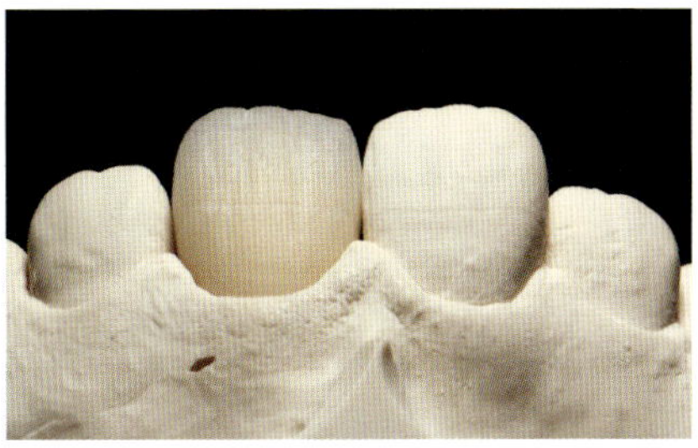

그림 29. 형태 수정.

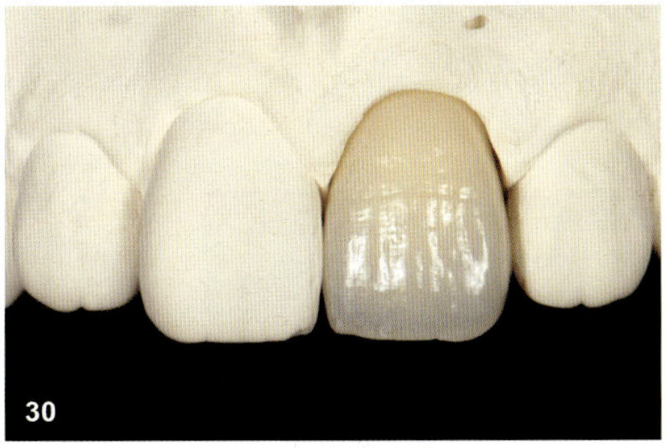

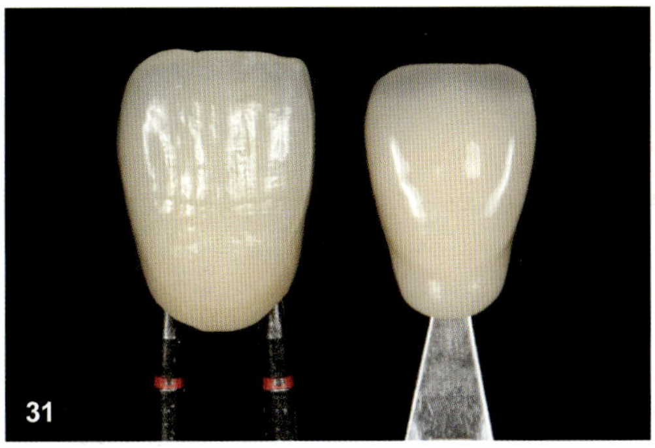

그림 30, 31. 완성. 글레이징 시에 표면 스테인으로 표층의 캐릭터를 재현하였다. 백탁은 치아의 건조라고 생각하기 때문에 그다지 강조하지 않았다.

4. 에나멜, 투명층 도재의 축성

컨투어를 반대쪽 동명치와 맞추면서 표층의 캐릭터를 표현해 간다. 셰이드 사진에서는 목표 치아에 백탁도 보이나 이는 치아의 건조로 판단하고 지나치게 강조하지 않도록 유의하였다(그림 23~27). 치경부에는 서비컬트랜스 도재(CT-A:CT-CL=2:1)를 축성해 색조에 깊이를 부여함과 동시에 생체 친화성을 배려한다(그림 28). 형태 수정 후 글레이징, 표면 스테인으로 표층의 캐릭터를 나타내었다(그림 29~31).

이번에는 인터널 스테인을 실시하지 않고 제작했는데 역시 도재만으로 색조를 재현할 수 있으면 깊이감이 느껴진다. 평상시 임상에서 스테인과 도재를 병용하여 제작할 때에도 가능한 한 도재로 색 표현을 해야 다양한 광원 아래에서도 자연치와 조화를 이루는 보철장치를 제작할 수 있다고 느낀다.

Part 2

5 VM9

Tatsuya Uriuda (瓜生田達也)
SHAFT(효고현 히메지시)
E-mail: tatsuya.uriuri@gmail.com

VM9의 특징

본 도재의 특징은 VITA 셰이드(클래시컬, 3D 마스터)에 준거한 덴틴 색이 있어, 색조 재현에 유리하다는 점이다(그림 1). 색의 3속성을 기본으로 하여 구성된 3D 마스터는 체계적으로 배치되어 있으므로 임상에서 베이스 색 선택 실수로 일어날 수 있는 색조의 오류를 줄이는 효과가 있다. 커뮤니케이션 툴로서 'VITA 셰이드 가이드'나 'VITA easy shade advance'(모두 VITA, Hakusui무역)와 병용하면 치과의사와의 색에 대한 의사소통도 더 체계적으로 할 수 있다.

이 도재는 같은 제조사의 CAD/CAM용 장석계 블록과 팽창계수가 비슷하기 때문에 절삭된 블록에 축성할 수도 있다(그림 2). 향후의 새로운 CAD/CAM의 보급이 예상되는 가운데 시간 효율과 심미성의 향상에 기여하는 본 도재의 활약이 기대된다.

셰이드 제품군 중에서도 특징적인 것이 트랜스퍼덴틴(Transpa dentine) 도재(그림 3, 4)와 윈도우(Window) 도재(그림 5)이다. 이것을 파우더 그대로 또는 혼합하여 사용하면 각 치아 덴틴의 투명도에 변화를 줄 수 있다. 트랜스퍼덴틴 도재는 형광성도 가지고 있어서 투명감에서 유래하는 명도 저하도 방지하는 효과가 있다. 또 추가 소성 시 도재의 수축·변형이 매우 적고 임상에서 일어나기 쉬운 인접면, 교합면의 콘택트 포인트가 떨어지는 상태를 방지할 수 있다. 특히 전치부에서도 마멜론 등의 각 캐릭터 위치관계가 변하지 않아 색조 재현에 있어서 스트레스 없는 작업을 할 수 있는 것이 특징이다.

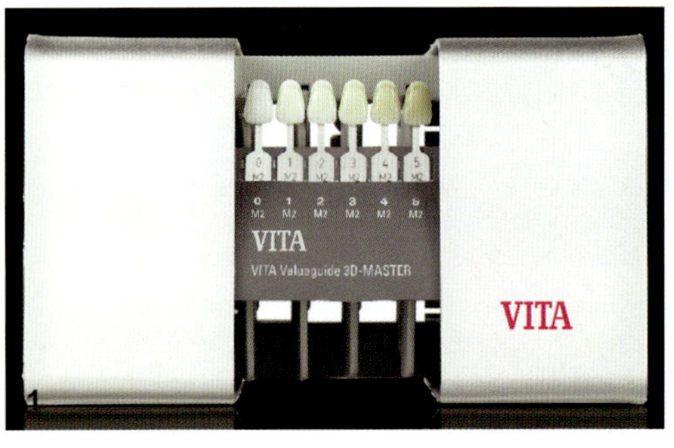

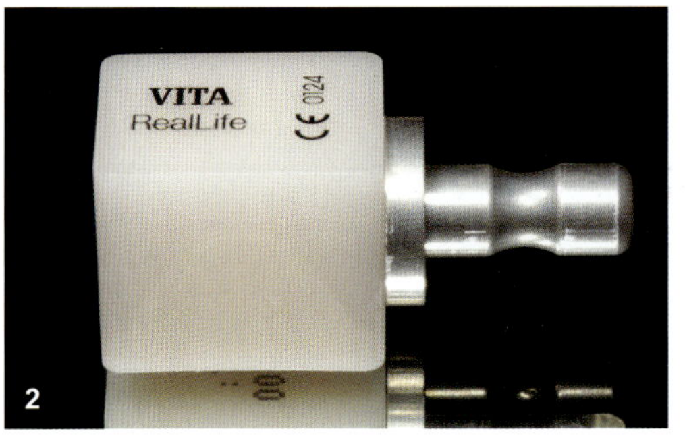

그림 1. 'VITA VM9'(VITA, Hakusui무역)은 'VITA 셰이드 가이드 3D 마스터'에 준거한 덴틴 색이 있어 색조 재현에 유리하다.
그림 2. CAD/CAM용 세라믹 블록(블록마크 II, RealLife)과 팽창계수가 가깝기 때문에 축성할 수 있고 임상에서도 유연하게 대응할 수 있다.

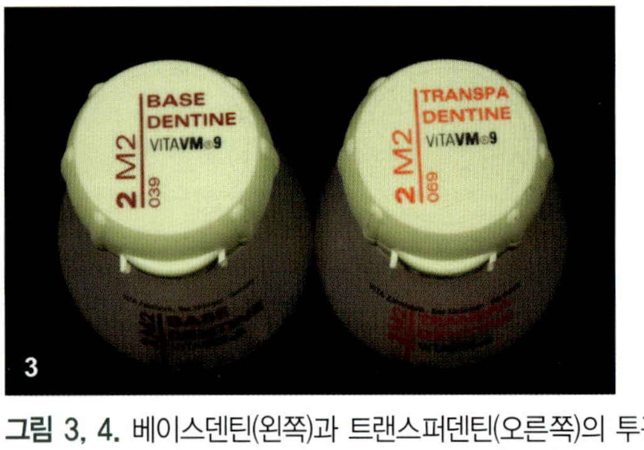

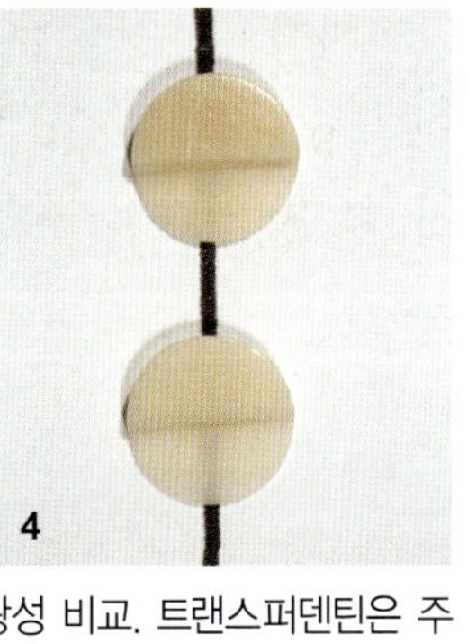

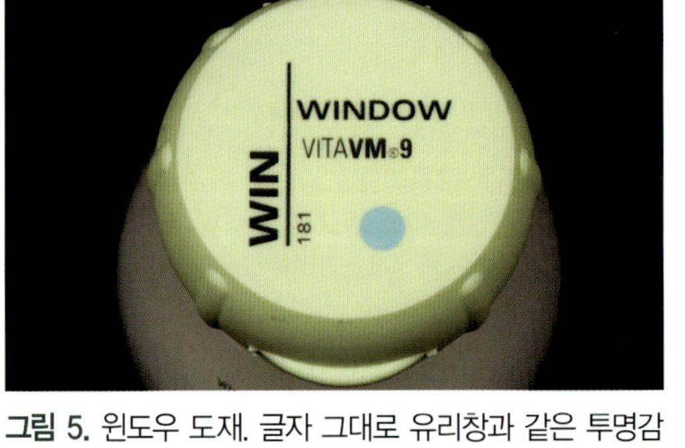

그림 3, 4. 베이스덴틴(왼쪽)과 트랜스퍼덴틴(오른쪽)의 투광성 비교. 트랜스퍼덴틴은 주로 덴틴 색의 투명감 조절에 사용하는데 다양한 사용법으로 활용할 수 있어 임상적인 기술로 확대되고 있다. 필자에게는 '덴틴 색의 투명층 도재'라는 이미지로 자리잡혀 있다.

그림 5. 윈도우 도재. 글자 그대로 유리창과 같은 투명감을 가진 투명층 도재이다. 단독으로도 사용하지만 각 캐릭터에 혼합하면 투명감의 희석효과를 얻을 수 있게 된다.

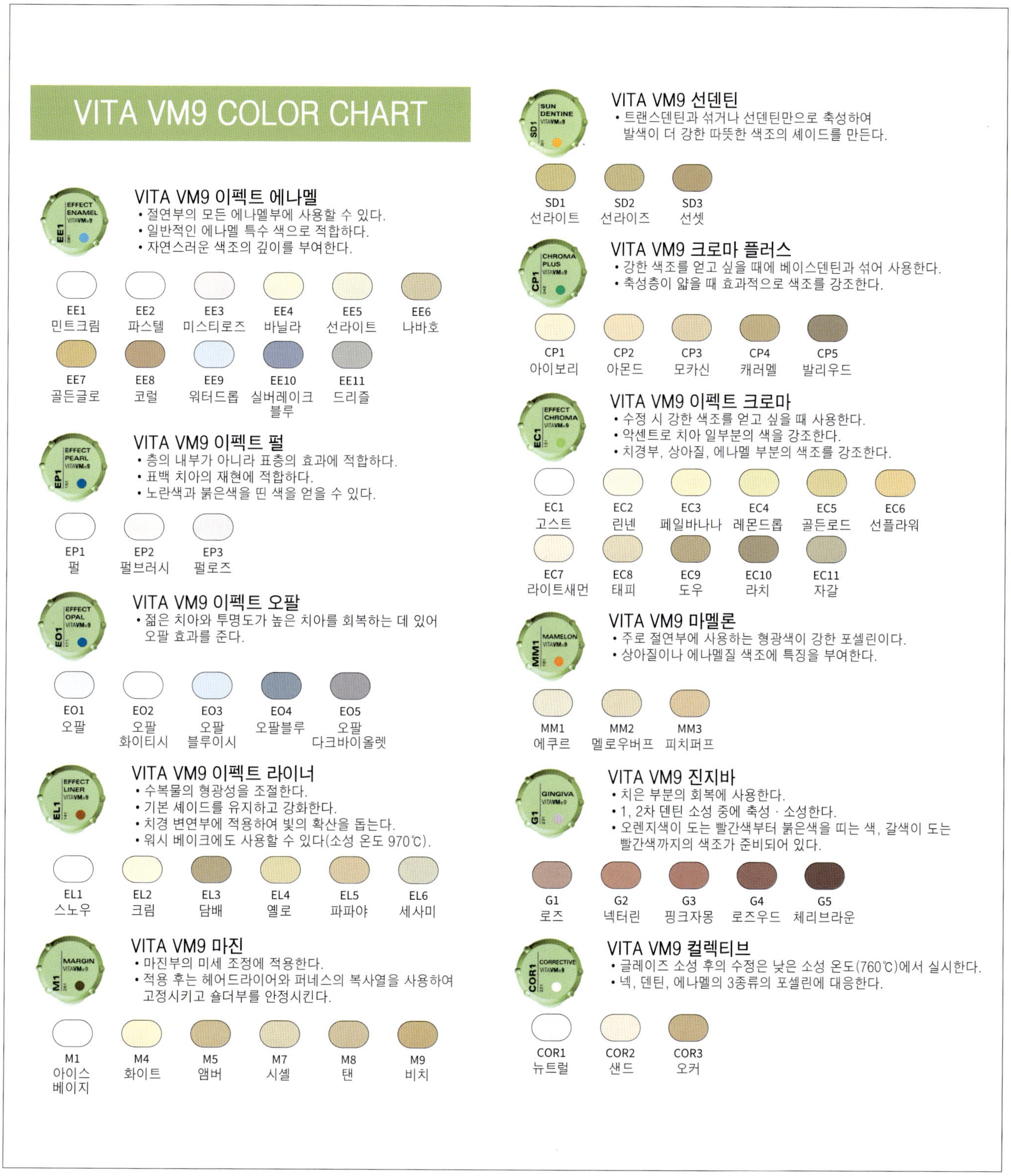
VITA VM9 COLOR CHART
VITA VM9 이펙트 에나멜
• 절연부의 모든 에나멜부에 사용할 수 있다.
• 일반적인 에나멜 특수 색으로 적합하다.
• 자연스러운 색조의 깊이를 부여한다.
EE1 민트크림
EE2 파스텔
EE3 미스티로즈
EE4 바닐라
EE5 선라이트
EE6 나바호
EE7 골든글로
EE8 코럴
EE9 워터드롭
EE10 실버레이크 블루
EE11 드리즐
VITA VM9 이펙트 펄
• 층의 내부가 아니라 표층의 효과에 적합하다.
• 표백 치아의 재현에 적합하다.
• 노란색과 붉은색을 띤 색을 얻을 수 있다.
EP1 펄
EP2 펄브러시
EP3 펄로즈
VITA VM9 이펙트 오팔
• 젊은 치아와 투명도가 높은 치아를 회복하는 데 있어 오팔 효과를 준다.
EO1 오팔
EO2 오팔 화이티시
EO3 오팔 블루이시
EO4 오팔블루
EO5 오팔 다크바이올렛
VITA VM9 이펙트 라이너
• 수복물의 형광성을 조절한다.
• 기본 셰이드를 유지하고 강화한다.
• 치경 변연부에 적용하여 빛의 확산을 돕는다.
• 워시 베이크에도 사용할 수 있다(소성 온도 970℃).
EL1 스노우
EL2 크림
EL3 담배
EL4 옐로
EL5 파파야
EL6 세사미
VITA VM9 마진
• 마진부의 미세 조정에 적용한다.
• 적용 후는 헤어드라이어와 퍼네스의 복사열을 사용하여 고정시키고 숄더부를 안정시킨다.
M1 아이스 베이지
M4 화이트
M5 앰버
M7 시셸
M8 탠
M9 비치
VITA VM9 선덴틴
• 트랜스덴틴과 섞거나 선덴틴만으로 축성하여 발색이 더 강한 따뜻한 색조의 셰이드를 만든다.
SD1 선라이트
SD2 선라이즈
SD3 선셋
VITA VM9 크로마 플러스
• 강한 색조를 얻고 싶을 때에 베이스덴틴과 섞어 사용한다.
• 축성층이 얇을 때 효과적으로 색조를 강조한다.
CP1 아이보리
CP2 아몬드
CP3 모카신
CP4 캐러멜
CP5 발리우드
VITA VM9 이펙트 크로마
• 수정 시 강한 색조를 얻고 싶을 때 사용한다.
• 악센트로 치아 일부분의 색을 강조한다.
• 치경부, 상아질, 에나멜 부분의 색조를 강조한다.
EC1 고스트
EC2 린넨
EC3 페일바나나
EC4 레몬드롭
EC5 골든로드
EC6 선플라워
EC7 라이트새먼
EC8 태피
EC9 도우
EC10 라치
EC11 자갈
VITA VM9 마멜론
• 주로 절연부에 사용하는 형광색이 강한 포셀린이다.
• 상아질이나 에나멜질 색조에 특징을 부여한다.
MM1 에쿠르
MM2 멜로우버프
MM3 피치퍼프
VITA VM9 진지바
• 치은 부분의 회복에 사용한다.
• 1, 2차 덴틴 소성 중에 축성 · 소성한다.
• 오렌지색이 도는 빨간색부터 붉은색을 띠는 색, 갈색이 도는 빨간색까지의 색조가 준비되어 있다.
G1 로즈
G2 넥터린
G3 핑크자몽
G4 로즈우드
G5 체리브라운
VITA VM9 컬렉티브
• 글레이즈 소성 후의 수정은 낮은 소성 온도(760℃)에서 실시한다.
• 넥, 덴틴, 에나멜의 3종류의 포셀린에 대응한다.
COR1 뉴트럴
COR2 샌드
COR3 오커

▲ VM9 컬러 차트

셰이드 테이킹

본 증례를 제작할 때 필자는 우선 명도, 채도 둘 다 A1과 A2의 중간을 목표로 하였다. 그때 프레임 색조는 목표색보다 명도, 채도 둘 다 한 톤 줄인 A1의 색조 프레임을 선택하였다. 필자가 임상에서 프레임 선택기준으로 주의하고 있는 점은 채도와 명도의 상관관계이다. 프레임의 종류에 따라서 채도는 A1과 흡사해도 명도가 낮아 오히려 C1에 가까운 것도 존재한다. 그래서 전체적으로도 어두운 느낌의 크라운이 될 우려가 있기 때문에 프레임 선택에 충분한 주의가 필요하다.

목표 치아의 특징으로 마멜론 타입은 Yamamoto Shogo 씨(도쿄도 신주쿠구/BeR)가 제창하는 박스형과 마멜론형의 혼합일 것으로 추측하였다. 전체적으로 도드라진 각 캐릭터의 특징이 적은 심플한 치아이지만 마멜론 부근에 약간 앰버(amber)계의 특징이 있어 인사이절 헤일로(incisal halo) 역시 불투명하다. 또한 전체적으로 백탁 등의 백색 표현도 필요하다. 이번에는 사전에 준비된 슬라이드이므로 이 흰색의 특징이 치아의 건조함에서 비롯되는지 아닌지를 밝혀내는 것도 임상에서 중요한 부분이다.

제작 단계는 우선 파운데이션 스테인을 실시하고 형광성과 빛의 확산을 이펙트 라이너(EL)로 부여한다. 이때 필자는 프레임과 도재와의 본딩 효과를 높이는 워시 베이크도 함께 할 요량으로 이 단계에서는 소성 프로그램보다 10℃ 높게 소성한다. 그 후 1차 소성, 스테인의 미세 조정, 2차 소성으로 진행하는데 그때 윈도우 도재(WIN)를 사용하는 경우가 많다. 그것을 단독으로 사용하거나 혼합해 사용함으로써 각 캐릭터의 투명감이나 농도를 조절하여 레이어링의 폭을 넓히고 있다. 그림 6~28에서 각 단계를 상세히 설명하였다.

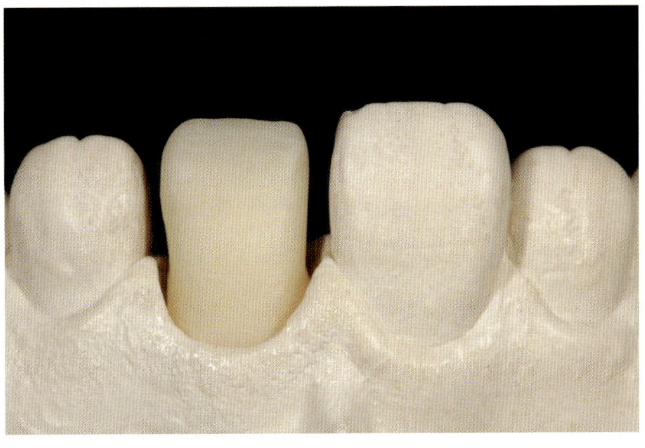

그림 6. 프레임 조정을 마친 상태. 목표 치아의 셰이드를 바탕으로 프레임은 A1을 선택하였다. 크라운의 최종적인 명도는 A1과 A2의 중간을 지향한다.

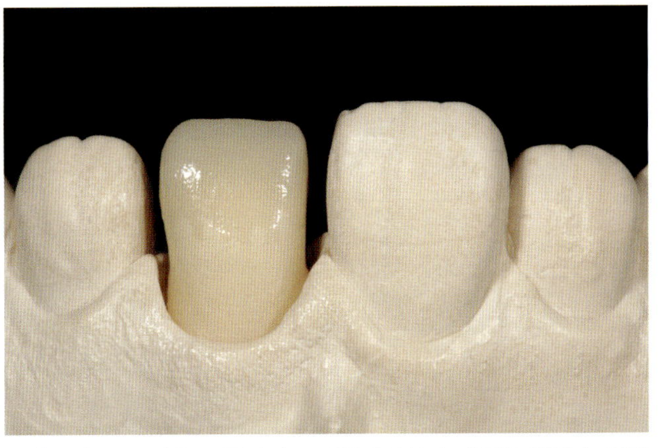

그림 7. 'VITA 악센트 플러스'로 파운데이션 스테인을 하였다. 절연측의 회색으로 이행하고 있는 곳에 ES12와 ES13을 혼합한 것을 도포한다.

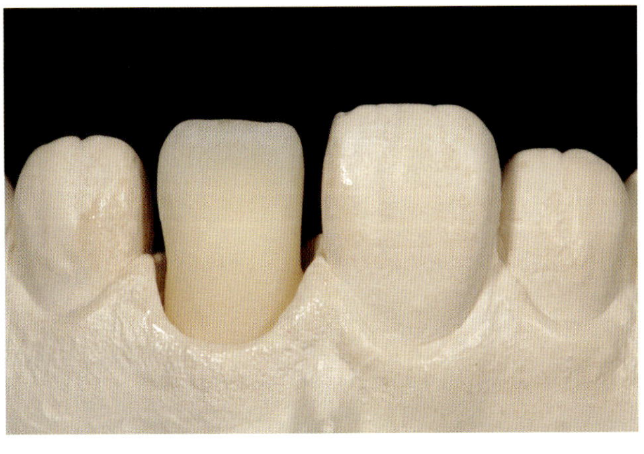

그림 8. 파운데이션 스테인 소성 후. 이 시점에서는 목표로 하고 있는 명도, 채도보다 한 톤 밝게 한다.

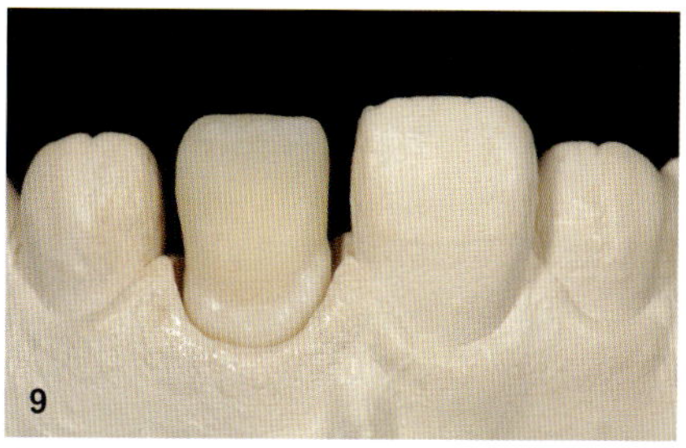
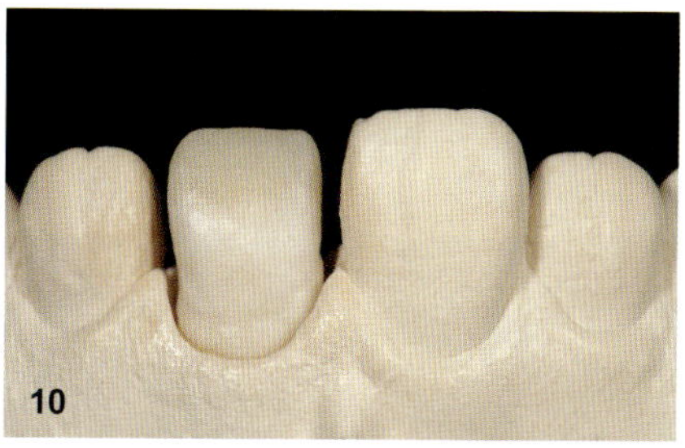
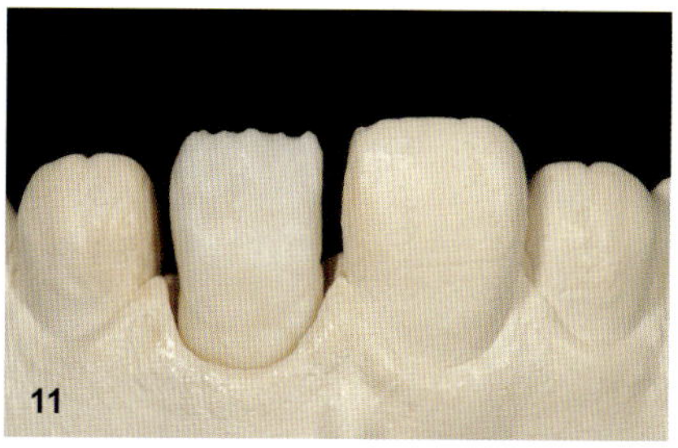

그림 9~11. 이펙트 라이너(EL)의 레이어링. EL은 프레임 재료에 형광성을 주어 빛의 확산을 촉진시킴으로써 프레임 자체에 대한 직접적인 빛의 반사를 억제하고 부드러운 빛의 질감을 부여하는 효과가 있다. 치경부에 EL2와 EL4를 1:1로 혼합한 것(그림 9), 치관 중앙부에 EL2(그림 10), 절연부에 EL6(그림 11)을 축성하였다.

그림 12. 구개측 변연융선 부근에 EL2, 중앙부에 이펙트 크로마(EC)를 축성한다. EC의 투과성은 베이스덴틴과 유사하여 다양한 크라운의 특징을 부여할 수 있는 캐릭터를 제품으로 구성하고 있다. 또한 형광성도 낮게 설정되어 본 증례와 같이 구개측 중앙부 색조의 깊이가 있는 침착부를 표현하는 데 있어 효과적이다. 본 증례에서는 EC5와 EC11을 1:1로 혼합한 것을 레이어링하였다.

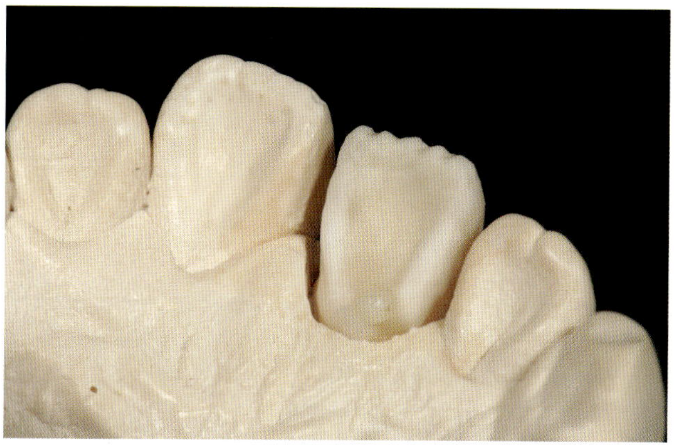

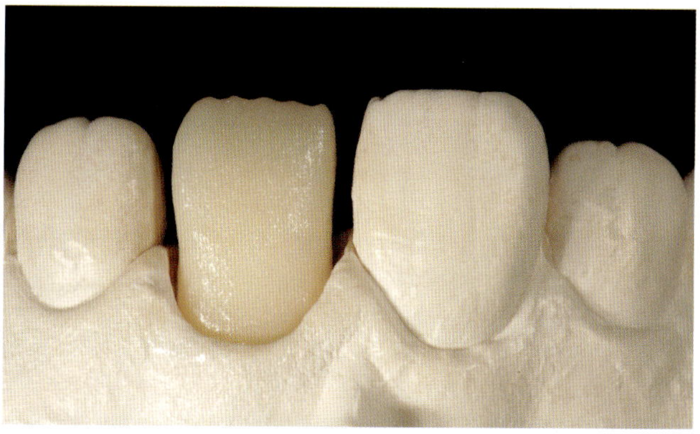

그림 13. 소성 후.

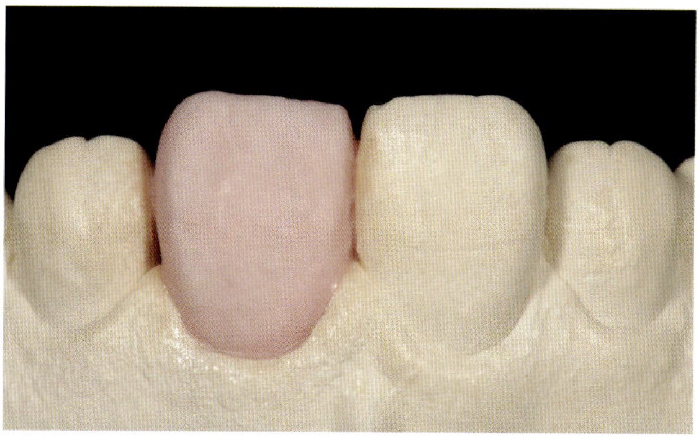

그림 14. 베이스덴틴은 2M2:1M1:1M2를 2:1:1로 혼합하여 축성하였다. 이 덴틴 레시피가 A1과 A2의 중간색 베이스 색이 된다.

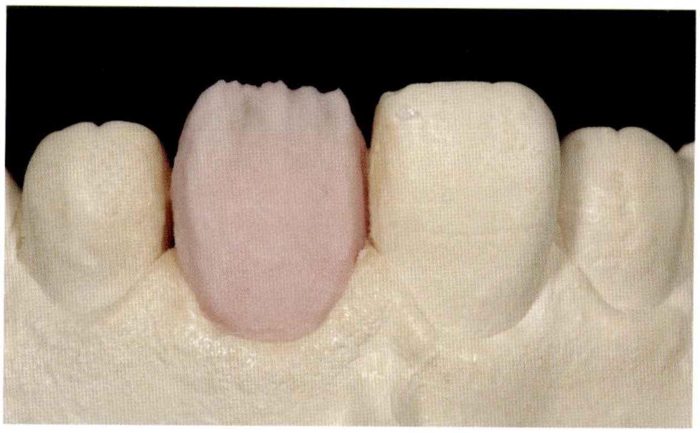

그림 15. 컷백을 하고 대략적인 마멜론 형태를 부여한다.

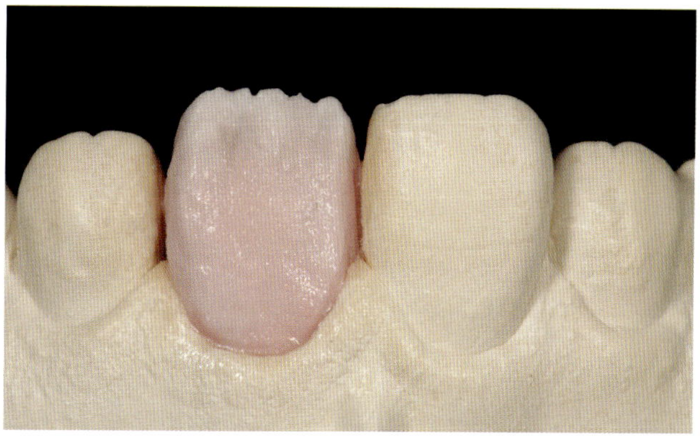

그림 16. 마멜론 부근의 절연측을 향한 부드러운 투명감 표현에 트랜스퍼덴틴 1M1과 1M2를 혼합한 것을 레이어링한다.

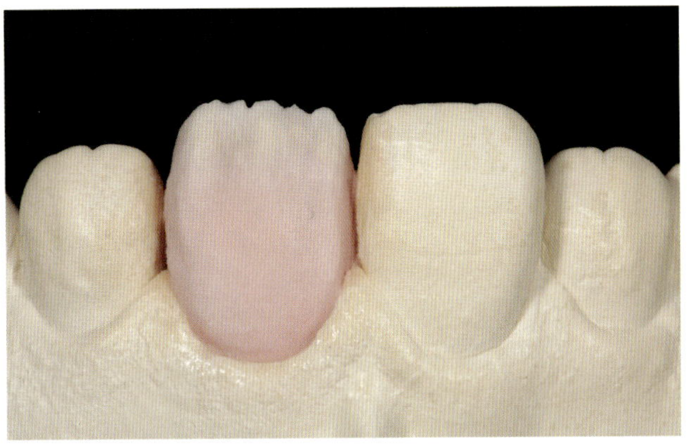

그림 17. 마멜론 도재(MM)의 축성. 마멜론 중앙부에 MM3, 근원심에 MM2를 각각 레이어링한다. 본 증례는 마멜론이 현저하지 않기 때문에 소극적으로 표현한다.

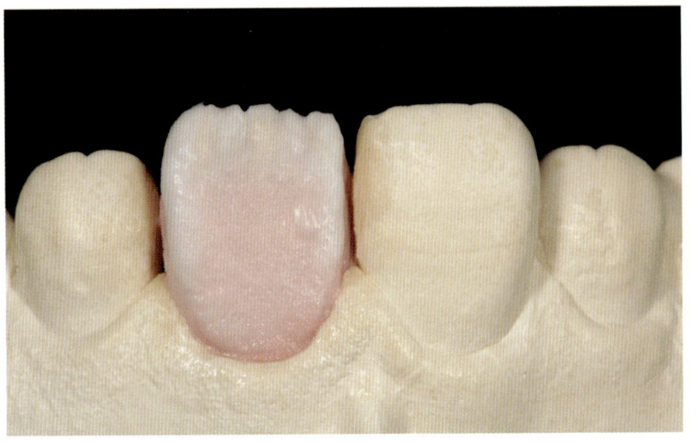

그림 18. 근원심 우각부, 마멜론 사이에 있는 회색빛 강조에 이펙트 에나멜 도재 EE11을 레이어링한다.

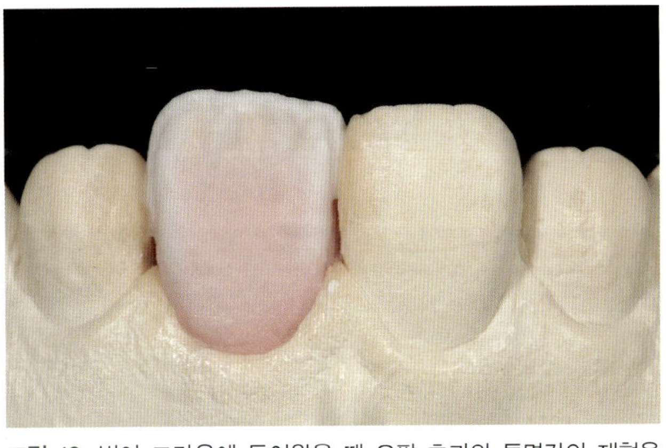

그림 19. 빛이 크라운에 들어왔을 때 오팔 효과와 투명감의 재현을 위한 이펙트 오팔 도재 EO1과 WIN을 3:1로 혼합한 것을 외형 가장자리를 따라 프레임 형태로 레이어링한다.

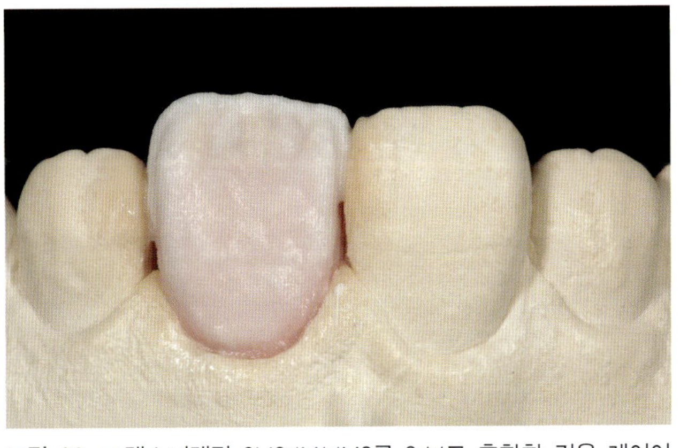

그림 20. 트랜스퍼덴틴 2M2:1M1:1M2를 2:1:1로 혼합한 것을 레이어링하여 덴틴의 투명감을 조절한다. 이때의 두께는 증례에 따라 달리 한다.

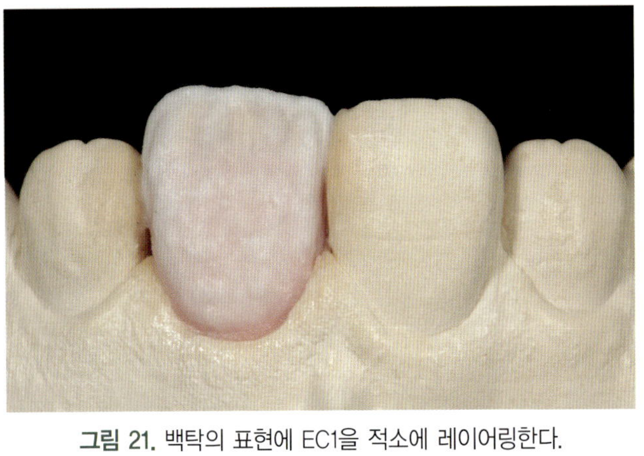

그림 21. 백탁의 표현에 EC1을 적소에 레이어링한다.

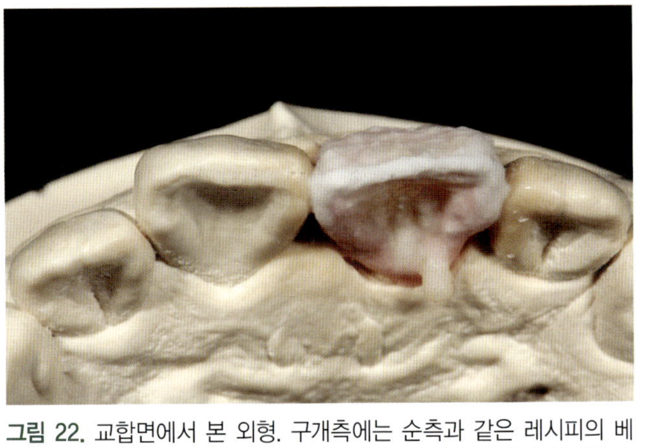

그림 22. 교합면에서 본 외형. 구개측에는 순측과 같은 레시피의 베이스덴틴을 레이어링한다. 이 각도에서 레이어링의 두께를 확인한다.

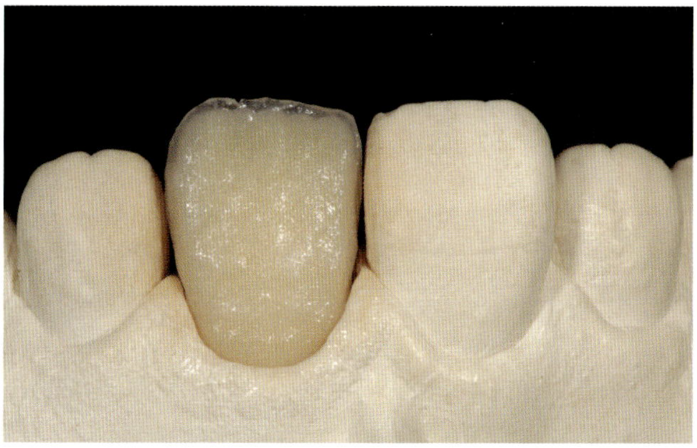

그림 23. 소성 후.

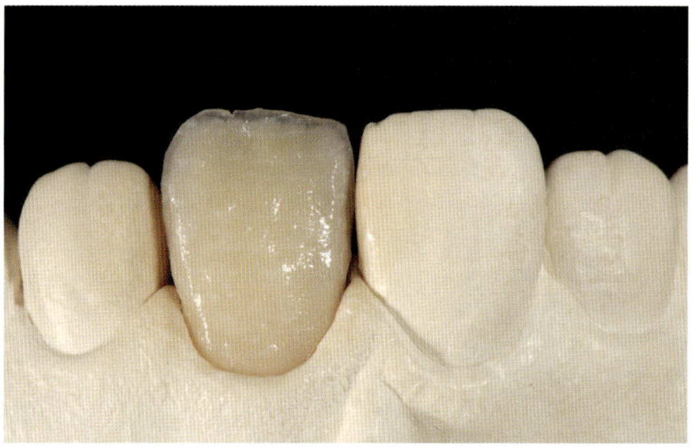

그림 24. 레이어링으로는 재현되지 않는 부분을 스테인으로 조정한다.

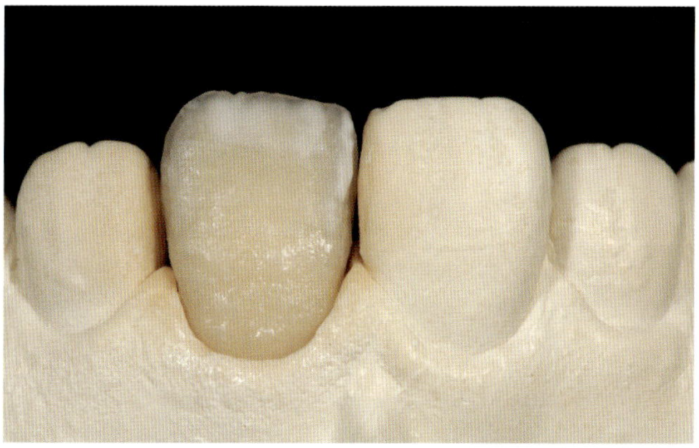

그림 25. 마멜론 부근에 앰버계의 EE6과 WIN을 1:1로 혼합한 것, 근심 인접부에 펄색 EP1을 각각 축성한다.

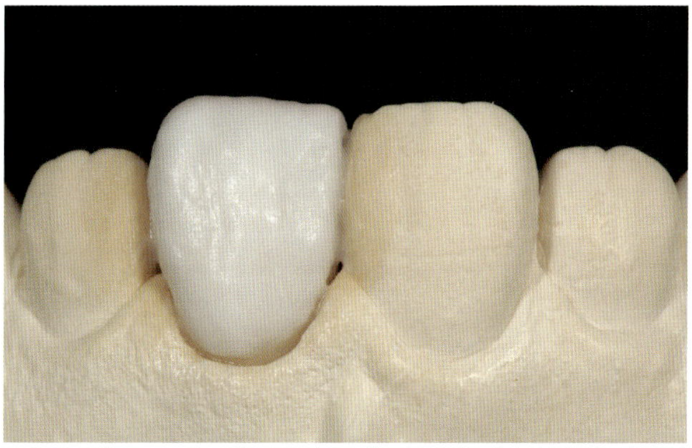

그림 26. 치관 전체에 뉴트럴트랜스(NT)와 WIN을 1:1로 혼합한 것을 축성한다. 또 인사이절 헤일로 효과로서 베이스덴틴과 트랜스퍼덴틴을 1:1로 혼합한 것을 절연부에 레이어링하였다.

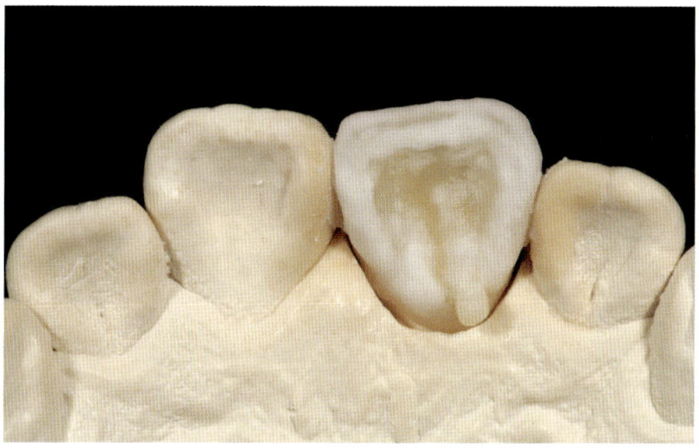

그림 27. 구개측은 NT를 레이어링하였다.

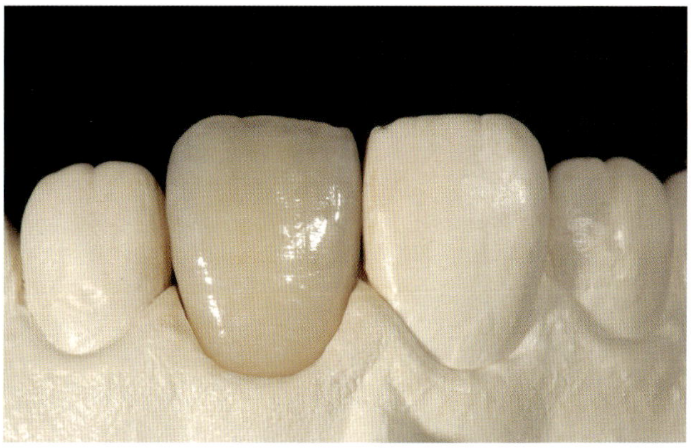

그림 28. 모형 완성.

Part 2

6 IPS e.max Ceram

Atsushi Suzuki (鈴木 淳)
Iris Dental Laboratorio(도쿄도 네리마구)
E-mail: irisdentallaboratorio@outlook.jp

프레스 세라믹과 연동된 도재 시스템

'IPS e.max Press 시스템'(Ivoclar Vivadent)의 특색으로 목표 치아에 맞추어 선택할 수 있는 투광성과 제작방법에서 유래한 높은 적합 정도, 작업효율이 있다. 이러한 높은 투광성은 치은과의 조화를 촉진하고 더욱 자연치에 기인한 투광성을 부여해서 색조적으로 잘 어울리는 프레임 디자인을 제작할 수 있게 한다. 'IPS e.max Ceram'(Ivoclar Vivadent)은 동사 프레스 시스템에 연동하는 도재 시스템이다. 지르코니아 프레임에도 대응하는 열팽창계수를 가지고 있는데, 프레스 세라믹의 풍부한 투광성과 색조를 가진 제품군 속에서 각 증례에 맞는 맞춤형 프레임을 제작할 수 있는 것도 이 시스템의 매력일 것이다. 또 지르코니아 프레임과 달리 밀링에 의한 가공이 필요 없기 때문에 치은에 조화된 프레임 형태를 활용할 수도 있다.

셰이드의 고찰

셰이드 사진(그림 1)을 보면 촬영된 셰이드 탭보다도 약간 초록빛이 도는 색을 띠고 있으며 B 계열의 셰이드에 가까운 색조였다. 잉곳(ingot) 선택에 있어서 가령 LT 잉곳의 A1이나 BL4를 선택할 경우 붉은 기가 강한 A 계열의 색조가 될 우려가 있기 때문에 이번에는 LT 잉곳보다 붉은빛이 적은 MT BL4 잉곳을 선택하였다. 또 LT 잉곳은 투광성이 자연치에 가깝기 때문에 이번 증례와 같은 치은연하로 형성되어 있는 경우도 치은과의 친밀감이 좋다.

크라운 설측은 강도 확보를 위해 축성하지 않고, 프레스 프레임을 노출하고 설계한 순측 레이어링 법으로 제작하였다(그림 2~24). 또 흰 띠 등의 표현은 2차 소성 후에 내부 스테인으로 하기로 하였다.

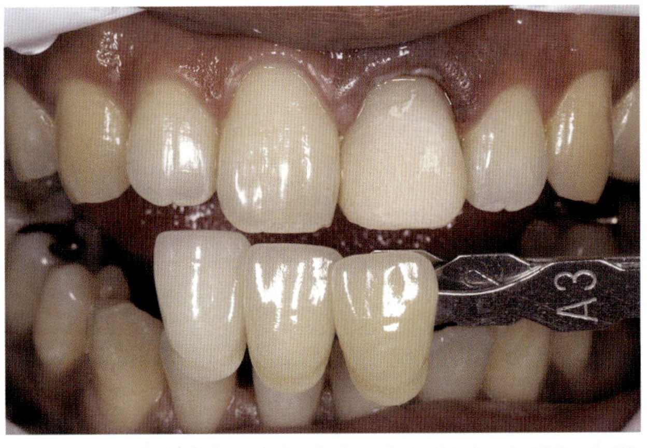

그림 1. 본 증례의 셰이드 사진. 셰이드 가이드보다도 녹색에 가까운 색조를 띠고 있다고 생각하여 B 계열의 재현을 시도하였다.

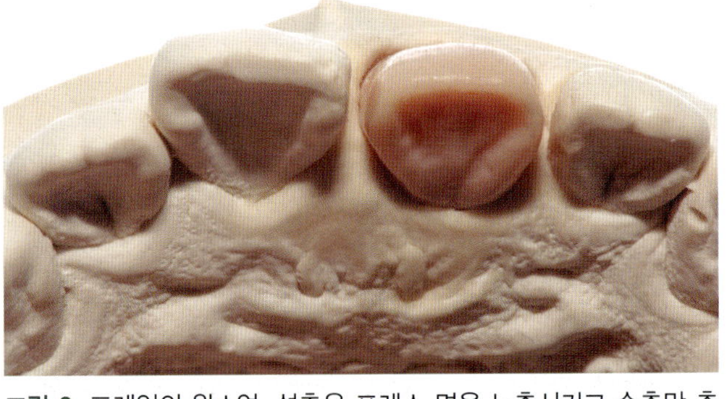

그림 2. 프레임의 왁스업. 설측은 프레스 면을 노출시키고 순측만 축성하였다. 지르코니아와 달리 서브 진지바의 복잡한 형태도 표현할 수 있는 것이 프레스 세라믹의 강점이다.

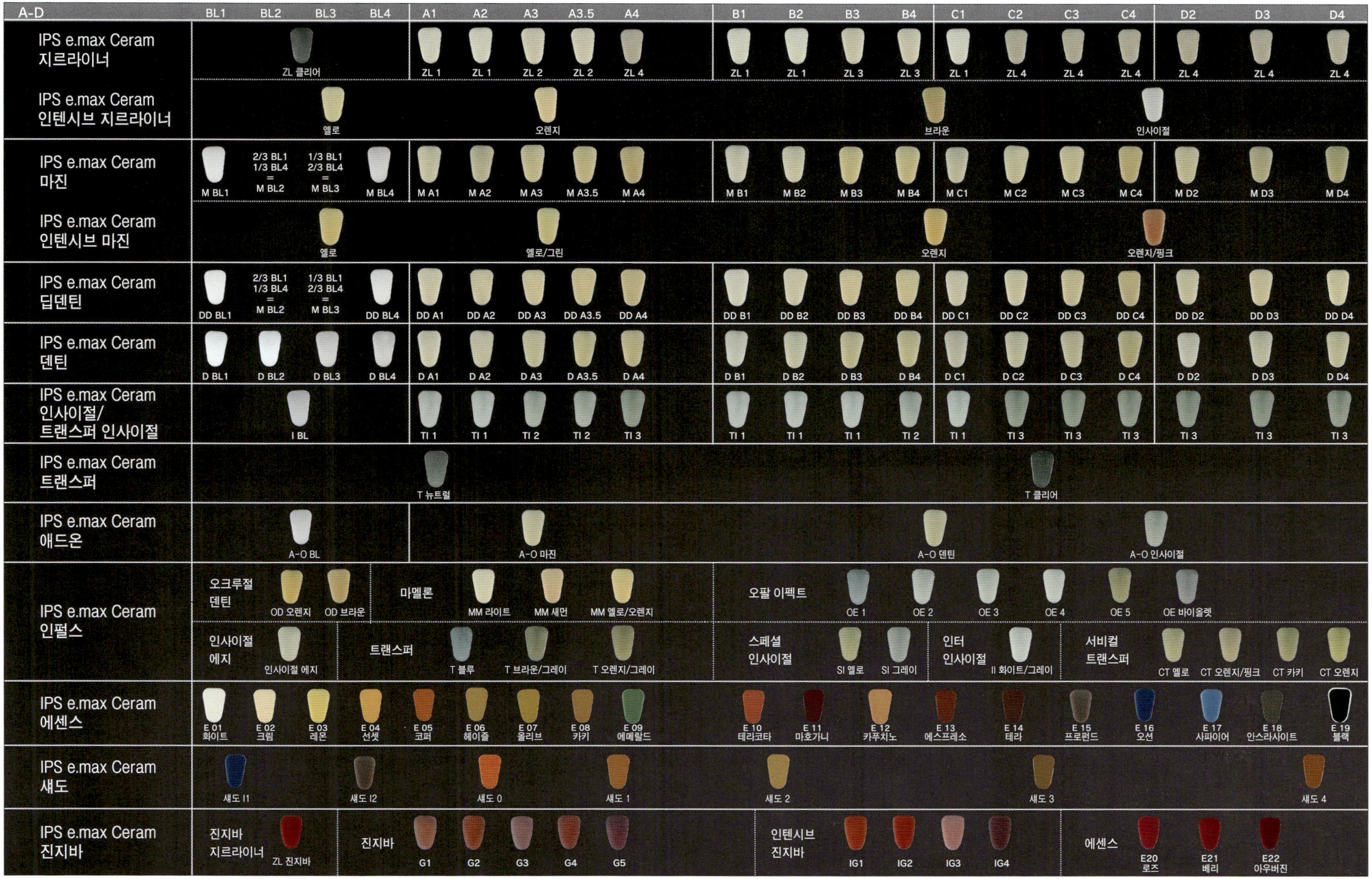

▲ IPS e.max Ceram 컬러 차트(자료 제공: Ivoclar Vivadent)

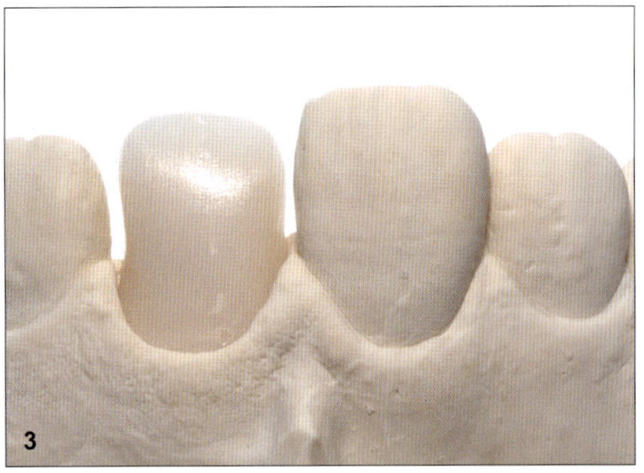

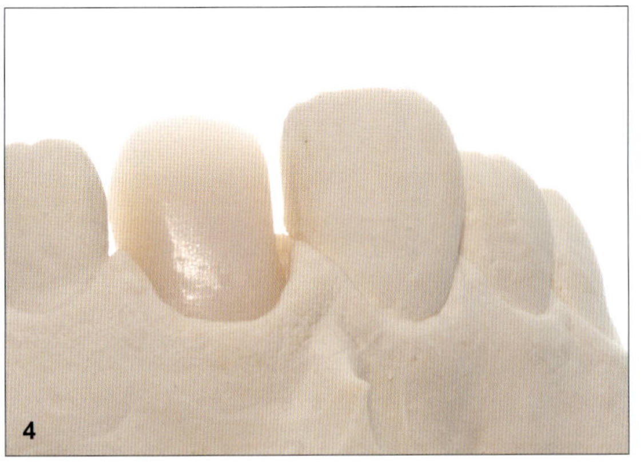

그림 3, 4. 완성된 프레스 세라믹 프레임.

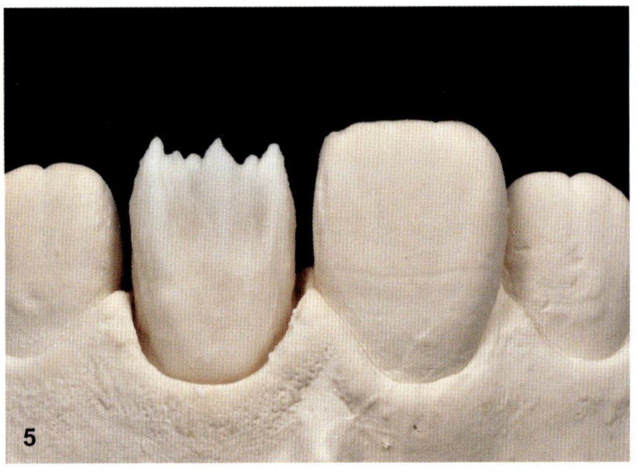

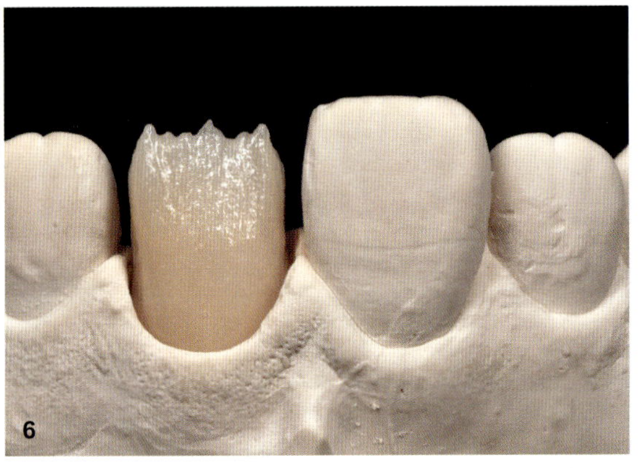

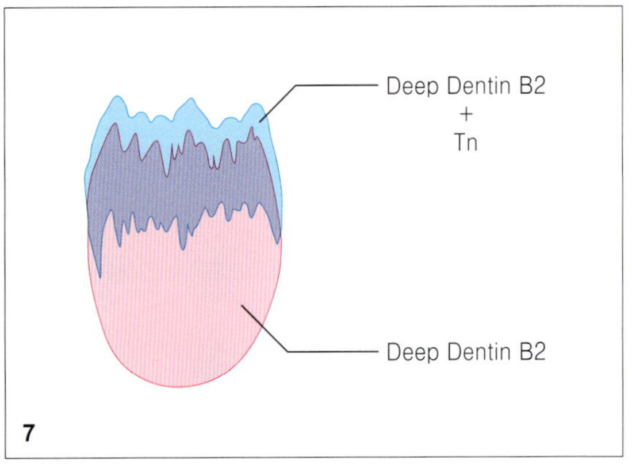

그림 5~7. 딥덴틴 축성과 소성. 치경부측에는 딥덴틴 B2를 그대로, 절연측에는 Tn을 1:1의 비율로 혼합한 것을 축성한다.

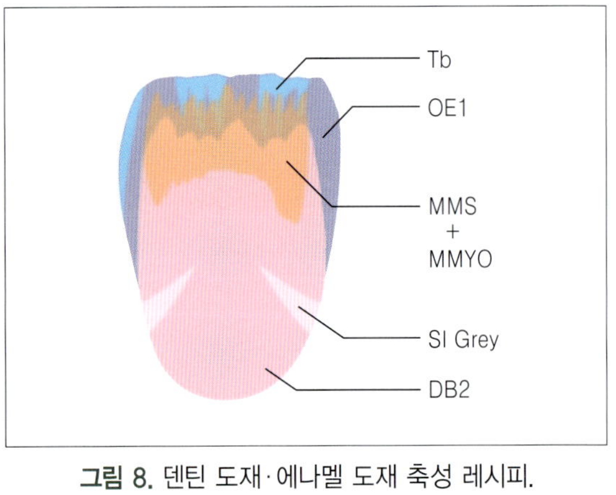

그림 8. 덴틴 도재·에나멜 도재 축성 레시피.

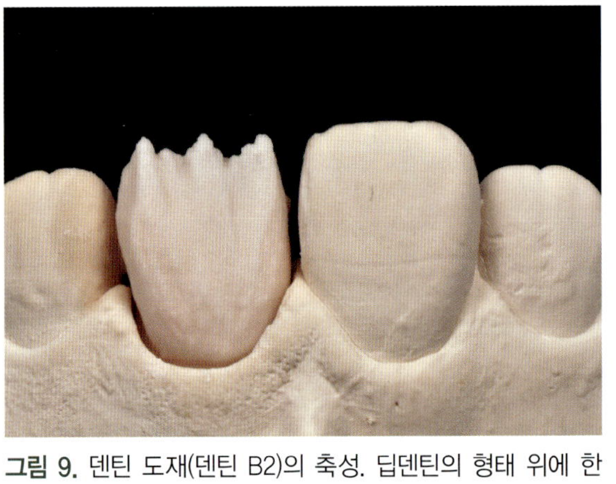

그림 9. 덴틴 도재(덴틴 B2)의 축성. 딥덴틴의 형태 위에 한 층을 쌓는 이미지이다.

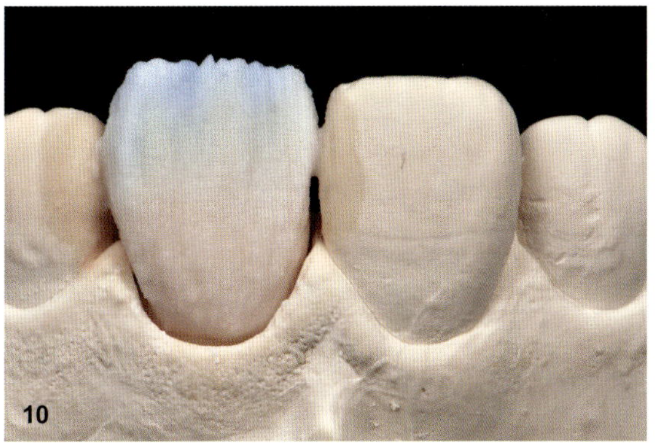

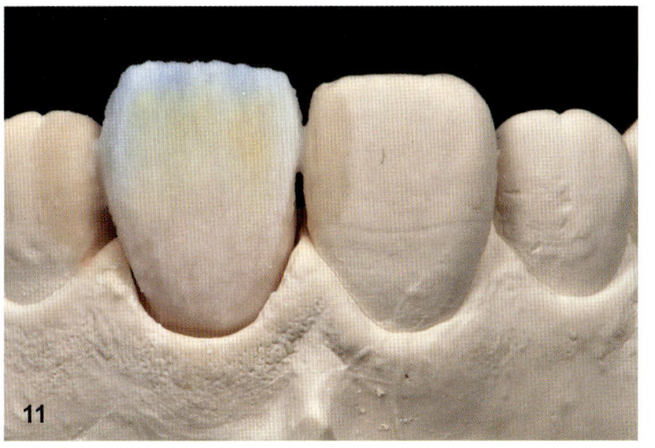

그림 10, 11. 에나멜은 푸른빛을 띤 부분을 Tb, 투명감 있는 부분을 OE1, 절연측 1/3의 오렌지를 MMS:MMYO=1:1로 각각 축성한다.

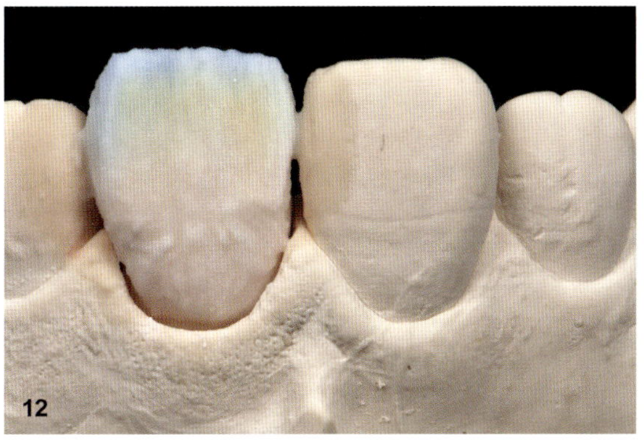

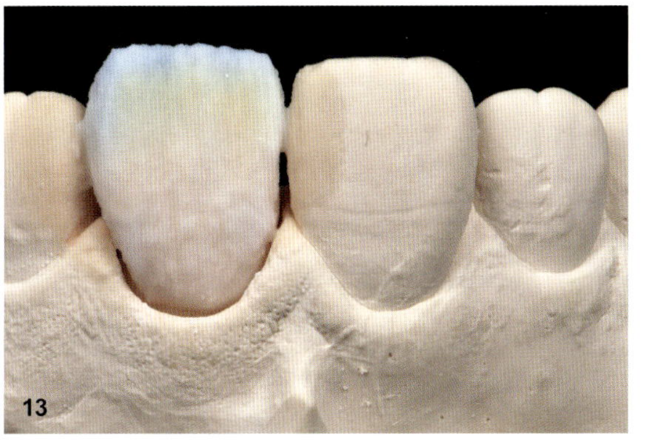

그림 12, 13. 치경부측 1/3의 인접부에서 컷백하여 SI 그레이를 축성한다.

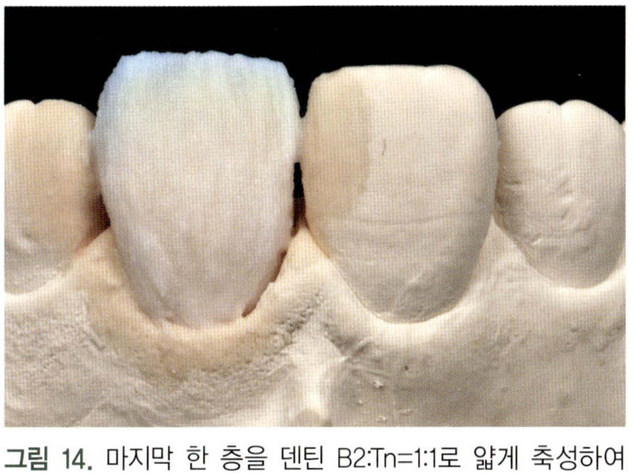

그림 14. 마지막 한 층을 덴틴 B2:Tn=1:1로 얇게 축성하여 1차 소성한다.

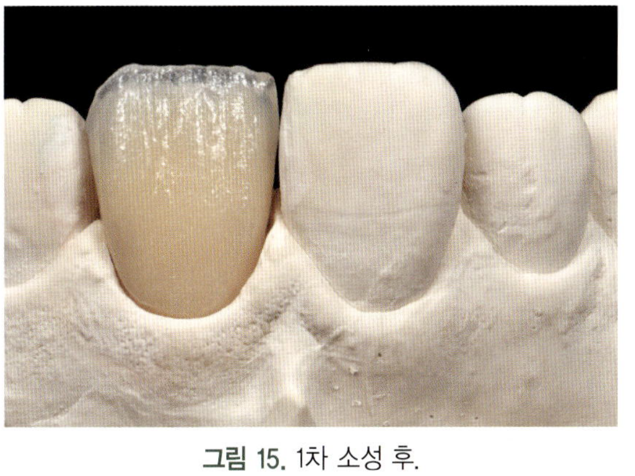

그림 15. 1차 소성 후.

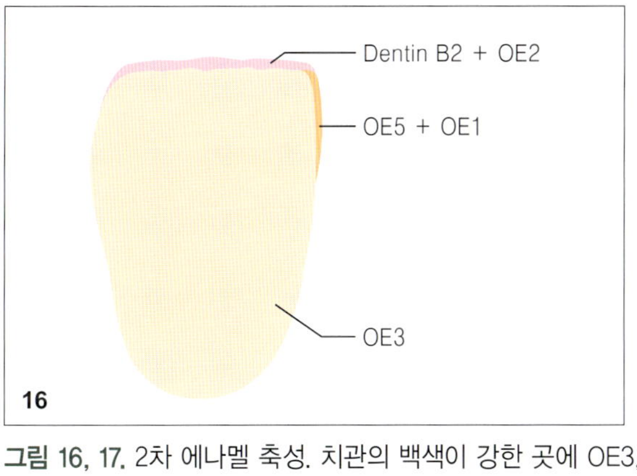

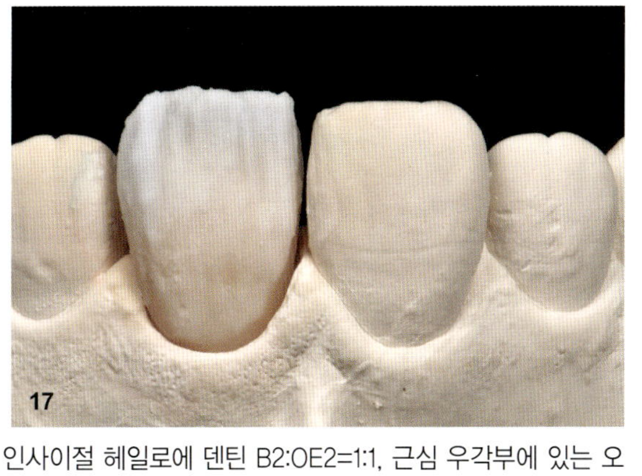

그림 16, 17. 2차 에나멜 축성. 치관의 백색이 강한 곳에 OE3, 인사이절 헤일로에 덴틴 B2:OE2=1:1, 근심 우각부에 있는 오렌지 계열 층은 OE5:OE1=1:1을 축성하여 소성한다.

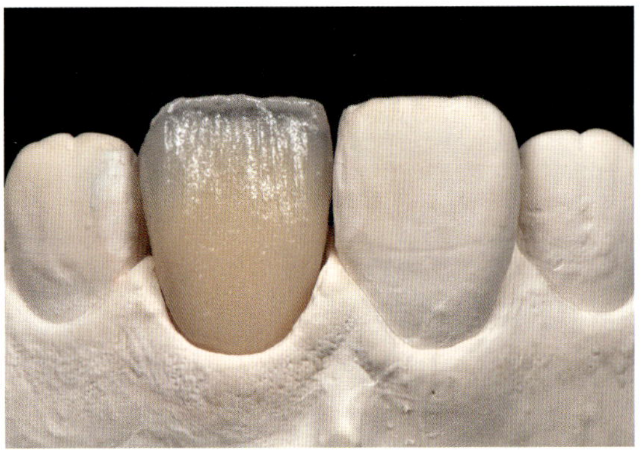

그림 18. 소성 후의 상태.

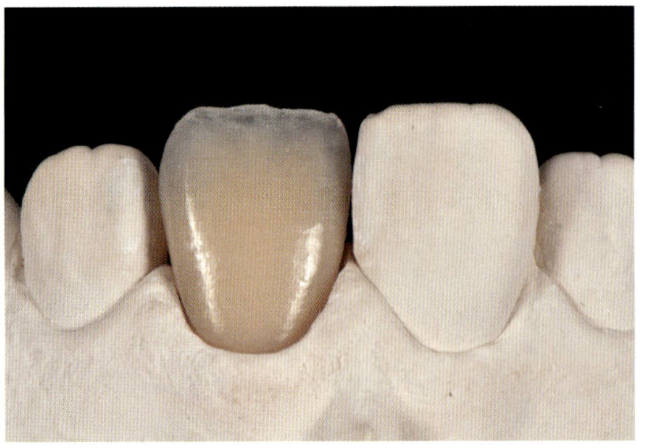

그림 19. 표면 처리를 하고 인터널 스테인에 흰색 계열을 표현한다.

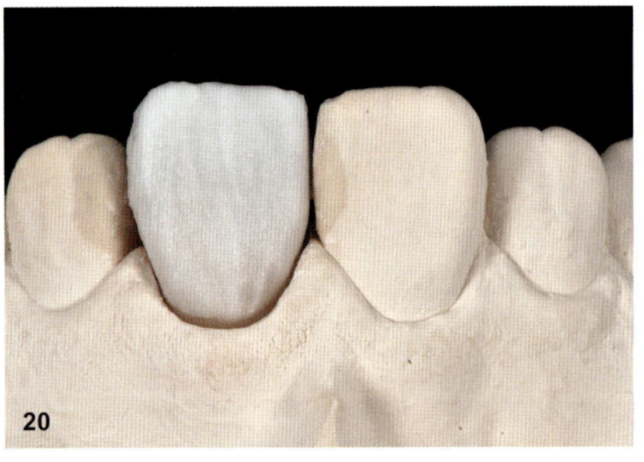

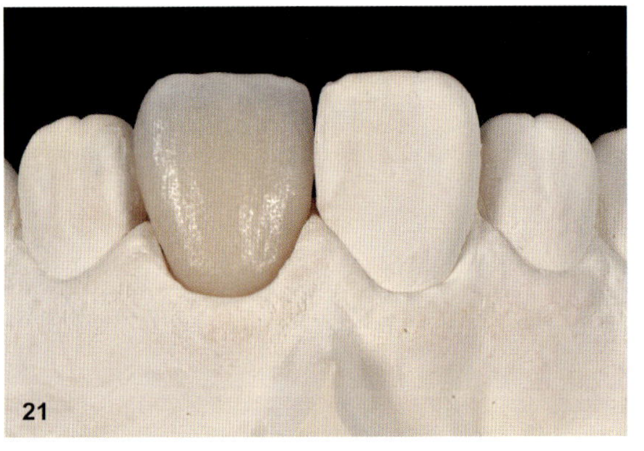

그림 20, 21. 투명층 도재의 축성. 전체에 TI2:OE2=1:1을 축성하여 소성한다.

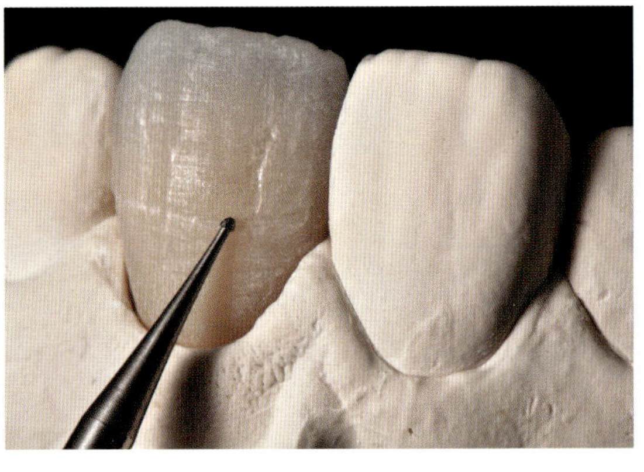

그림 22. 형태 수정 후 글레이징한다.

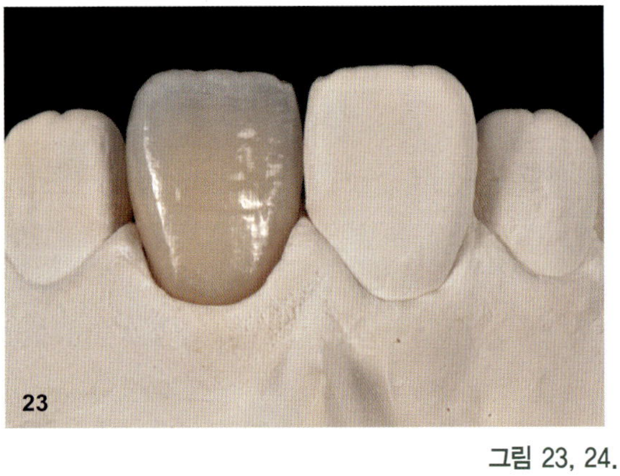

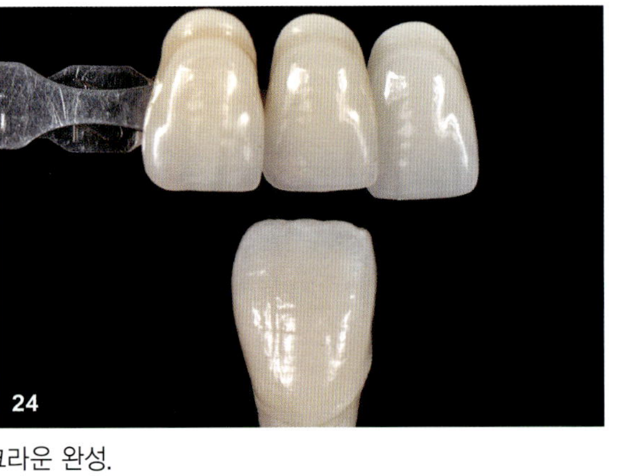

그림 23, 24. 크라운 완성.

Part 2

7 CERABIEN ZR

Yutaka Furuie (古家 豊)
카로스(효고현 히메지시)
E-mail: furuie@kalos.jp

시작하며

필자는 임상에서 'CERABIEN ZR'(Kurare Noritake 덴탈, 이하 CZR)을 사용하고 있다. 그 이유는 이 제조사의 메탈세라믹용 도재인 '슈퍼 포셀린 AAA'에서 계승되는 러스터(Luster) 포셀린의 색조 제품군 때문만이 아니라, 초미립자 구조에 의해 표면 상태를 더욱 자연치 에나멜질에 근접시킬 수 있는 것, 인터널 스테인을 병용하는 합리적인 시스템에 의해 재현성이 높은 세라믹 크라운이 제작하기 쉬운 설계로 되어 있다는 것에 공감하기 때문이다. 또한 열팽창의 변동이 적기 때문에 반복 소성 및 냉각 조건 변화에 의한 균열 발생이 적고, 슈퍼 포셀린 AAA와 마찬가지로 류사이트 결정을 적절히 포함하여 형태 수정 시 파절 저항이 뛰어난 특징도 실감하고 있다. 제품군도 VITA 16 셰이드뿐 아니라 오리지널 블리칭 셰이드에도 대응하고 있으며 모디파이어나 에나멜, 트랜스, 검의 각 셰이드도 충실하다. 스테인 테크닉을 병용함으로써 보다 넓은 임상에 대응할 수 있다고 생각한다.

필자는 일상의 임상에서 내부 구조의 축성·소성 후에 인터널 스테인을 사용하여 색조를 보정하는 경우가 많다. 본문에서는 논점이 되는 '어떤 도재를 어디에 쓰면 깊이 있게 표현할 수 있을까?', '바디, 에나멜, 투명층의 각 도재 배합을 궁리하여 어떻게 응용할 수 있을까?'를 전제로 하여 필자 나름의 축성표현법을 함께 살펴보겠다.

목표 치아 레시피와 축성 콘셉트

1. 축성의 기본 콘셉트

축성에 있어서 필자는 색조를 베이스 구조(프레임), 내부 구조(상아질), 외부 구조(에나멜질)의 3개로 나눠서 파악하고 있다. 메탈세라믹용 도재로 세라믹 크라운을 제작해 온 필자의 경험에서 보면 올세라믹 보철장치에서는 빛 반사가 적어 크라운 전체의 명도가 부족하거나 색조가 명료해지기 어려운 경향이 있다. 그 때문에 우선은 베이스 구조에서 기본이 되는 명도를 조절하는 등으로 대응해 나간다.

목표 치아를 관찰하면(그림 1, 2) 치관 전체가 밝게 느껴지고 치관 중앙에서 치경부에 걸쳐 셰이드 가이드의 A1과 A2의 중간 정도의 명도를 보이고 있다. 전체적으로는 A2 정도의 색상 채도가 있다고 느꼈다. 따라서 오펙에 해당하는 셰이드 베이스로 내부부터 빛의 반사를 촉진시킴과 동시에, 오펙바디(OB) 도재로 상아질 골격을 형성하여 내부를 밝게 할 방침이었다.

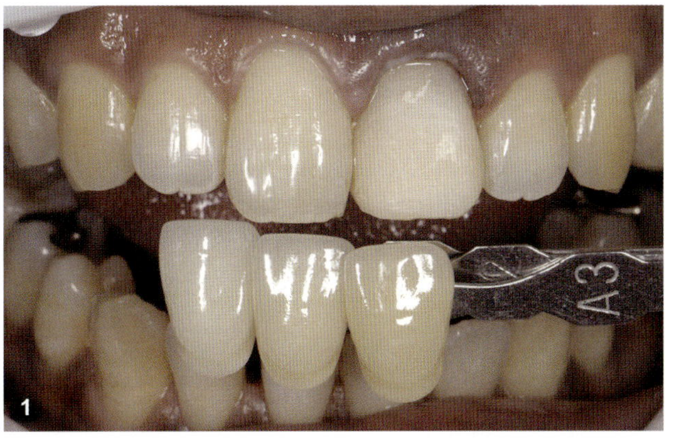

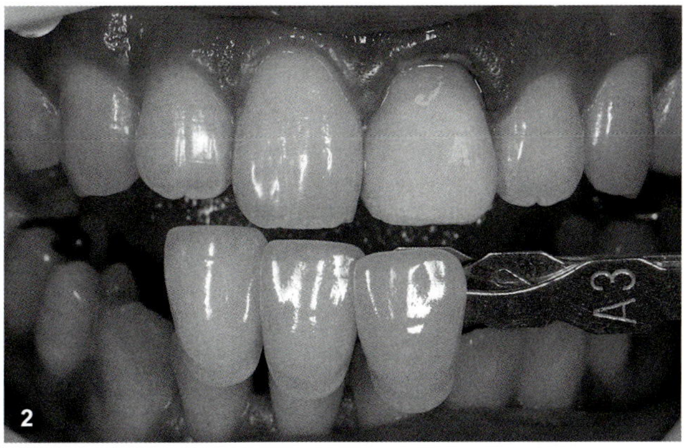

그림 1, 2. VITA Lumin 셰이드 가이드의 A1, A2, A3의 대비. 그레이 스케일 이미지를 통해 명도와 투명성을 관찰한다.

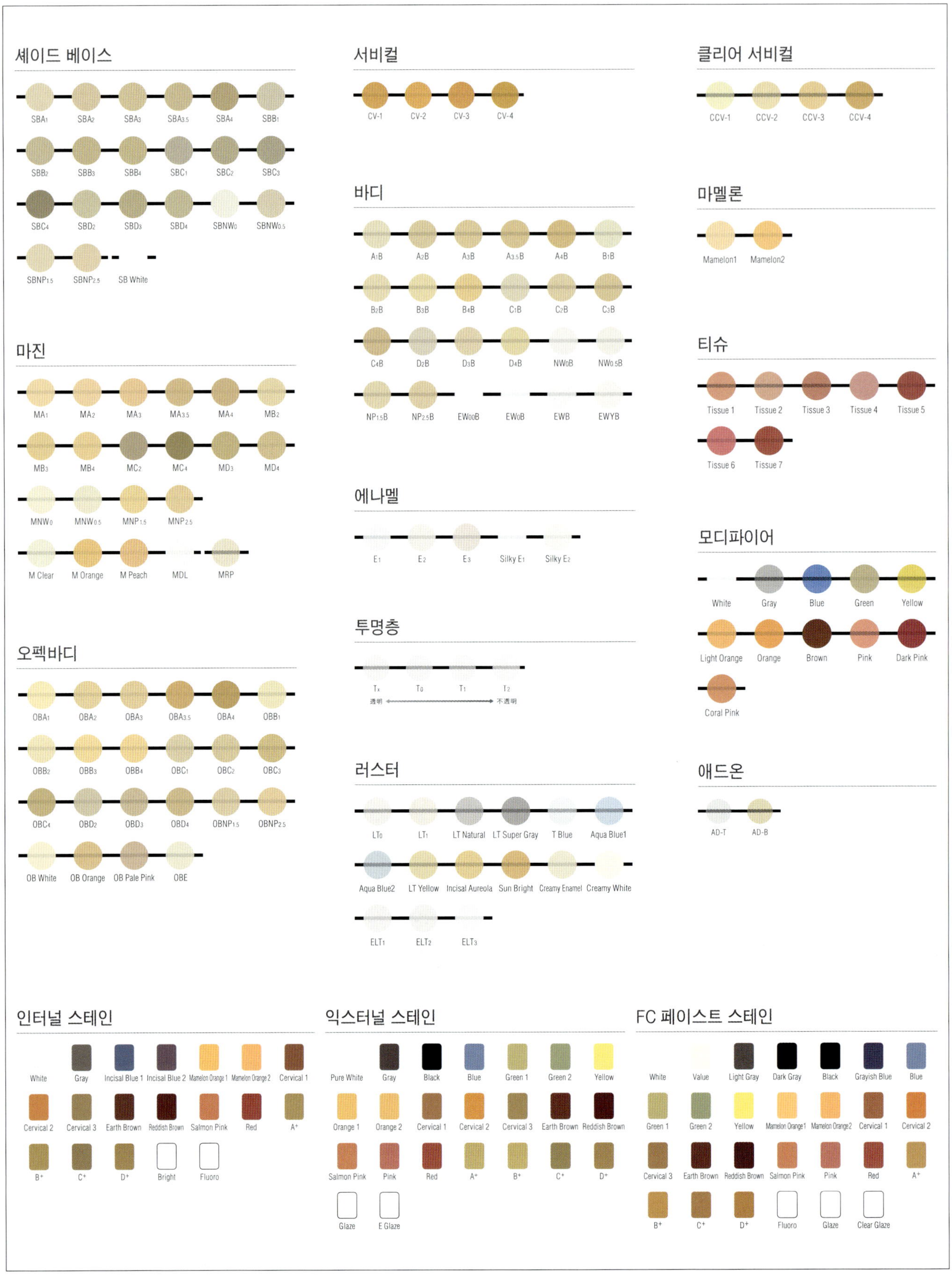

▲ CERABIEN ZR의 컬러 가이드

2. 셰이드 베이스에 의한 프레임 색조 보정

지르코니아 프레임에 SBA1, SBA2를 소성 후(그림 3, 4), 마진 선단의 화이트 컬러 차폐, A 계열의 색상 추가, 치은의 붉은색에 대한 보색효과와 그러데이션 효과를 목적으로 인터널 스테인을 하였다(그림 5). 그 후 오펙바디 OBA1:OBA2=2:1로 골격을 형성하지만 CZR의 바디 도재는 두께가 증가할수록 채도가 높아지는 경향이 있기 때문에 바디 도재가 균일한 두께가 되도록 유의한다(그림 6, 7).

3. 바디, 에나멜 도재의 축성

계속해서 치관 전체를 A2B로 회복하면서 치경부 부근에는 베이스 색에 OBA1을 배합하여 명도 부족이 생기지 않도록 하고 있다(그림 8). 그 후 절연부를 컷백하지만 수직적, 순설적으로 변화를 줌으로써 절연부가 평평해지지 않고 자연스러운 그러데이션을 얻을 수 있다(그림 9). 목표 치아를 관찰하면 절연 부근에서는 근심에 오렌지 계열, 원심에 걸쳐 연한 오렌지계 마멜론 색, 근심 우각 세로 방향으로 블루 계열, 원심에 회색 계열의 투명색, 절연 상부에 옅은 회색 계열의 투명색, 치관 중앙부에서는 횡주융선 부근에 옅은 흰 띠가 있는 것처럼 보인다. 이것들을 내부 구조로 파악하여 각각 에나멜(enamel), 러스터, 마멜론 도재로 축성 후 소성하였다(그림 10~15).

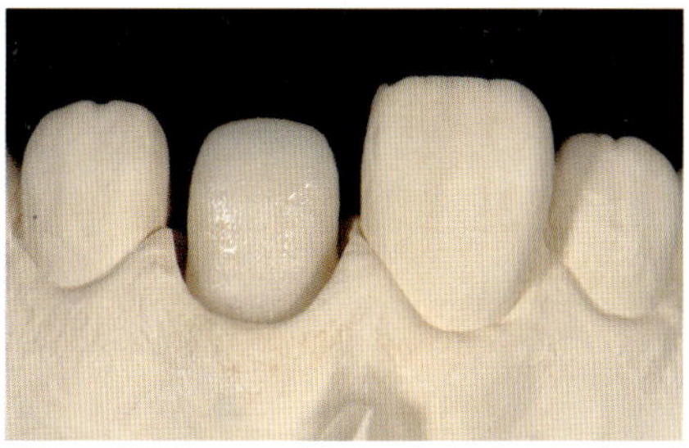

그림 3. 프레임을 투명층 도재로 워시 베이크한 상태. 프레임에는 '카타나 지르코니아 KT12'를 사용하였다.

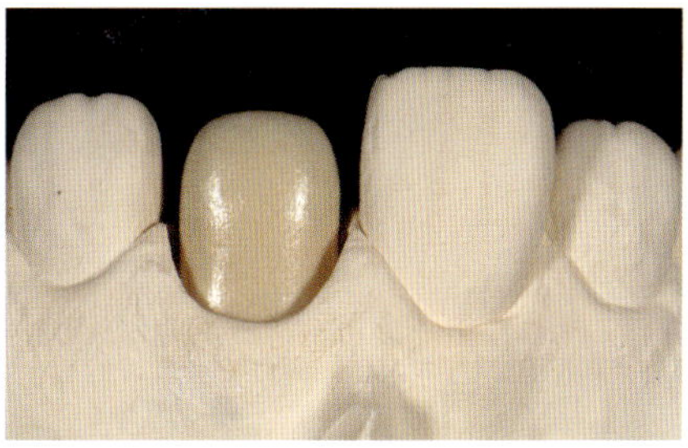

그림 4. 셰이드 베이스 소성 후. SBA1:SBA2=2:1로 도재를 배합하여 목표인 A2 셰이드보다 명도가 높은 상태로 하였다.

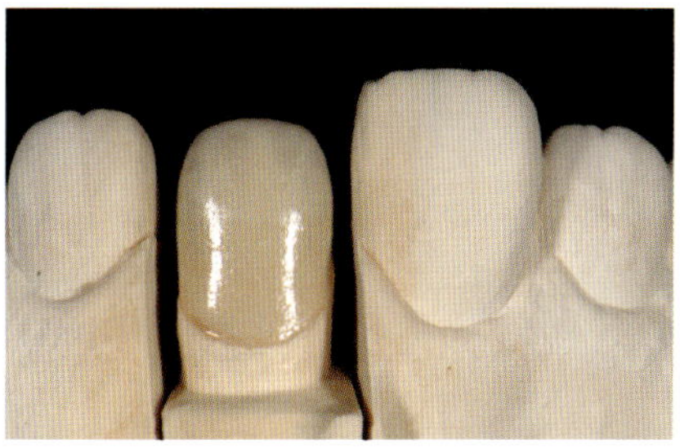

그림 5. 셰이드 베이스 소성 후에 인터널 스테인을 도포한 상태. 마진 선단에 CV-1을 단독으로, 중앙에서 마진까지는 A+:CV-1:Fluoro=1:1:1, 프레임 절연에는 Incisal blue 1:Incisal blue 2=1:1을 엷게 스테인하여 그러데이션을 표현하고 Fluoro를 추가하여 형광성을 부여하였다.

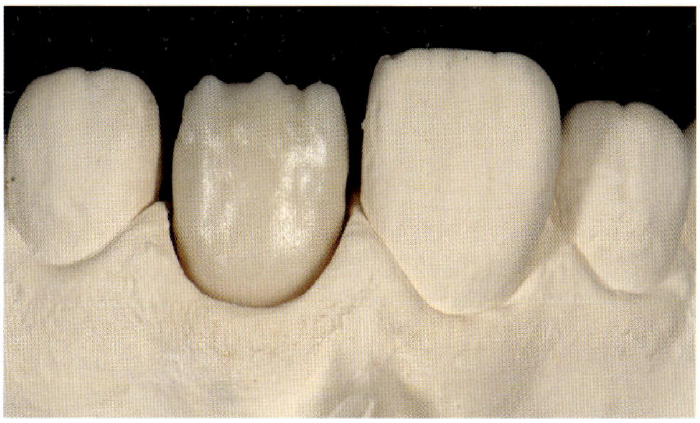

그림 6. 오펙바디 OBA1:OBA2=2:1을 축성한다. CZR의 바디 도재가 균일한 두께가 되도록 정돈한다.

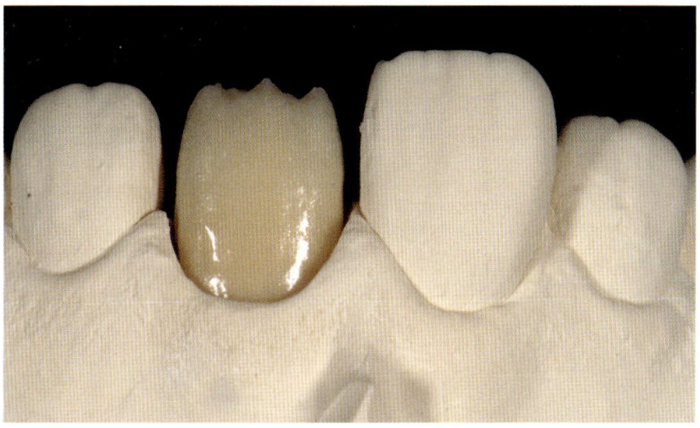

그림 7. 소성 후. 베이스 구조로서 빛의 반사에 의해 명도를 높이는 데 주력하고 있다. 인터널 스테인의 효과로 색조의 그러데이션도 표현되어 있다.

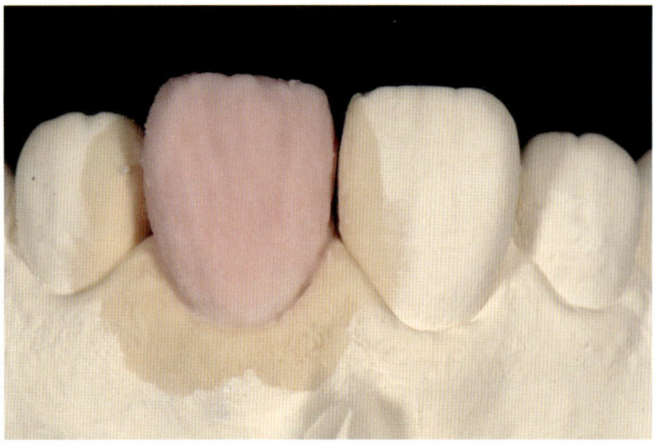

그림 8. 치관 형태를 A2B로 회복한다. 치경부 부근에는 OBA1:A2B=2:1을 축성하고 명도 부족이 되지 않도록 배려한다.

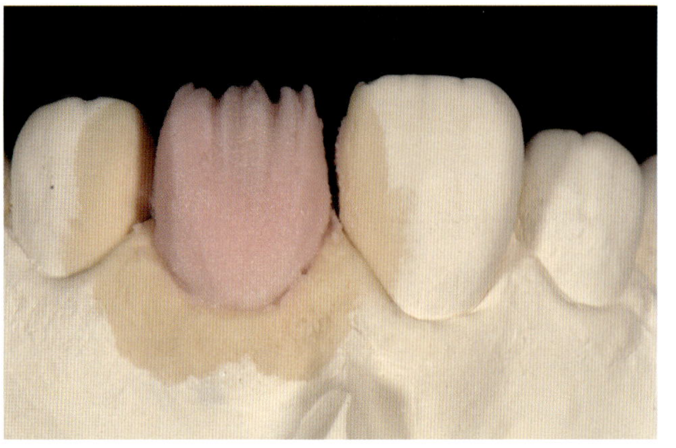

그림 9. 컷백한 상태. 수직적, 순설적으로 변화를 줌으로써 절연부에 그러데이션을 줄 수 있다.

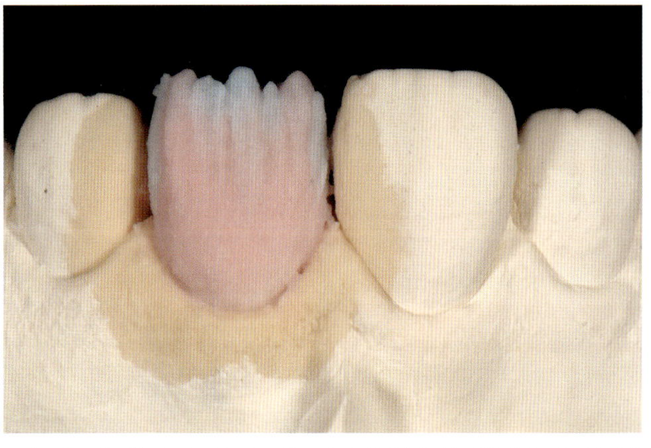

그림 10. 필자는 CZR의 E1, E2, E3이 얇아진 상아질 색조에 해당한다고 파악하고 있다. 근원심에 E2:A2B=1:1, 중앙에 E2 단독으로 축성하고, 인접 콘택트 부에는 E2:Creamy enamel=1:1 축성으로 인접면 명도 저하를 고려하였다.

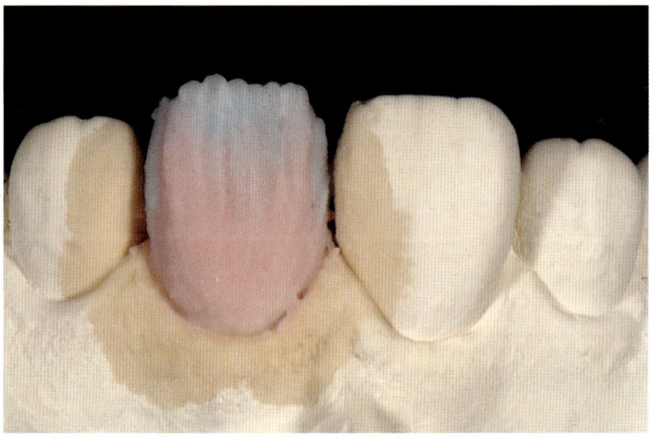

그림 11. LT natural을 E2 상부에 오버랩되도록 축성하여 절연부에서 보이는 옅은 회색을 표현하였다.

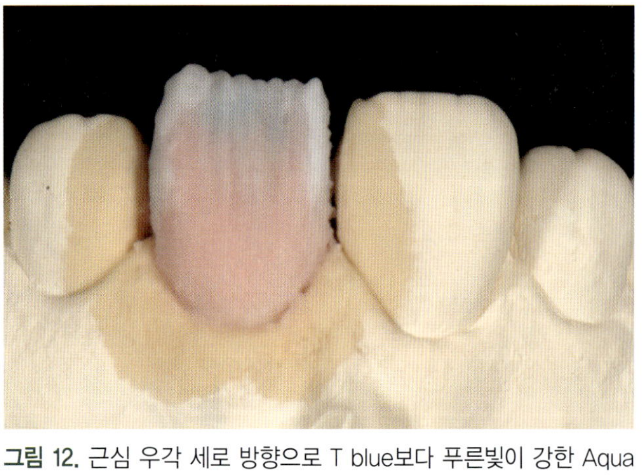

그림 12. 근심 우각 세로 방향으로 T blue보다 푸른빛이 강한 Aqua blue 2를 단독으로 축성한다. 원심 우각 세로 방향으로 LT natural:LT supergray=1:1을 축성하여 회색 계열의 투명감을 표현하였다.

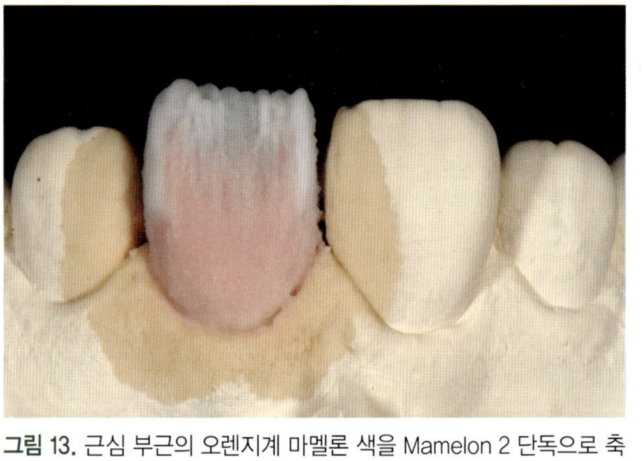

그림 13. 근심 부근의 오렌지계 마멜론 색을 Mamelon 2 단독으로 축성한다. 중앙에서 원심 부근에 옅은 오렌지계 마멜론 색을 Mamelon 1:Mamelon 2=1:1로 축성하고 그 사이에 T blue를 배치한다. 이때 서로의 도재가 섞이지 않도록 주의한다. 이 상태로 소성한다.

4. 인터널 스테인~투명층 도재의 축성

내부 구조 소성 후 인터널 스테인으로 캐릭터 보정을 한다(그림 16, 17). 투명층 도재도 컷백하여 각 부에 특징적인 캐릭터를 표현할 수 있다(그림 18, 19). 외부 구조로는 유백색으로 보이는 근원심 융선 부근에 화이트계 도재를 배합·축성하고, 인접한 빛의 투과에 의한 명도 저하를 고려하여 내부 구조인 마멜론 표층에 옐로 계열의 투명색을 겹쳐서 내부를 부드럽게 표현하였다(그림 20). 절연에 보이는 인사이절 헤일로도 불투명한 도재로 표현하였다(그림 21, 22). 완성한 보철장치를 그림 23, 24에 나타내었다.

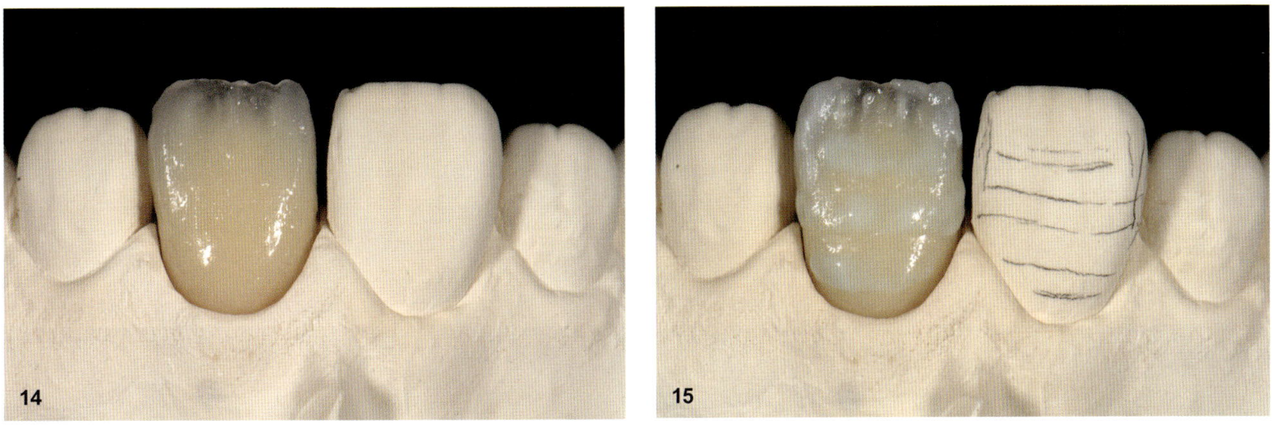

그림 14, 15. 소성 후 추가 축성의 상태. 흰 띠, 백탁의 표현은 인터널 스테인 White+Bright로 표현하는 경우가 많지만 이번에는 E2:Creamy enamel=1:1을 축성하고 동시에 절연부에 추가 축성하였다.

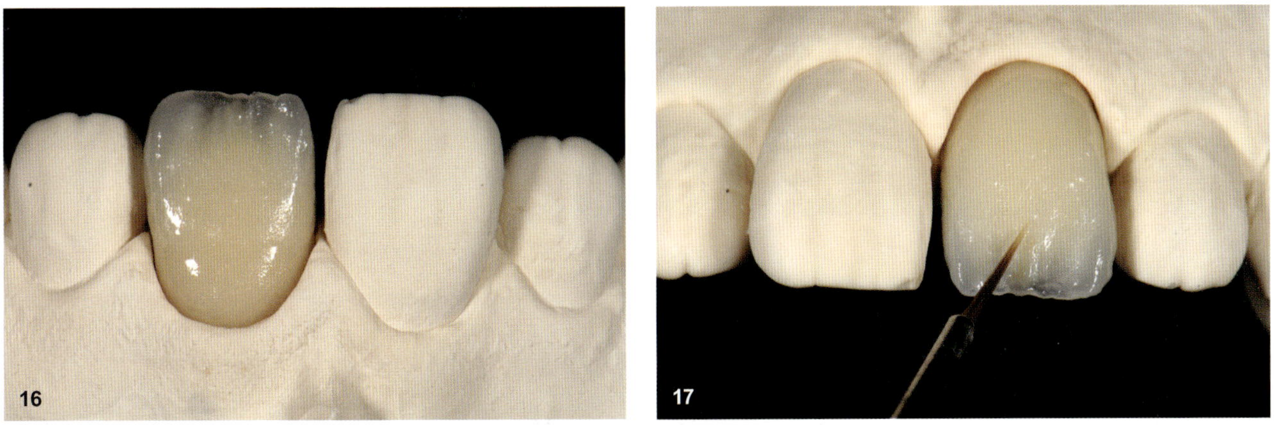

그림 16, 17. 내부 구조 소성 후. 통상적으로 이 상태에서 인터널 스테인으로 캐릭터를 표현한다. 이번에는 마멜론 색 보정 때문에 인터널 스테인 Mamelon 2:Bright=1:1을 도포하였다.

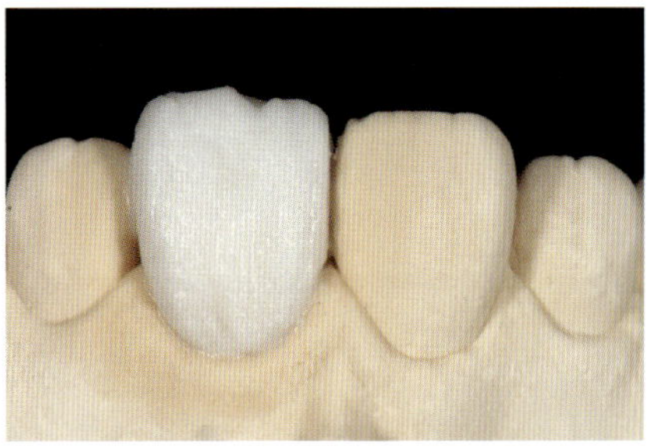

그림 18. 외부 구조로서 LT1 단독으로 형태를 회복한다.

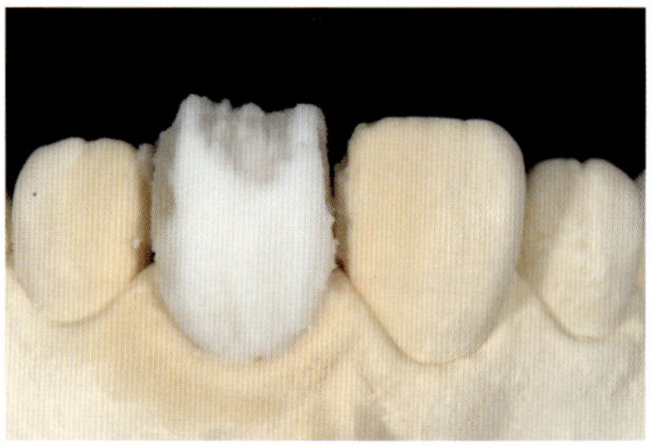

그림 19. LT1 축성 후에 색조를 변화시키고 싶은 부분을 컷백한다. 이를 통해 도재가 섞이지 않고 필요한 각 부분에 도재를 배치할 수 있어 효과적으로 표현할 수 있다.

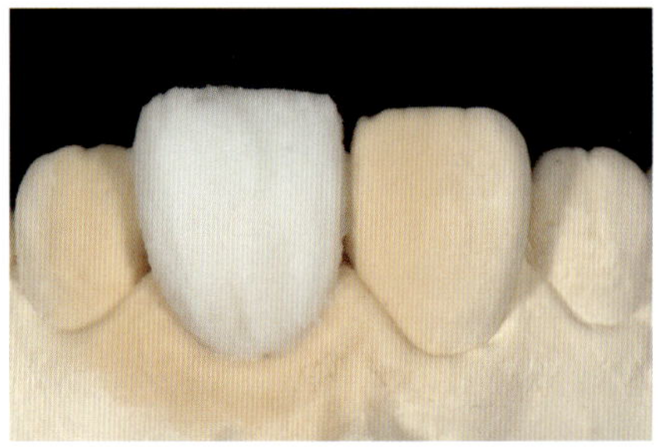

그림 20. 근원심부에 LT1:Creamy enamel=1:1을 축성하여 유백색을 표현한다. 마멜론 구조에 TO:LT Yellow=1:1을 축성하여 투명감을 가진 마멜론 색을 부드럽게 표현한다.

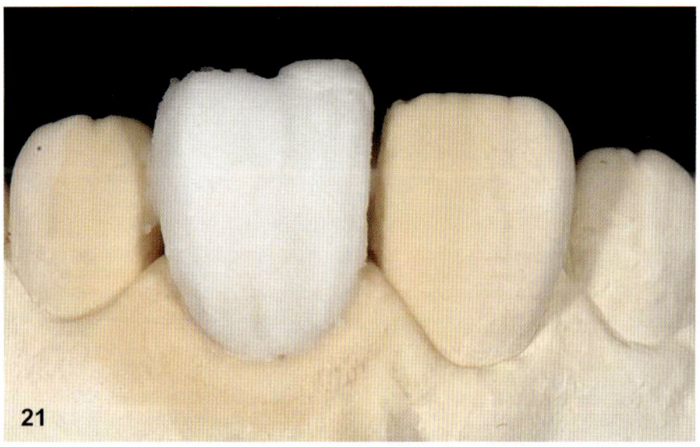

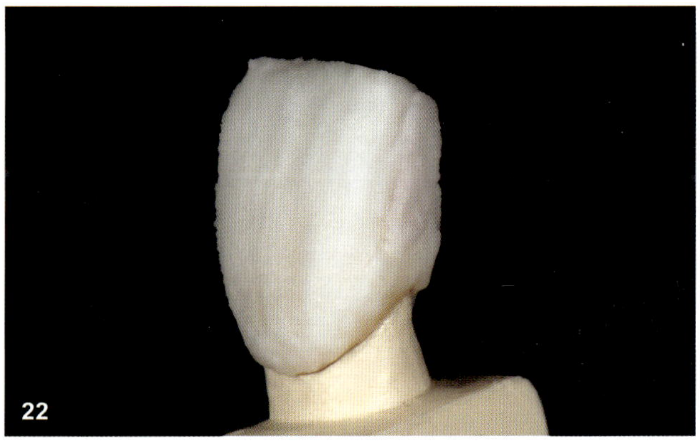

그림 21, 22. 다시 절연부를 컷백하여 Incisal aureola:Creamy enamel=1:1을 축성하고 인사이절 헤일로를 표현한다. 인접 접촉부에는 E2:A2B=1:1을 놓고 불투명층을 만들어 치관 색조를 강조하는 효과를 노리고 있다.

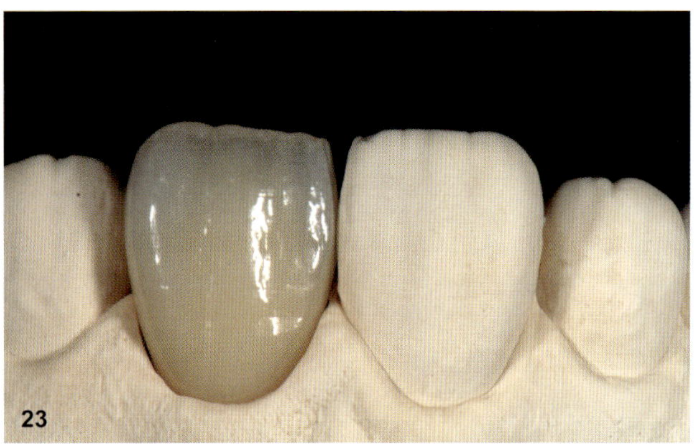

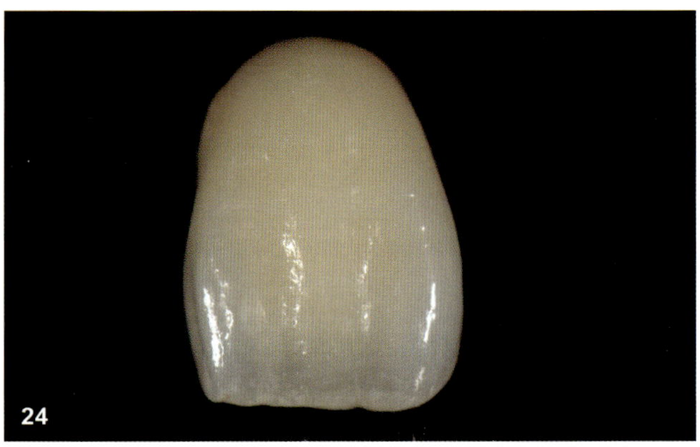

그림 23, 24. 완성된 상태. 익스터널 스테인의 White를 흰 띠 부위에 스테이닝하여 글레이징 연마 후 완성하였다.

Part 3

다색축성을 이용한 캐릭터 표현

Part 3

1 치아 삭제를 최소화한 라미네이트 베니어 제작

Naoki Aiba (相羽直樹) CDT, Oral Design
Oral Design Center Monteray(미국 캘리포니아주)
E-mail: naokiaiba@aol.com

프레임(박) 재료 '백금박 0.0008인치(0.002mm)'(Jensen)
사용 도재 'Creation CC'(일본치과상사)

증례 개요·색조 분석

최근 들어 치아 삭제를 원하지 않는 환자가 늘고 있다. 여기에 소개할 50대 남성 환자도 마찬가지였다(그림 1, 2). 되도록 치아를 삭제하지 않고 마모된 절연라인을 정돈하여 자연스러운 범위에서 약간 밝게 하고 싶다는 요청이 있었다.

수술 전 진단용으로 보내온 모형과 사진을 보니 치관은 사각형(square)이고 전체적으로 언더컷이 적어서 환자의 희망에 부응하기 위해 치아 삭제를 최소화한 라미네이트 베니어로 수복해야겠다고 판단하였다. 지대치 형성에 관해서는 라미네이트 베니어의 두께와 색조를 맞추기 위해 치열에서 튀어나온 부분의 치질을 약간 삭제하고 절연·우각의 샤프한 부분을 샌드페이퍼 디스크 등으로 부드럽게 만들어 달라고 의뢰받았다. 셰이드에 관해서는 명도는 약간 낮지만 변색은 경도라고 판단되어, 다음에 촬영할 셰이드 사진에는 A1, A2, D2, A3의 탭을 사용하도록 진료실에 전달하였다.

며칠 후 인상과 지대치 삭제 당일에 촬영한 삭제 전·후 셰이드 사진(그림 3, 4)을 필자에게 보내왔다. 지대치 삭제는 상악 좌측 측절치의 콤퍼짓 레진이 제거되고 양쪽 견치 치경부의 변색 부분이 약간 깎여 있는 것 이외에는 거의 이루어지지 않았고 최소한에 그쳐 있었다.

삭제 전의 셰이드 사진(그림 3)을 보니 목표 치아는 A1보다는 명도가 약간 낮아 D2에 가까운 셰이드로 보였다. 삭제량과 '자연스러운 범위에서 약간 밝게 해 달라'는 환자의 바람에 맞도록 블리칭 치아와 같이 에나멜층을 밝게 함으로써 치아 전체가 밝게 보이게 하기 위해서, 마스킹 재료는 사용하지 않고 명도가 높은 에나멜 도재를 메인으로 사용하여 지대치의 캐릭터를 투과시키면서 자연스러움을 유지하기로 계획하였다(그림 5~18).

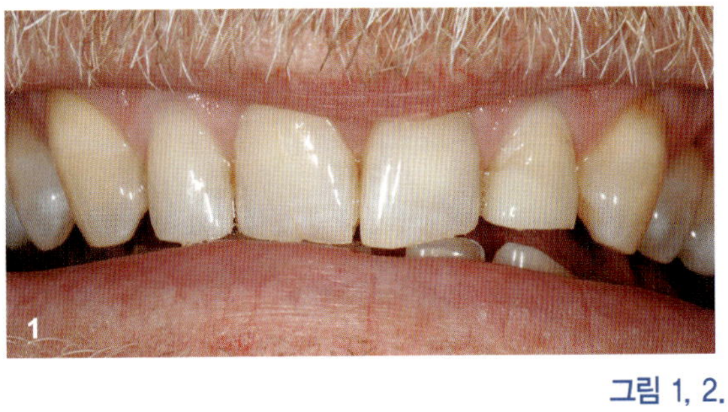
1

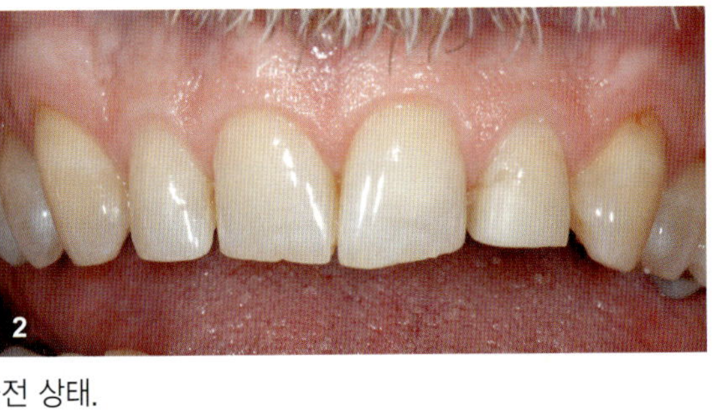
2

그림 1, 2. 술전 상태.

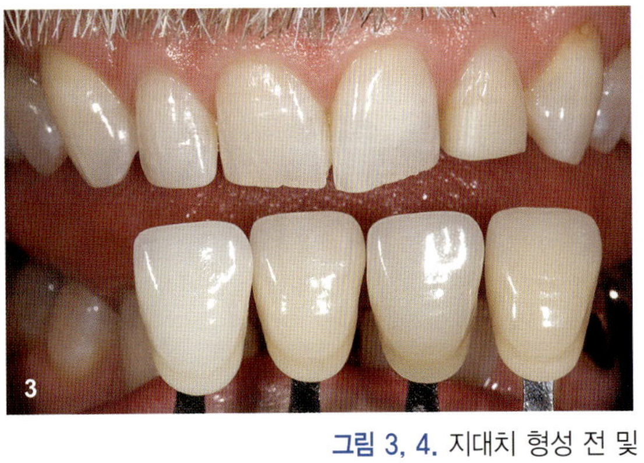
3

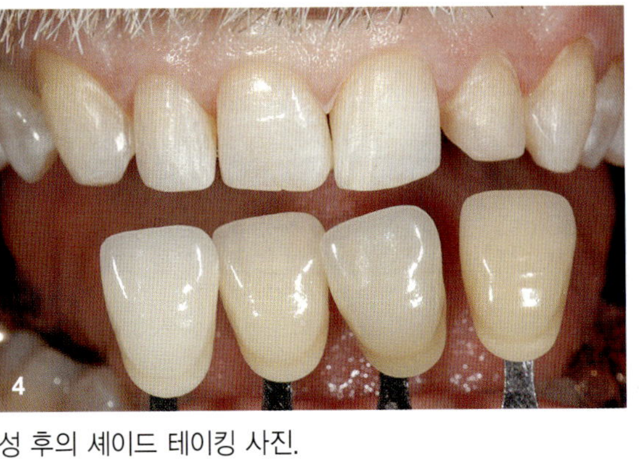
4

그림 3, 4. 지대치 형성 전 및 형성 후의 셰이드 테이킹 사진.

축성 단계

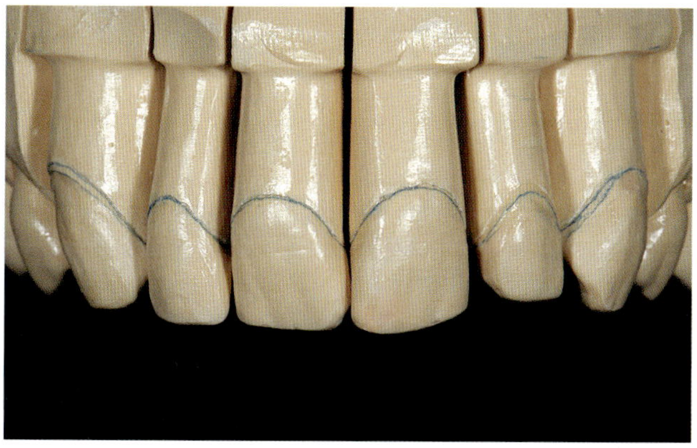

그림 5. 모형 제작 시에는 백금박의 착탈 시에 일어날 수 있는 변형을 방지하기 위해 지대치에 언더컷을 만들지 않도록 주의한다.

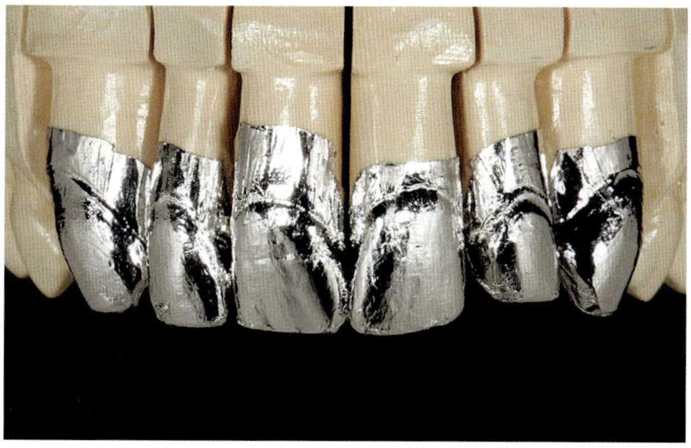

그림 6. 박의 압접이 끝나고 모형에 돌려놓은 상태.

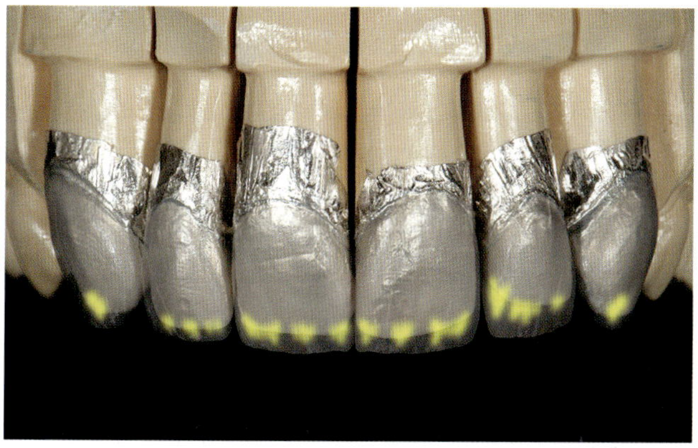

그림 7. 1차 소성 전 준비. 아주 약한 노란색이 들어간 밝은 에나멜 도재(SI-1)로 워시 베이크하고 D-A1과 OD-A1을 1:1로 혼합한 바디 도재로 축성량이 많은 좌측 측절치 치관을 회복, 모든 치아의 절연부에 마멜론 구조를 축성·소성해 놓는다. 이 전 준비는 투광성을 조절하여 프레퍼레이션 라인이 비쳐 보이거나 치질이 결손되어 있는 부분(본 증례의 경우 좌측 절치 근심부)의 명도가 떨어지는 것을 막으려는 의도이다. 또한 1차 소성으로 인한 수축의 불균형을 줄이기 위함이기도 하다.

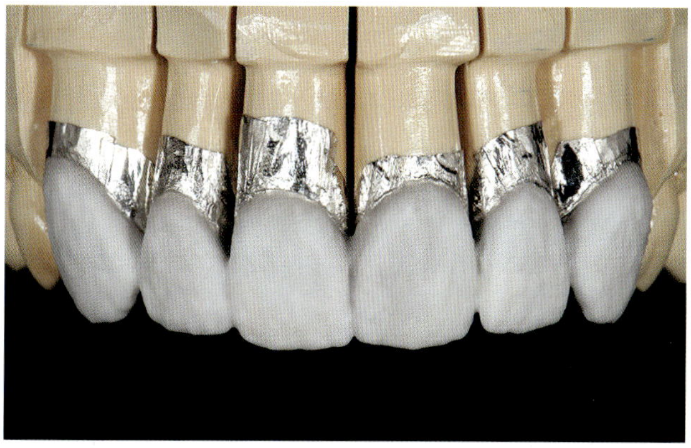

그림 8. 1차 소성 단계. 먼저 전체의 형태를 에나멜 도재 SI-1로 회복한다.

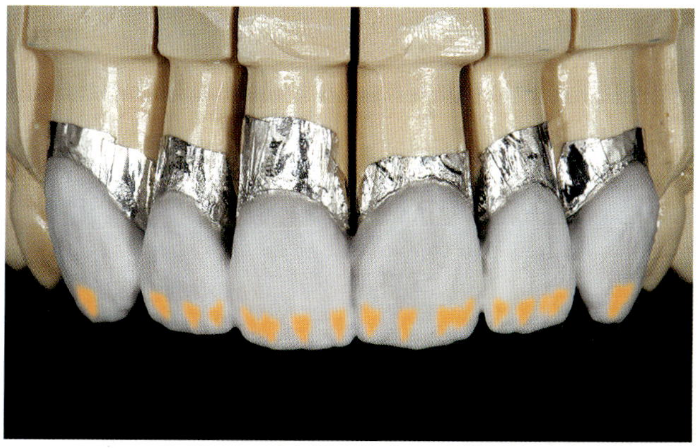

그림 9. 절연 부근 1/3을 컷백 후 transition powder(D-A1:SI-2=1:1.5)를 축성하여 SI-1로 커버하고 컷백 전의 형태를 회복한다.

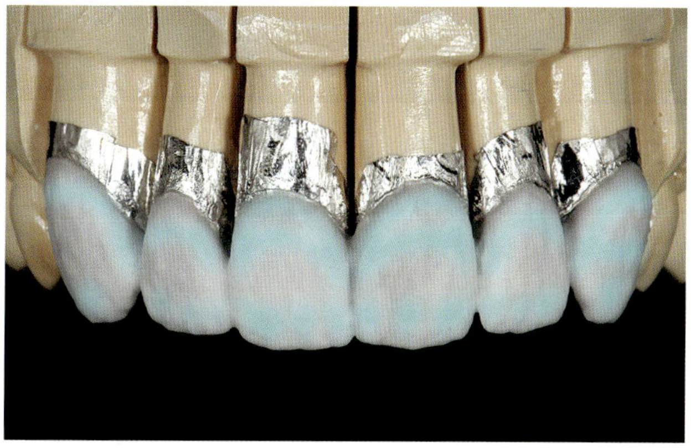

그림 10. 라인앵글, 융선, 치경부 명도를 올리기 위해서, PS-0과 PS-0+E-57을 살짝 축성하여(쌓아 올린다기보다는 한 겹 바르는 느낌) SI-1로 형태를 정돈한다.

축성 단계

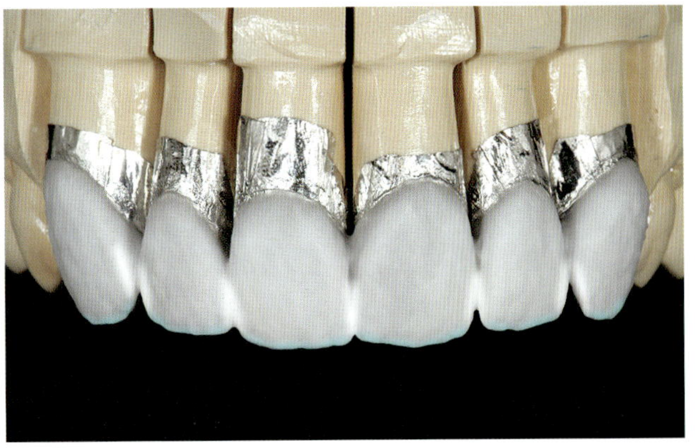

그림 11. 마지막으로 인사이절 헤일로로서 근원심부에 D-A1:PS-0=1:1, 절연에 PS-3과 PS-0을 축성한다. 그 후 1차 소성한다.

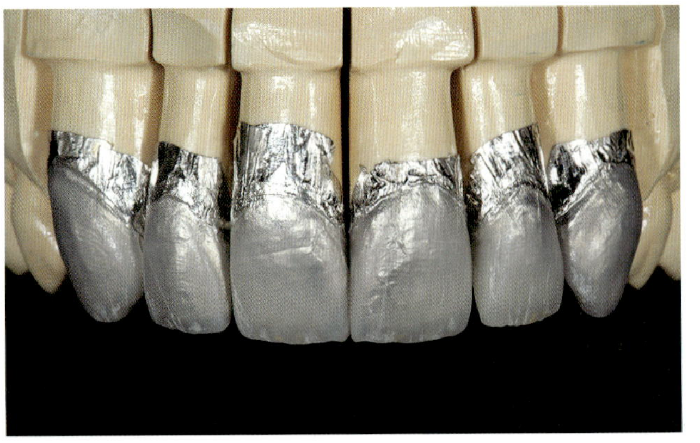

그림 12. 스테인 후의 상태. 라미네이트 베니어는 전체 축성량이 적기 때문에 축성 중에 입체적인 크랙 라인을 담기 어려우므로 1차 소성 후 인터내셔널 스테인 테크닉으로 표현하는 것이 효과적이다(노리타케 인터널 라이브 스테인의 화이트+마멜론 2).

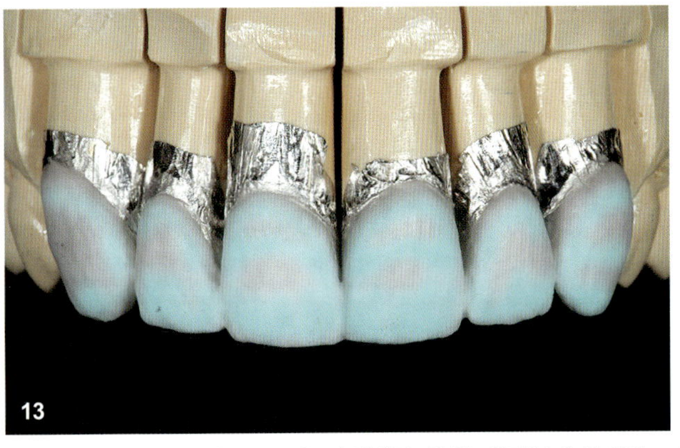

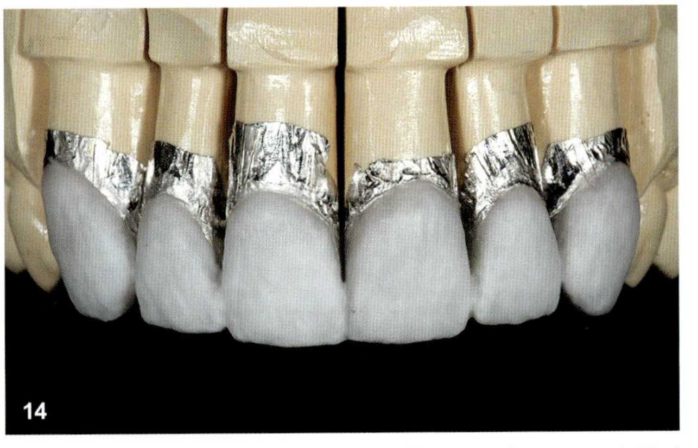

그림 13, 14. 2차 소성. PS-0을 라인앵글, 융선, 치경부에 축성하고 SI-1로 형태를 정돈한다. 희고 약간 불투명한 PS-0과 PS-0보다 투명하고 아주 옅은 노란빛을 띤 S1-1을 번갈아 축성하면 한정된 공간 안에서도 색과 투명도의 대비를 표현할 수 있어서 도재의 수가 적어도 단조롭지 않은 깊이감을 낼 수 있다.

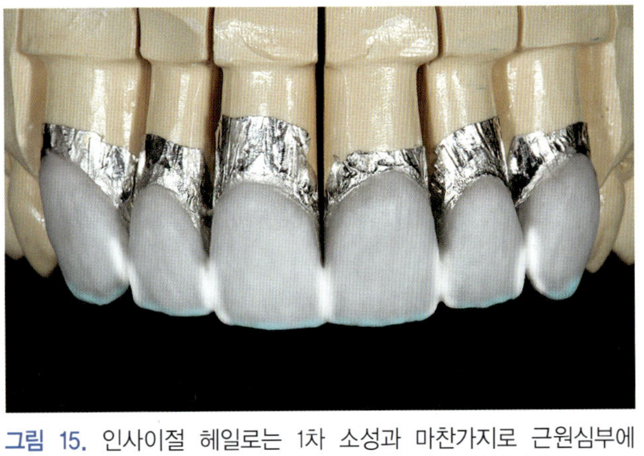

그림 15. 인사이절 헤일로는 1차 소성과 마찬가지로 근원심부에 D-A1:PS-0=1:1, 절연부에 PS-3과 PS-0으로 표현하였다.

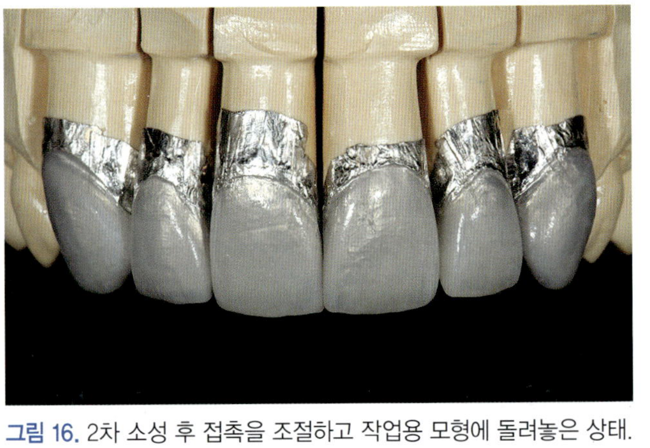

그림 16. 2차 소성 후 접촉을 조절하고 작업용 모형에 돌려놓은 상태.

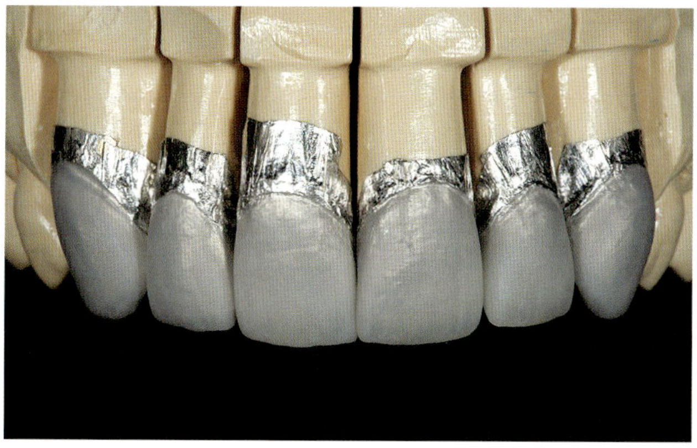

그림 17. 형태 수정 후의 상태.

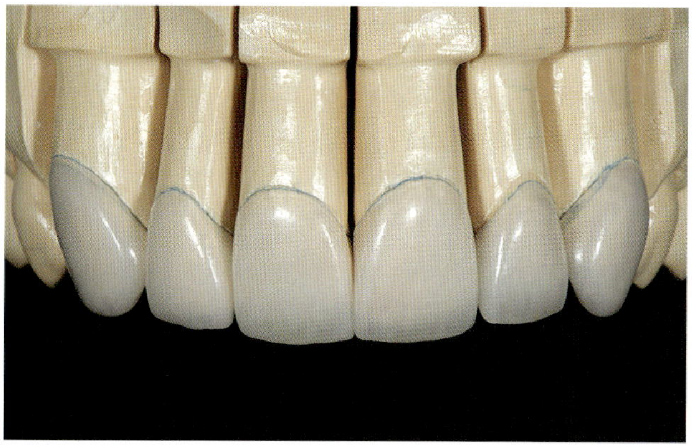

그림 18. 글레이징 후 백금박을 제거하여 작업용 모형에 되돌려 놓고 모형을 완성한다.

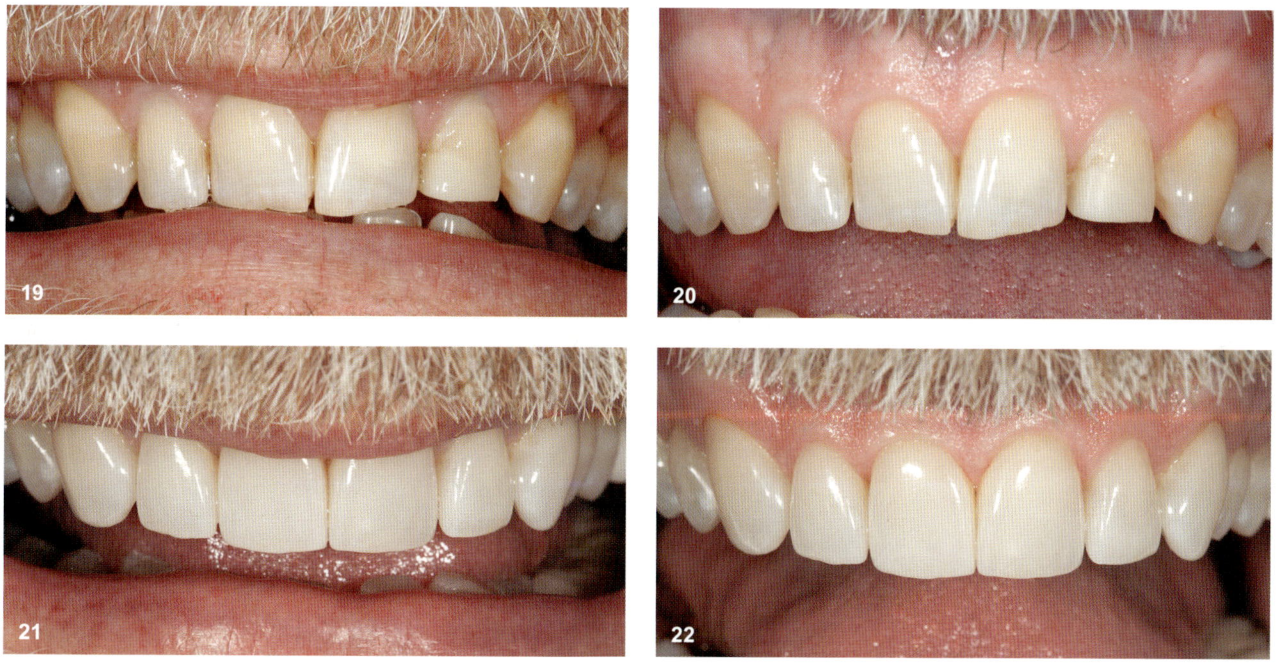

그림 19~22. 술전 및 보철장치 장착부터 약 2년 반이 경과한 시점의 비교.

* * *

후일담으로, 구강 내 장착 후 담당 치과의사가 전해 온 소식에 의하면 상악 좌측 중절치 끝부분에 기포가 들어갔으나 그리 부자연스럽지 않아 그대로 장착하였다고 한다. 술후 2년 반이 지나 사진을 찍으러 갔을 때 처음으로 환자와 만났다(그림 19~22). 개인적으로는 기포가 계속 신경 쓰였지만, 포셀린으로는 만들 수 없는 예쁜 캐릭터라는 치과의사의 말에 셋이 함께 웃었다. 환자는 주변 사람들도 라미네이트 베니어를 장착하고 있는지 눈치채지 못하고, 자연스럽게 되어서 만족한다고 하였다.

Part 3

2 치질의 색조를 활용한 하악 양측 측절치 제작

Tetsuro Kubo (久保哲郎)
주식회사 oral design OSAKA(오사카부 히라카타시)
E-mail: oral.design.osaka@gmail.com

프레임 재료 'Aadva 시스템'(GC)
사용 도재 'Creation ZI-CT'(일본치과상사)

심미 재현에서는 메탈세라믹이든 올세라믹이든 목표 치아의 명도를 정확히 파악하는 것이 가장 중요하다는 것은 변함이 없다. 그러나 보철장치의 구조상 명도에 접근하기 위해서는 각각에 대한 연구가 필요하다.

과거에 필자는 메탈세라믹의 명도 조절에는 오펙의 취급, 사용방법이 결정적으로 중요하다고 발표하였다[1]. 이것은 지대치 상태나 색조를 한번 백지화하여 제로에서부터 색을 만들어 가는 것이기 때문에 메탈세라믹의 구조상 약점 및 우위성에 기초한 임상적 사고방식이다. 반면 올세라믹의 경우 지대치로부터 적잖이 영향을 받기 때문에 메탈세라믹과는 또 다른 어려움이 있다. 기본적인 사고방식은 크게 그 지대치의 색이 '사용할 수 있는지 없는지'의 판단에 의해 나뉘며 이에 따라 결과가 크게 달라진다고 생각한다. 변색 등이 강해 지대치 색을 '사용할 수 없는' 경우에는 메탈세라믹에서의 사고방식이 큰 도움이 된다. 그러므로 올세라믹이라 하더라도 오펙의 사용도 포함한 접근이 필요해질 것으로 생각한다.

여기에서는 언뜻 보아 지대치 색상은 사용할 수 없다고 판단해도 이상하지 않은 상태의 지대치를 일부러 마스킹 방법을 취하지 않고 좋은 결과를 얻을 수 있었던 증례를 소개하고 캐릭터 표현 및 축성 방법을 제시하겠다.

셰이드 테이킹

실활치로 인한 심미 장애가 주소인 50세 여성 환자이다. 본 증례는 Aoshima Tetsuji 선생님(사이타마현 이루마시, 아오시마 덴탈오피스)의 증례이기 때문에 당연히 필자가 진료실에 입회하여 사진 촬영과 셰이드 테이킹을 하지는 않았다. Aoshima 선생님이 촬영한 사진(그림 1, 2)을 참고로 하여 PC 상에서 셰이드 테이킹을 하였다. 프레젠테이션용 소프트웨어인 'Keynote'로 목표 치아를 잘라 내고 셰이드 가이드와 배열하여 비교한다(그림 3, 4). 이 시점에서는 섬세한 캐릭터를 볼 필요는 없고 전체의 명도를 읽는 것에 집중하기 때문에 채도를 0으로 하여 밝기만 나타나도록 사진을 가공한다(그림 5, 6). 당연히 목표 치아와 셰이드 가이드는 가급적 같은 거리와 각도에서 촬영하는 것이 바람직하다. 이 그림에서 목표 치아 밝기는 A3.5와 A4의 중간이라고 판단하였다.

밝기를 잘 모를 때는 사진을 작게 하면 명도가 확연히 보인다(그림 7). 또 편광 필터인 '폴라 아이즈'(AG PAC)로 촬영된 셰이드 사진 또한 캐릭터를 읽는 데 매우 도움이 된다. 당연히 명도 판단에 참고도 되지만 반사광을 억제해서 내부 캐릭터를 잘 파악할 수 있다(그림 8, 9). 지대치에는 파이버 포스트가 장착되어 있지만 치경부 부근에는 치질이 남아 있는 것을 알 수 있다. 다소 변색은 있지만 환자 고유의 캐릭터와 비슷하기 때문에 이것은 마스킹하지 않고 적극적으로 활용하기로 하였다.

여담이지만 담당 치과의사인 Aoshima 선생님은 적극적으로 다이렉트 본딩 치료를 도입하고 있어, 이른바 보철치료와 레진에 의한 보존치료가 한 구강 내에서 혼재하는 경우가 많다. 이때 본 증례에서도 그러하듯 다이렉트 본딩을 종료하고 나서 보철을 할 것인지, 그 반대로 할지를 두고 논란이 되는 일이 많다. 당연히 나중에 맞추는 쪽이 기량에 부담이 가므로 필자는 크라운을 먼저 제작할 수 있을지를 부탁하는데, 이번에도 먼저 다이렉트 본딩이 이루어진 후에 보철수복을 하게 되었다. 그러한 것도 가미한 캐릭터를 지르코니아 크라운에 표현하는 축성 단계를 그림으로 나타내었다(그림 10~42).

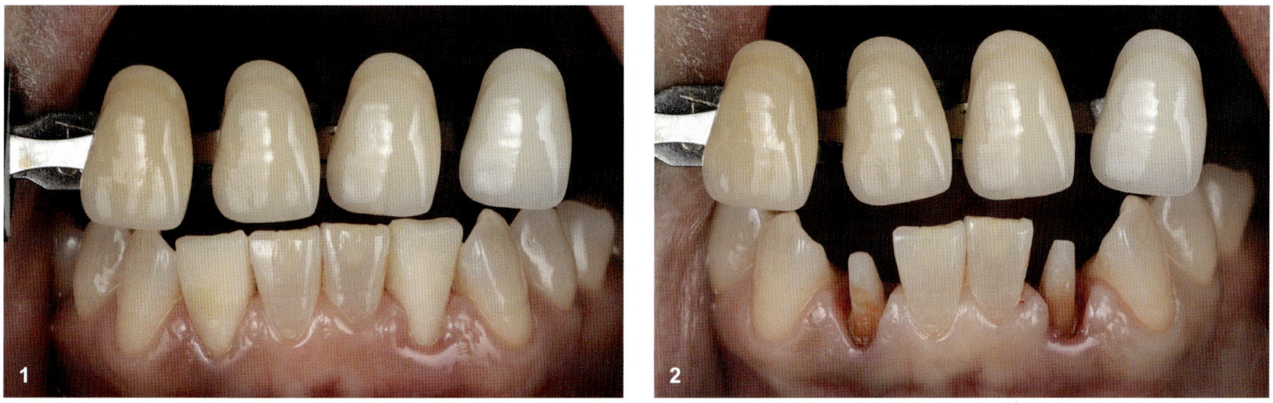

그림 1, 2. 셰이드 테이킹. 탭은 왼쪽부터 VITA Lumin 셰이드 가이드의 A2, A3, A3.5, A4이다.

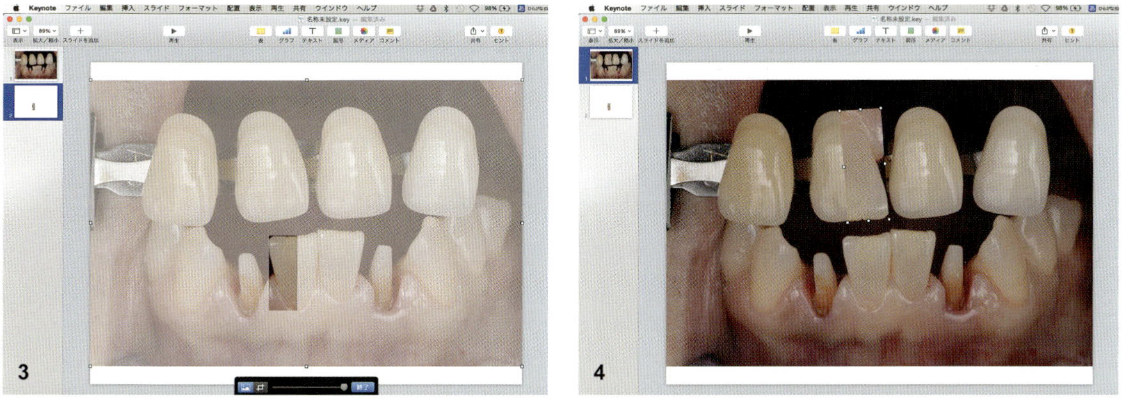

그림 3, 4. PC 상에서의 셰이드 테이킹. 프레젠테이션용 소프트웨어인 'Keynote'로 목표 치아를 잘라 내고 셰이드 가이드에 나란히 붙여 넣는다.

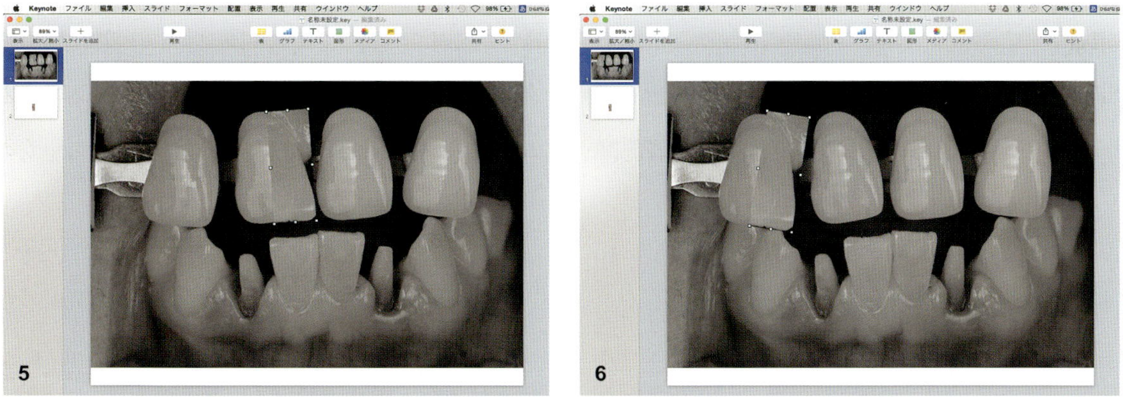

그림 5, 6. 전체의 명도를 읽기 위하여 채도를 0으로 해서 밝기만 보이도록 가공한다. 이 그림에서 보이듯 목표 치아의 밝기는 A3.5와 A4의 중간이라고 판단하였다.

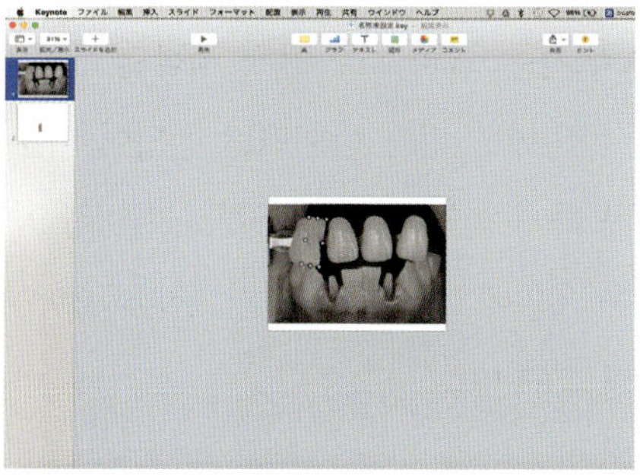

그림 7. 밝기를 잘 모르겠으면 사진을 작게 하면 명도 판단이 쉽다.

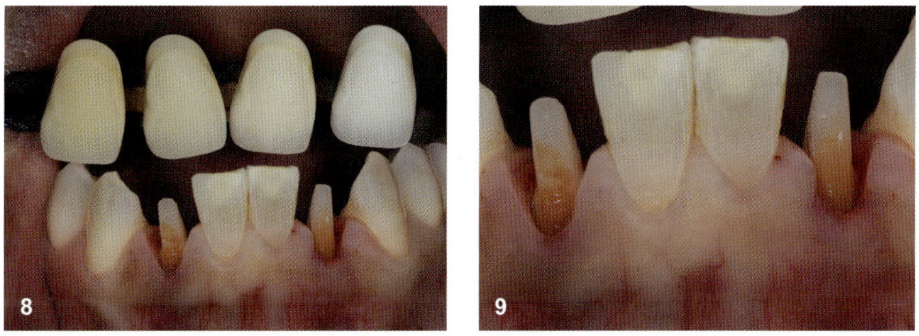

그림 8, 9. 편광 필터인 '폴라 아이즈'(AG PAC)로 촬영된 셰이드 사진도 캐릭터 읽기에 매우 도움이 된다.

축성 단계

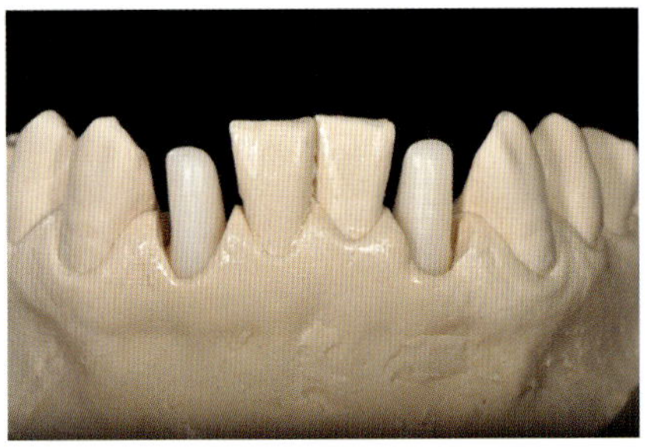

그림 10. 본 증례의 프레임은 'Aadva 시스템'(GC)의 프레임 셰이드 A1을 사용하였다.

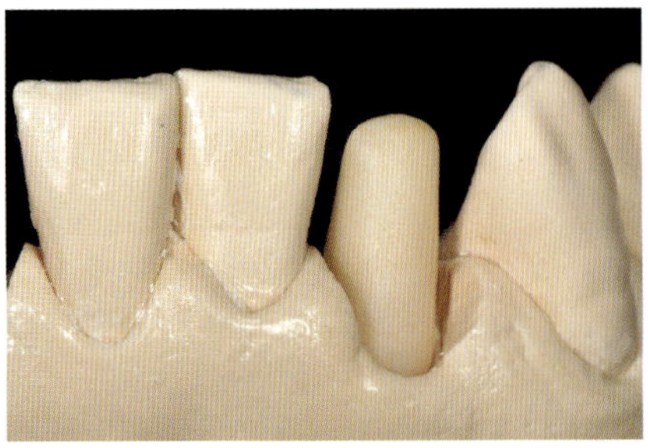

그림 11. IN-5로 프레임의 기초 처리를 하였다.

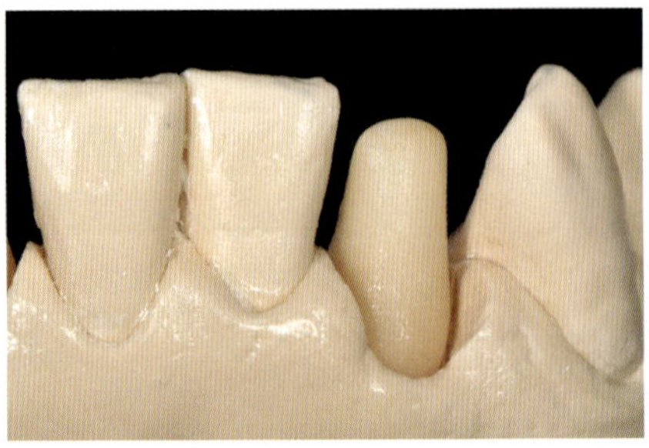

그림 12. 프레임 자체의 컷백은 하지 않고 이른바 서비컬로서 SP24+SP25를 축성시켰다.

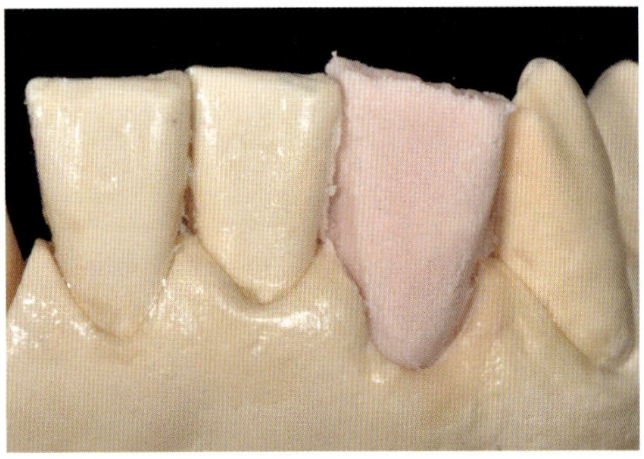

그림 13. 통법대로 덴틴 도재를 축성한다. 이번에는 A3.5와 A4의 사이 정도의 명도가 목표이기 때문에 DA3.5에 OD43을 1/4 양 정도 혼합하고, 그것에 IN-1을 1/64 양 혼합하였다. 이러한 배합은 메탈세라믹용 도재인 Creation CC를 사용한 경험이 도움이 되었다.

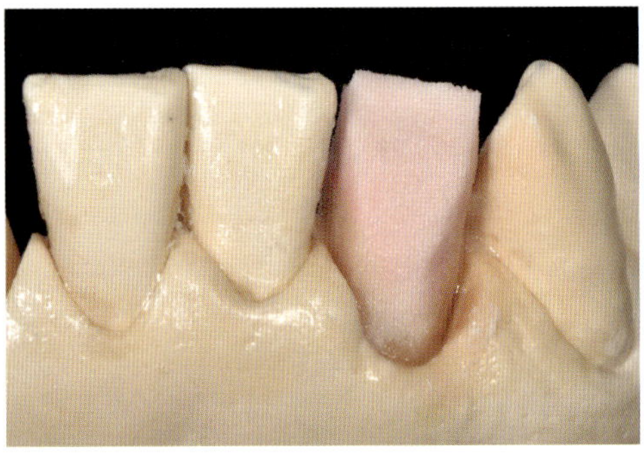

그림 14. 컷백.

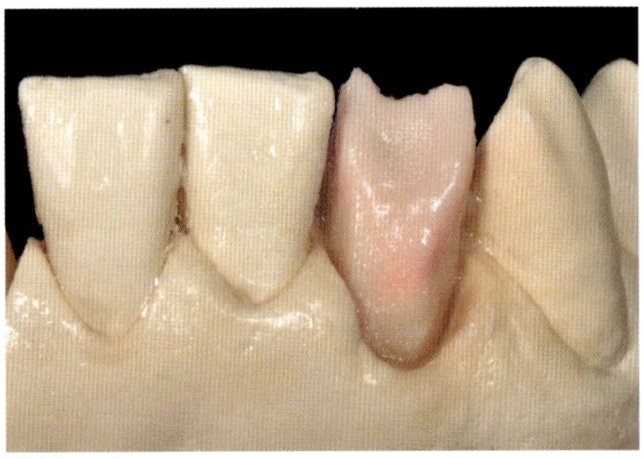

그림 15. 어둡게 보이는 부위에 일루전을 스며들게 하였다.

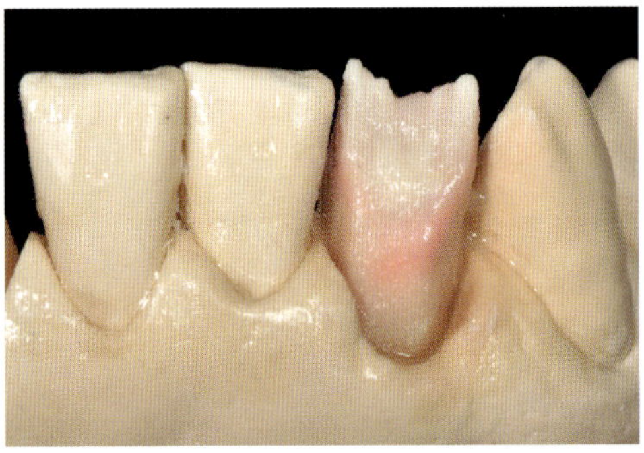

그림 16. MI-63, MI-65 등 발색이 강한 도재로 마멜론을 표현한다.

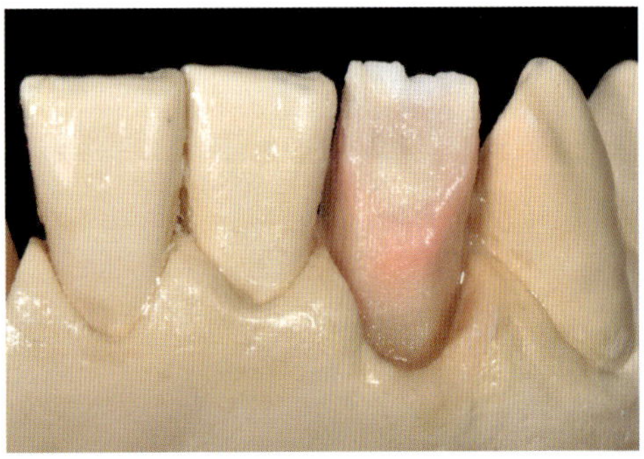

그림 17. TI-1, TI-4, HT-53 등으로 내부 캐릭터를 표현하기 위한 '벽'을 축성한다.

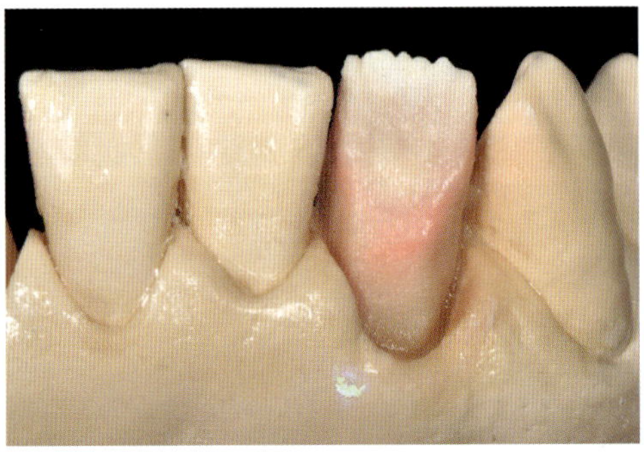

그림 18. '벽' 위부터 MI-63, MI-65로 섬세하게 마멜론을 그려 간다.

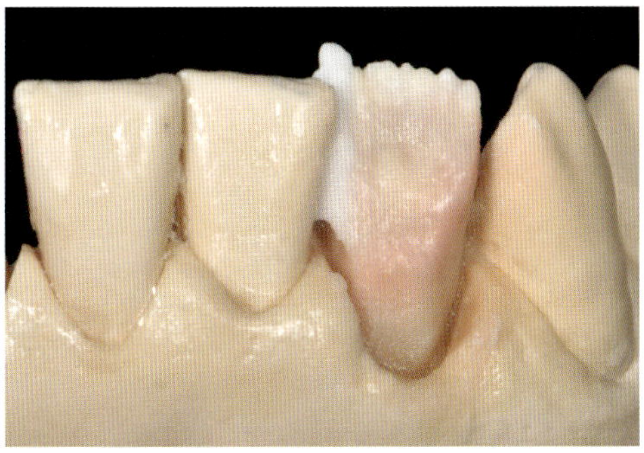

그림 19. 내부 투명층의 TI-1로 인접면의 푸른 투명감을 표현한다.

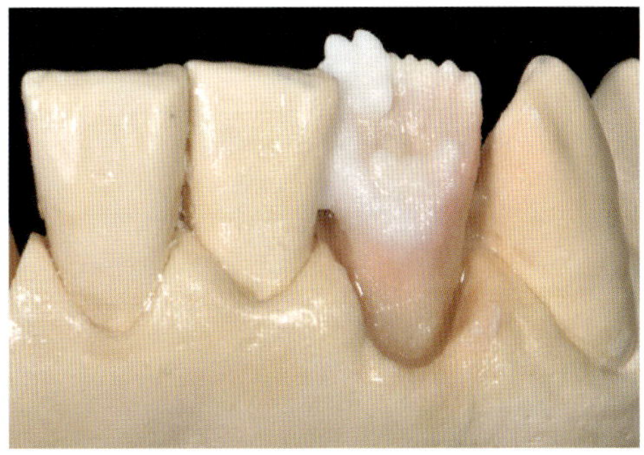

그림 20. TI-4, TI-5, HT-53 등으로 내부 투명층의 복잡성을 표현한다.

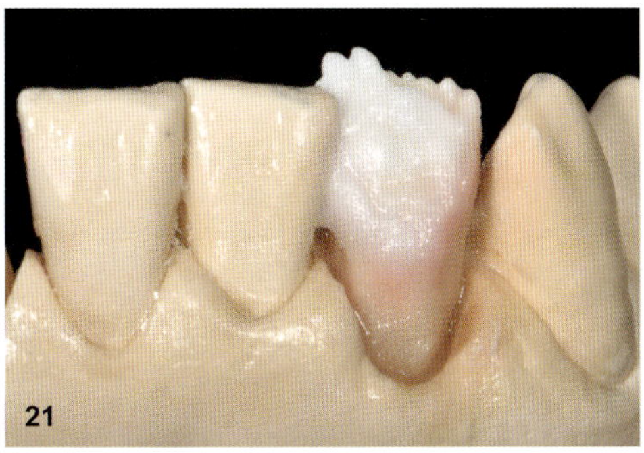

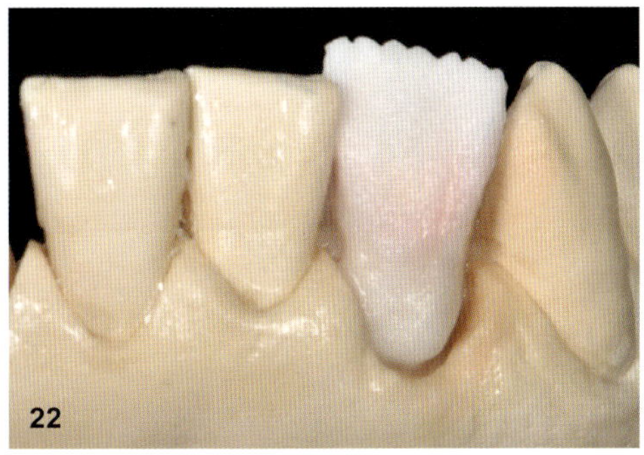

그림 21, 22. 이번 증례는 다수의 에나멜 크랙이나 다이렉트 본딩에 의한 복잡한 캐릭터가 존재하기 때문에 일단 소성하고 나서 내부 스테인을 병용하기로 하였다. 따라서 소성된 후의 표면 고르기를 최소한으로 하기 위해 축성 단계에서 어느 정도 고르게 축성한다. 본래 다색축성 테크닉에서는 금지행위이지만 경우에 따라서는 유연하게 받아들여도 좋지 않을까 생각한다. 치경부에는 HT-53+T1-5로 검붉게 물든 분위기를 표현하였다. 여기까지 해서 소성한다.

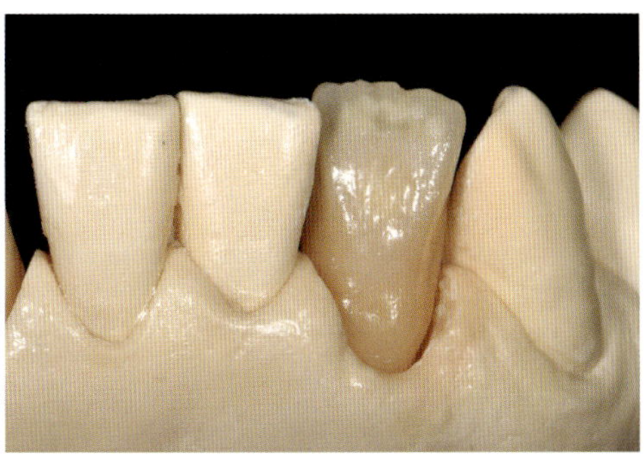

그림 23. 소성 후 한 층 표면을 고르는 동시에 교합조절하고 절연의 길이를 조절한다.

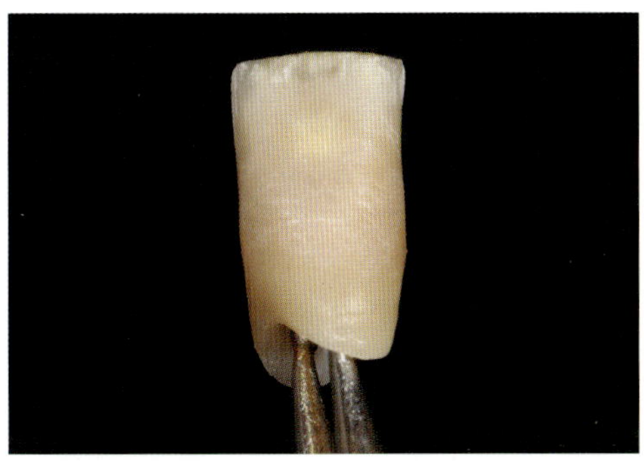

그림 24. 1차 내부 스테인은 주로 주파조와 평행으로 주행하는 캐릭터를 표현한다.

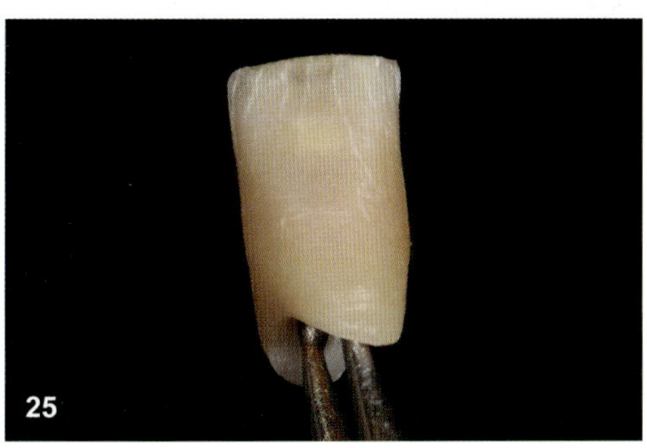

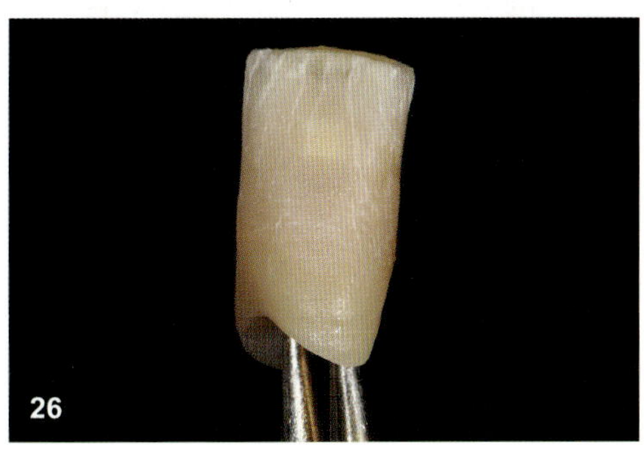

그림 25, 26. 2차 스테인에 에나멜 크랙 등의 세로 캐릭터를 표현한다.

축성 단계

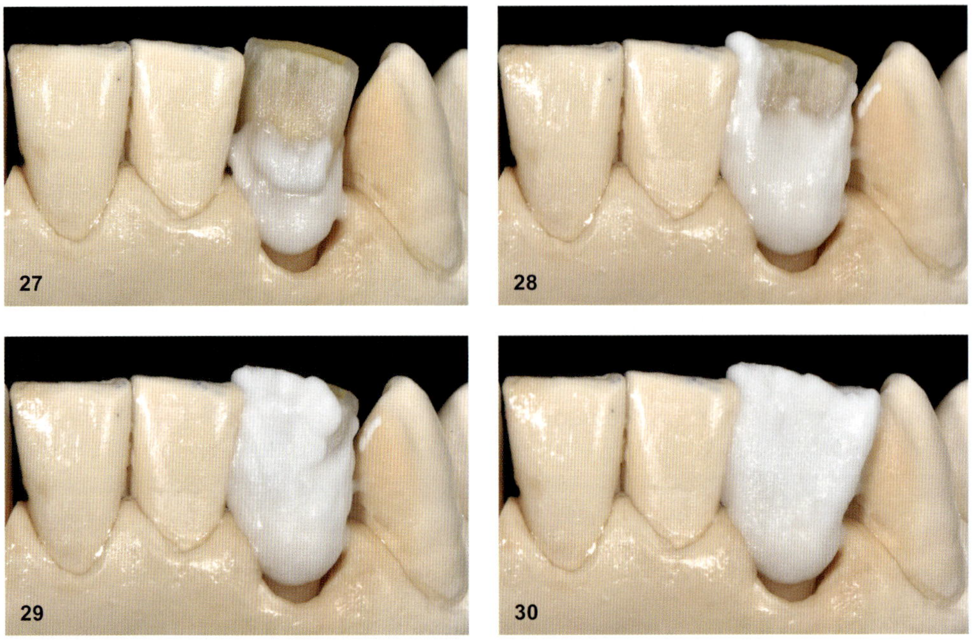

그림 27~30. 최고표층의 에나멜부 축성. 치경부에 HT-52+HT-35를 축성하고 그 위에 일루전으로 깊이감을 강조한다. 또한 그레이 트랜스루센트인 TI-5를 축성한다. 절연측에는 SI-01, SI-03, SO-10, SO-11을 축성한다.

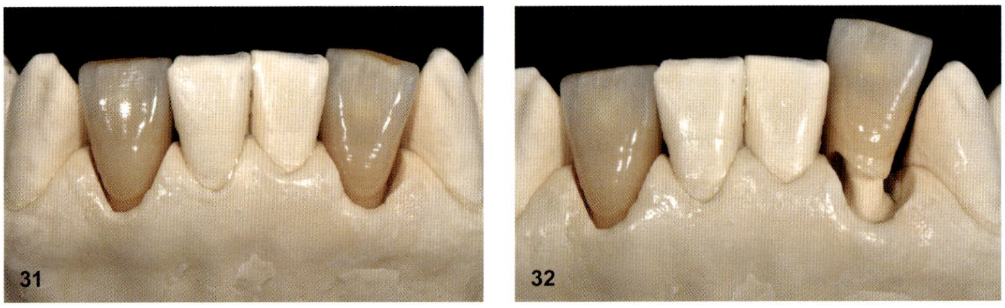

그림 31, 32. 모형 완성.

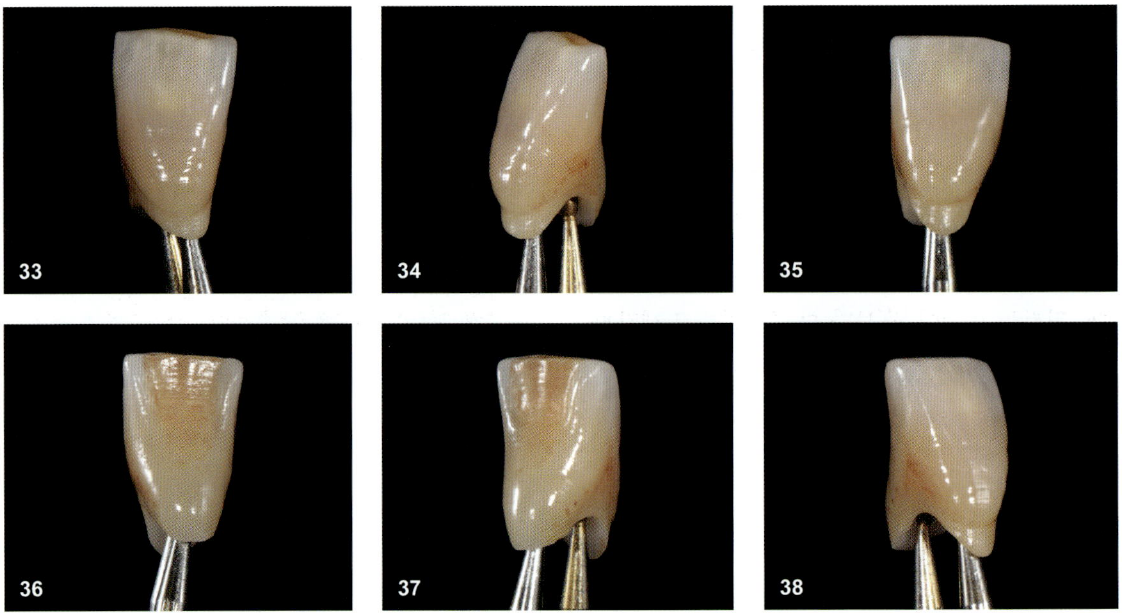

그림 33~38. 크라운 외관.

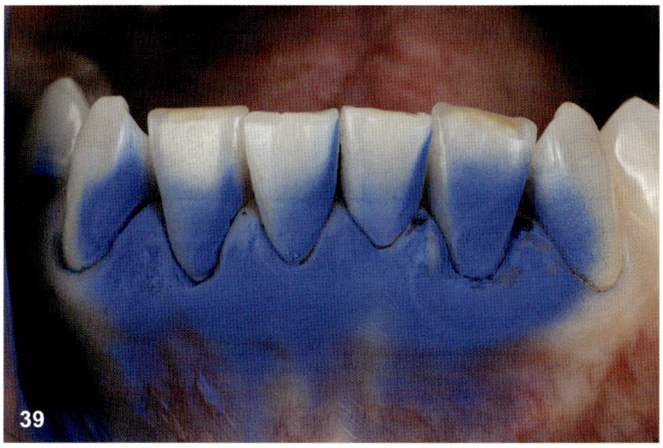
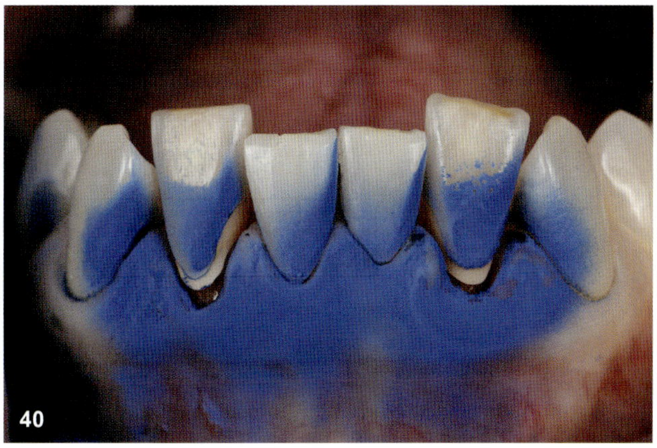

그림 39, 40. 구강 내에 시적하여 접합상피부에 마진이 설정되어 있는지, 적절한 S 셰이프 프로파일이 부여되어 있는지를 확인한다.

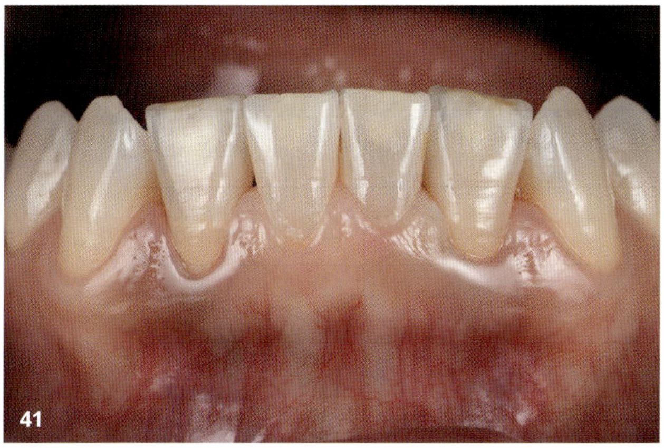
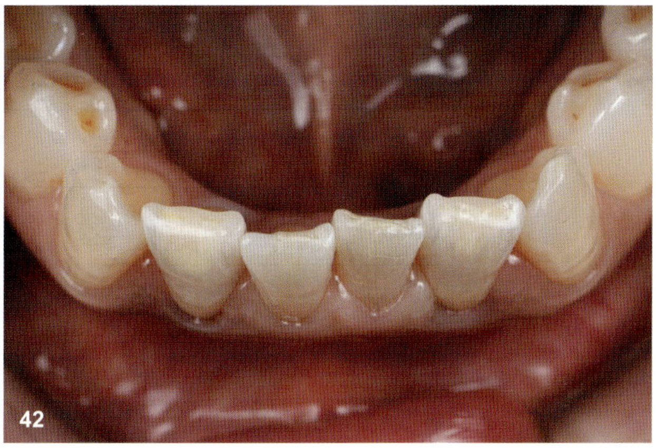

그림 41, 42. 구강 내 장착.

※ ※ ※

이번 증례는 캐릭터가 강해서 내부 스테인 테크닉을 병용하여 축성하였다. 하지만 중요한 것은 어디까지나 치아의 명도를 맞추는 것이며 오버 캐릭터에 의한 명도 저하는 피해야 한다는 것이다. 특히 폴라 아이즈를 사용한 사진으로는 캐릭터가 과장되어 보이므로 주의가 필요하다고 생각한다. 그리고 그보다 치주조직이 이를 수용하고 자연치와 조화될 수 있는 보철장치의 재료와 형태에 유의하는 것이 더 중요한데, 필자는 이것이 '색'보다 더 중요하다고 생각하고 있다. 도구나 재료가 점점 더 진화하고 있는 가운데 치과 보철치료의 우선순위를 정하고 여러 가지를 취사선택하는 전문가로서의 센스도 필요하지 않을까 한다. 최신이 최선이라고 할 수는 없다는 것을 동료나 환자에게 용기를 가지고 전달할 수 있는 파트너가 없으면 이러한 결과는 얻을 수 없다고 생각한다.

참고문헌

1) 久保哲郎：メタルセラミックスレストレーションの審美的限界点追求のためのオペーク実験とその考察. 歯科技工別冊／審美修復のための補綴物製作技法とコラボレーションメソッド. 医歯薬出版, 東京, 2012.

Part 3

3 근원심 색조 차이의 표현

Toshihisa Minesaki (峯﨑稔久)
ZAHN DENTAL LABORATORY(가고시마현 가고시마시)
E-mail: toshi.minesaki104@gmail.com

프레임 재료 'Prettau Zirconia'(Zirkonzahn)
사용 도재 'Creation ZI-F'(일본치과상사)

세라미스트에게 특히 전치부 단관 보철장치의 색조 재현은 큰 보람과 스트레스가 혼재된 작업일 것이다. 실제로 인접치와의 구별이 어려운 보철장치가 구강 내에 장착되었을 때에는 그동안의 노력이 보상받는 느낌에 자신감이 생기지만, 반대로 인접치와 조화를 이루지 못해 재제작하게 될 경우 동기부여를 유지하기 어렵다.

전치부 보철은 환자 자신도 색상 차를 인식하기 쉬워 높은 수준의 조화를 요하는 영역이다. 따라서 색조를 구현하기 위한 지식과 기술은 세라미스트에게 있어 필요 불가결한 것이다. 또한 치아의 색조와 특징은 환자에 따라 다양하기 때문에 그에 맞는 축성 방법을 선택할 필요가 있다. 그러므로 사용하는 도재의 특징을 세세하게 이해하는 것이 만족스러운 결과를 얻는 지름길이 된다. 여기서는 필자가 항상 하고 있는 셰이드 테이킹부터 치아의 특징 인식과 색조 분석, 이를 바탕으로 한 축성 방법을 소개한다.

색조 분석과 축성 계획

그림 1은 셰이드 테이킹 시의 반대편 동명치(목표 치아)이다. 목표 치아 절연측 1/2의 근심에서 중앙까지 약간의 변색과 표면에 부착된 스테인에 특징이 보이지만 기본적으로는 단순한 색조의 치아이다. 또 절연부에 보이는 투명층은 보통의 촬영에서는 확인하기 어렵지만, 트윈 플래시를 한쪽만 사용하면 내부의 존재를 확인할 수 있다(그림 2). 치아의 특징은 기본적으로 에나멜에서 표면에 걸쳐 존재한다. 그렇기 때문에 상아질 부분에 해당하는 첫 번째 베이크에 따른 내부 구조는 기본인 2~3색의 도재로 표현하고, 목표 치아의 특징인 흰 띠나 근원심 변연융선의 색조 차이는 에나멜질 부분에 해당하는 인터널 스테인과 두 번째 베이크에서 표현한다(그림 3~31).

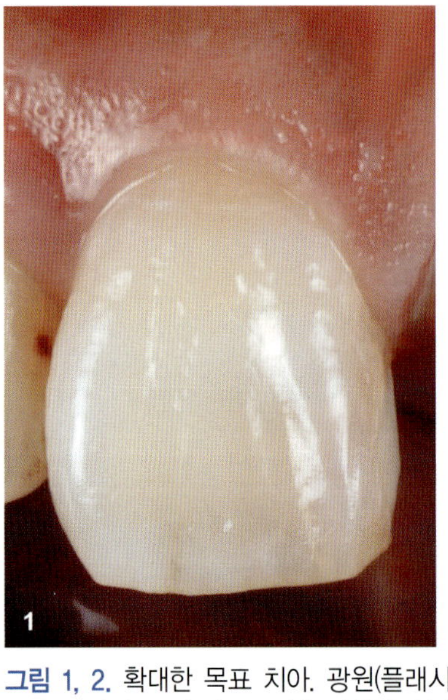
1

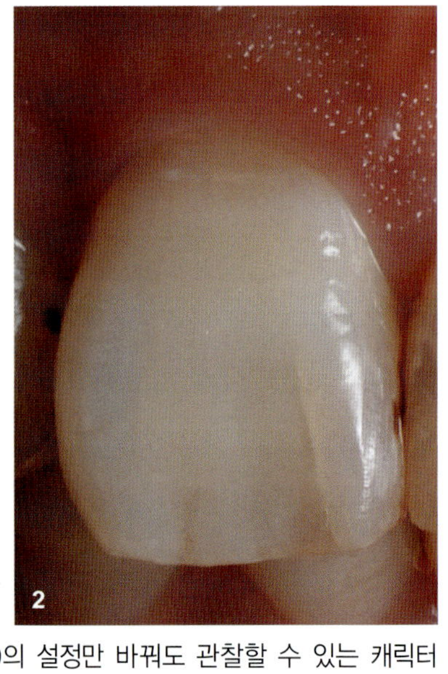
2

그림 1, 2. 확대한 목표 치아. 광원(플래시)의 설정만 바꿔도 관찰할 수 있는 캐릭터는 늘어난다. 그림 2는 투명층 관찰을 위해서 트윈 플래시 중 한쪽만을 사용하였다.

축성 단계

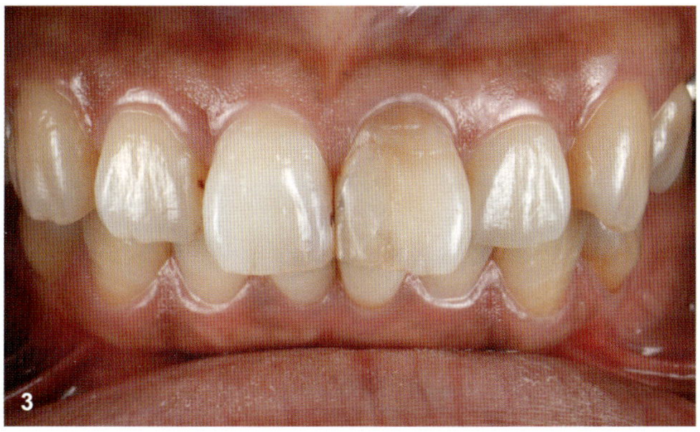

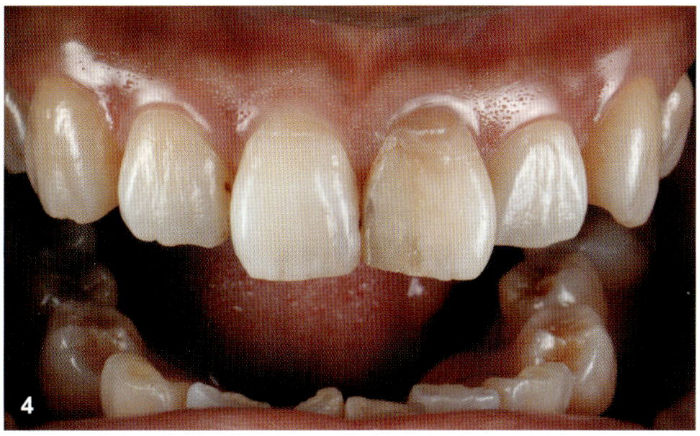

그림 3, 4. 초진 시 구강 내. 보철 부위는 상악 좌측 중절치이다.

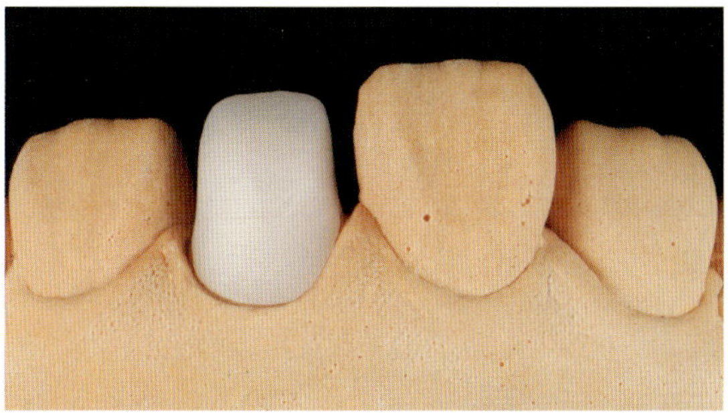

그림 5. 지르코니아 프레임의 상태. 프레임 형태는 증례에 따라 다소 변화는 있지만 기본적으로는 목표 치아의 색상 재현에 방해가 되지 않도록 한다. 또 프레임의 셰이드는 이번에는 A3을 사용하였다.

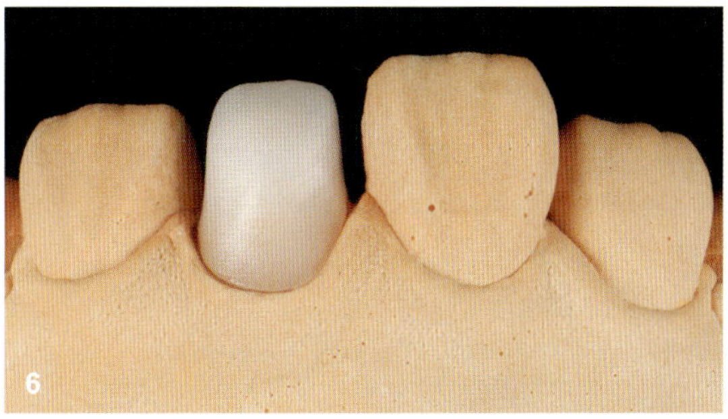

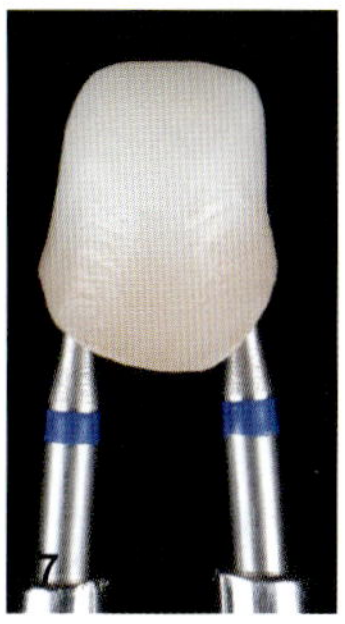

그림 6, 7. 지르코니아 프레임 스테인. 목표 치아의 치경부에서 브라운 계열의 색을 확인할 수 있으므로 먼저 프레임에 Make up Neo F8로 착색해 놓는다. 이것은 도재로 표현하는 경우도 있지만 공간량에 따라 다르게 한다.

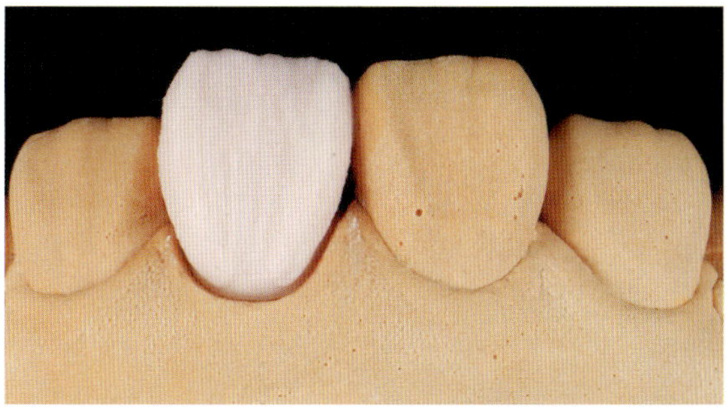

그림 8. 바디 도재의 축성. A3 body로 외형을 수복한다.

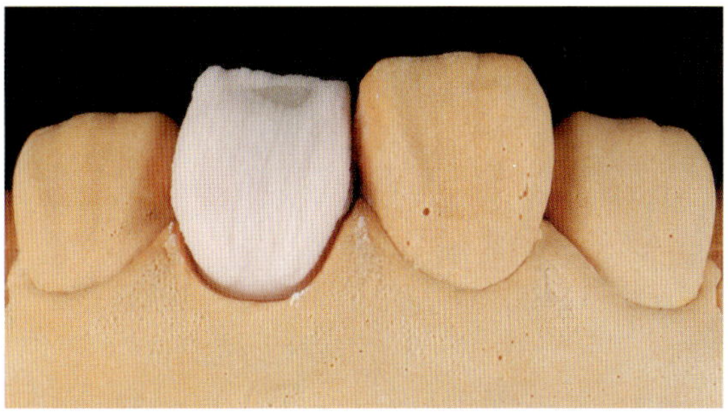

그림 9. 컷백 상태. 이후의 단계에서 내부 구조 등의 축성을 위해 절연 부근의 컷백 양은 크게 한다. 이 단계에서는 프레임이 노출되어도 상관없다.

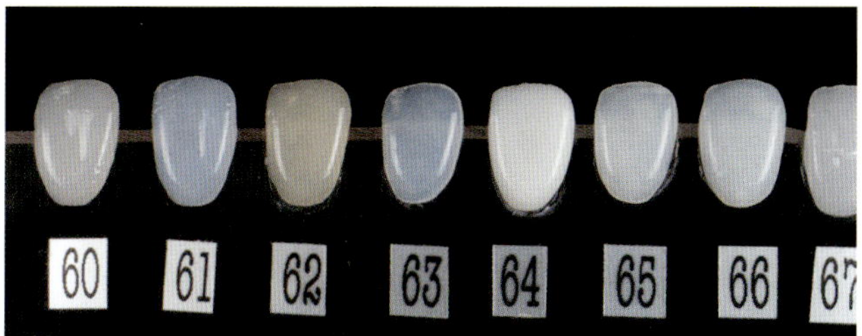

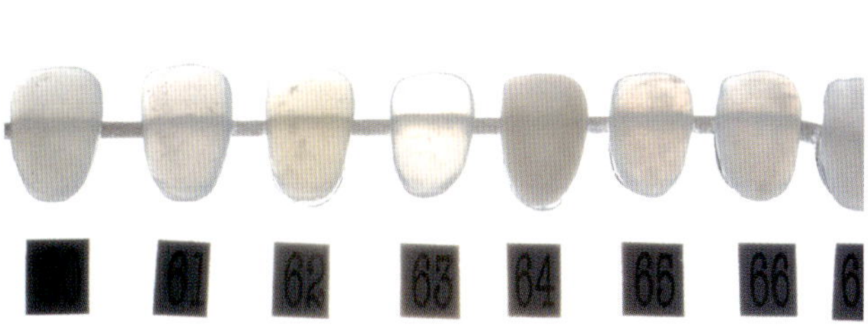

그림 10, 11. 절연부 표층은 최종적으로 오팔 도재로 피복하여 완성한다. 여기에는 절연 부분에서 쉽게 확인할 수 있는 자연치가 가진 오팔 효과를 재현하려는 목적이 있다. 또 목표 치아에 따라 절연 투명감이나 색조는 다르기 때문에 도재의 선택이 중요하다. 따라서 사용빈도가 높은 도재를 중심으로 혼합 비율을 바꾸어 샘플을 제작하면 도재 선택이 쉬워진다.

축성 단계

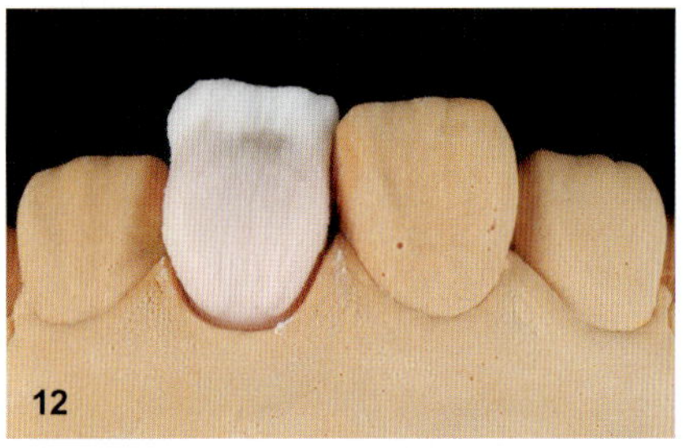
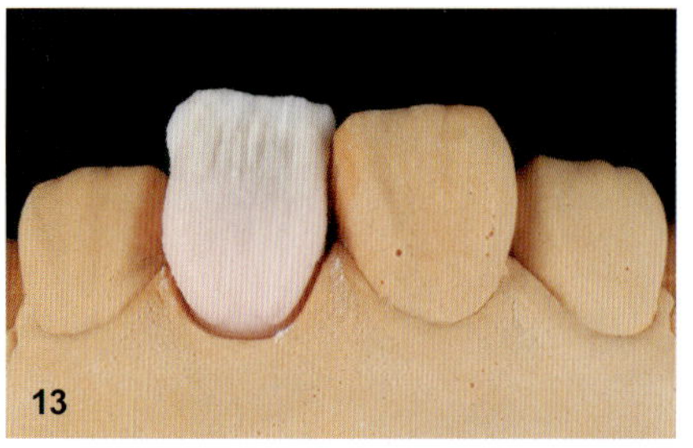

그림 12, 13. OT를 프레임 형태로 축성한 후 내부 구조의 형태를 재현하도록 A3.5 body를 축성한다. 바디로 사용한 A3 body보다 A3.5 body가 투광성이 낮기 때문에 소량 축성에서도 캐릭터를 재현하기 쉽다.

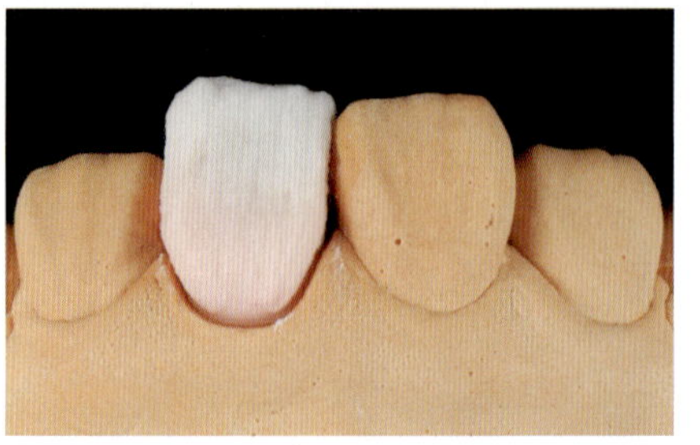

그림 14. 축성한 내부 구조를 덮듯이 OT를 축성한다.

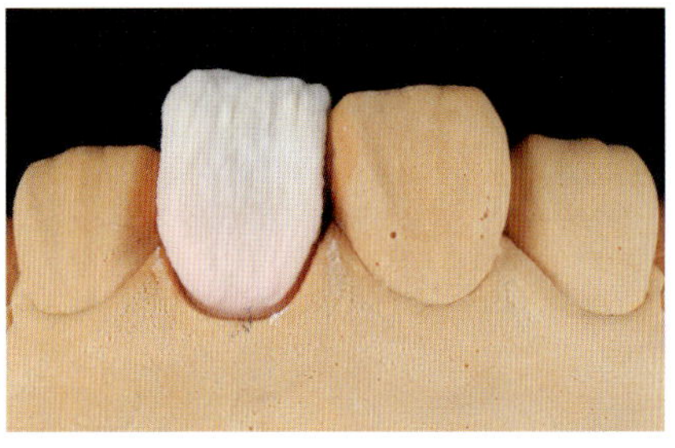

그림 15. 다시 A3.5 body로 내부 구조를 축성한다. 이때 첫 번째와 다른 부분에 축성함으로써 입체적인 캐릭터 차이를 만들 수 있다.

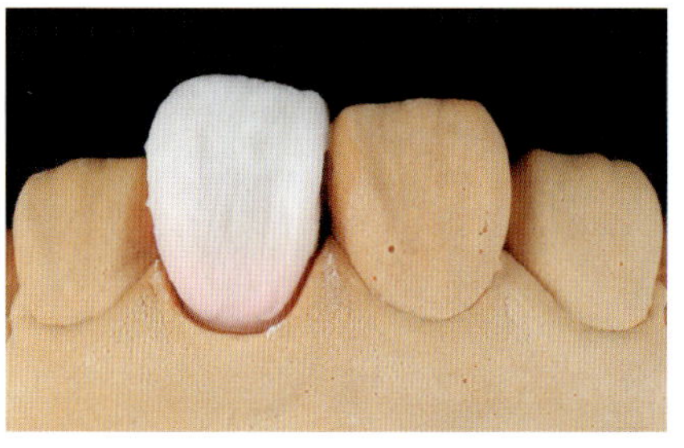

그림 16. 중앙에서 절연의 치관 절반을 덮듯이 OT를 축성한다.

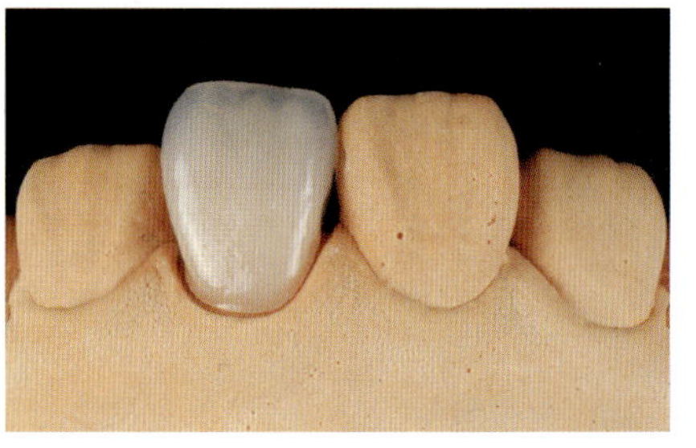

그림 17. 소성 후의 상태. 과부족이 있으면 이 단계에서 다시 축성한다.

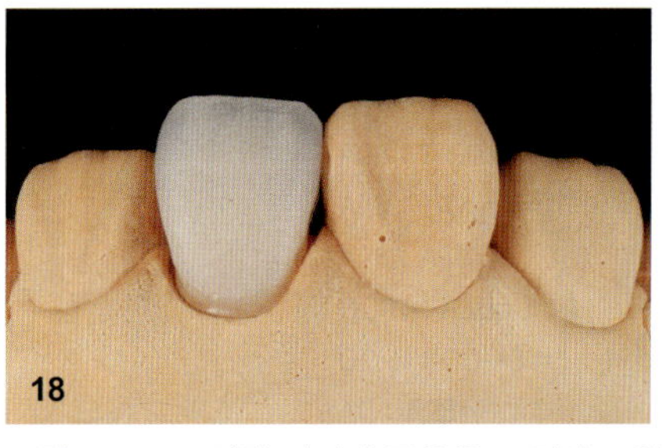
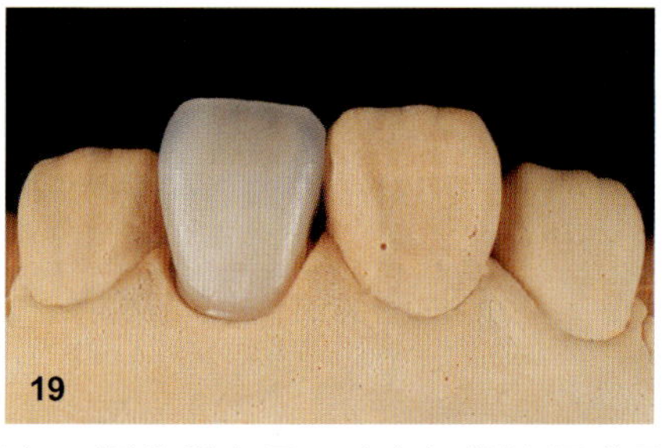
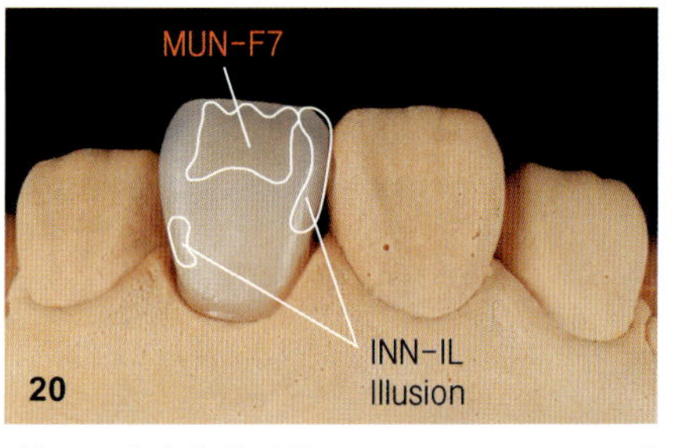

그림 18~20. 치관 길이나 풍융을 조절하고 인터널 스테인을 한다. 목표 치아의 절연 부근에 존재하는 오렌지계 색상은 Make up Neo F7로 재현하였다. 도재로 재현하는 것도 좋지만 확인하면서 색상을 조절하기에는 인터널 스테인이 리스크를 경감할 수 있어서 유리하다. 그 외 근심 변연융선 부분과 원심 치경부 부근에 일루전을 사용하였다.

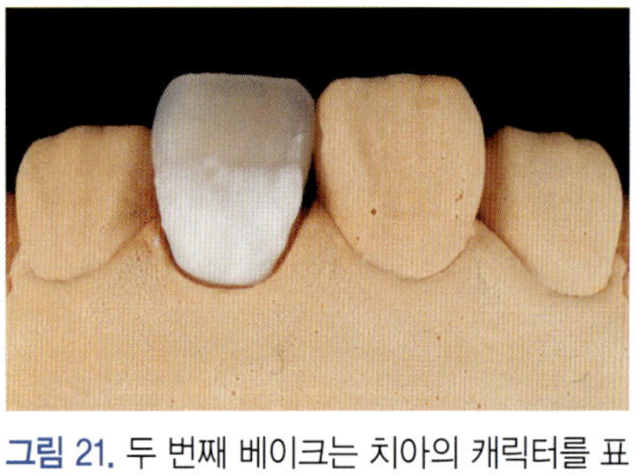

그림 21. 두 번째 베이크는 치아의 캐릭터를 표현하는 밑거름이기 때문에 첫 번째 베이크보다 사용하는 도재 수가 많아진다. 우선 치경부에서 치관 중앙까지 A3.5 body:CL-O=1:2를 축성한다. 이것은 노란색을 띠는 에나멜질을 표현하고 있다.

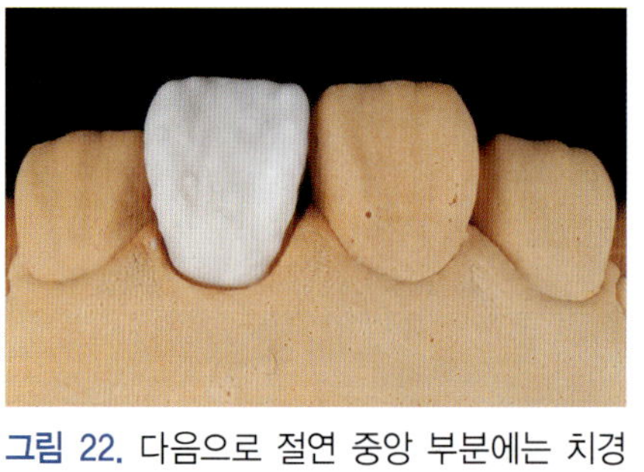

그림 22. 다음으로 절연 중앙 부분에는 치경부와 같은 A3.5 body:CL-O=1:2, 근원심과 절연 부분에는 OT를 축성한다.

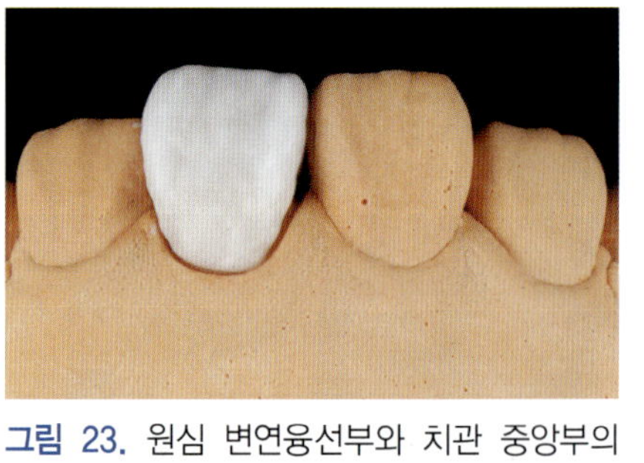

그림 23. 원심 변연융선부와 치관 중앙부의 흰 띠에는 OT:PS-O=3:1을 축성한다.

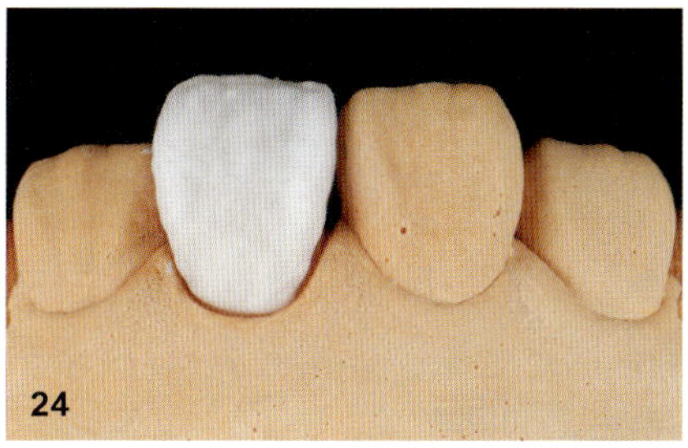

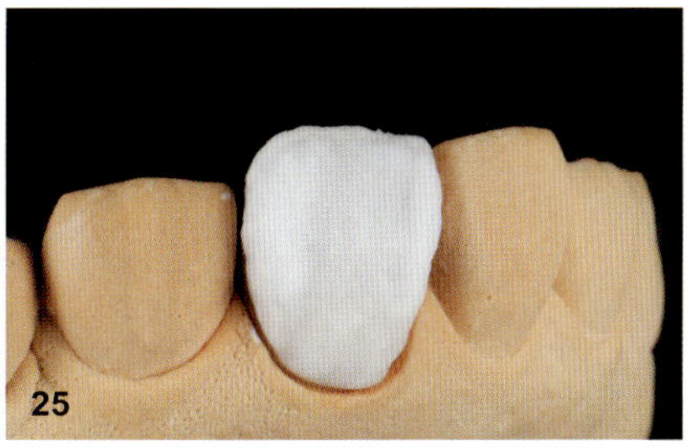

그림 24, 25. 인사이절 헤일로의 표현은 기본적으로 베이스 색이 되는 몸통과 같은 바디 도재를 사용하지만 이번에는 근심에 A4 body, 원심에 A3.5 body를 사용하였다. 이때 바디 도재가 표층에 나오면 색조의 차이가 명확해져 버리기 때문에 약간 설측 쪽으로 축성한다.

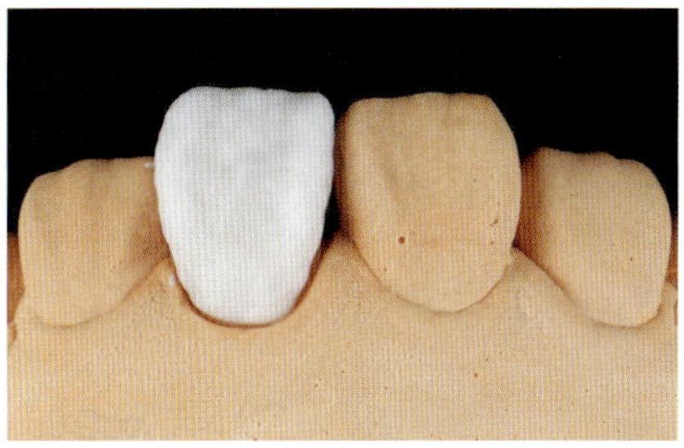

그림 26. 설측 쪽으로 축성한 인사이절 헤일로 부분을 덮듯이 OT를 축성한다.

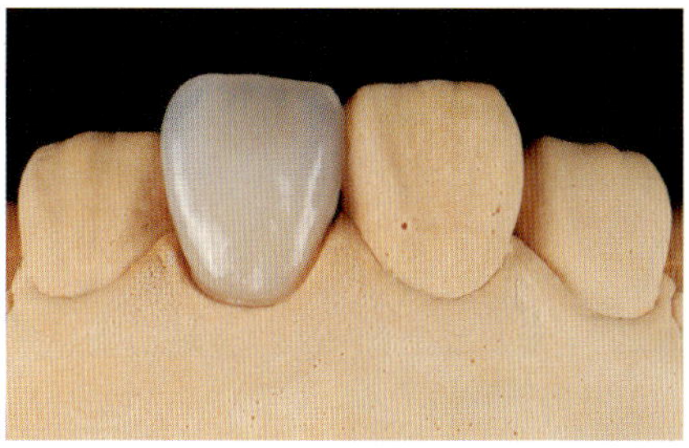

그림 27. 소성 후의 상태.

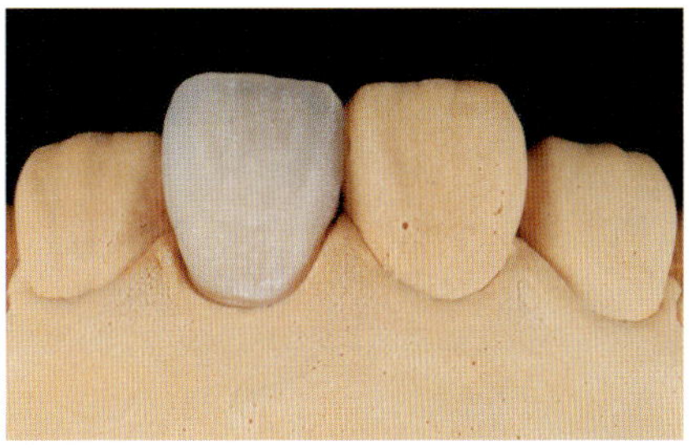

그림 28. 형태 수정 후.

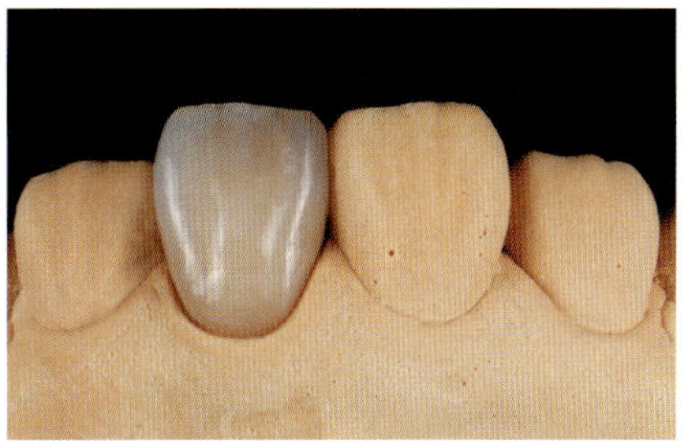

그림 29. 표면 스테인 후 글레이징과 연마, 광택을 조절하고 완성시킨다. 표면 스테인은 도재로 표현하기 어려운 화이트 스폿이나 표면 착색 등에 사용한다.

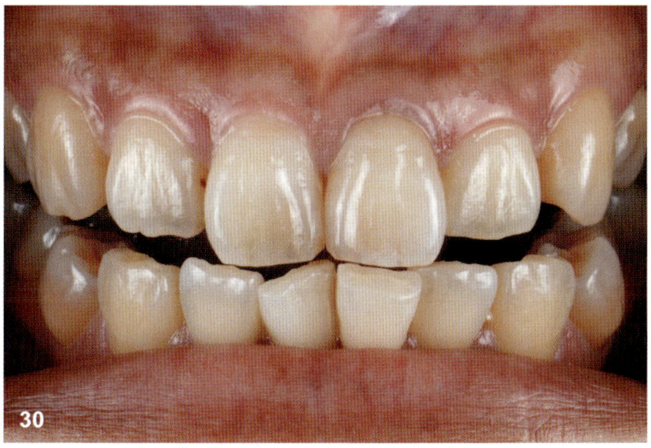

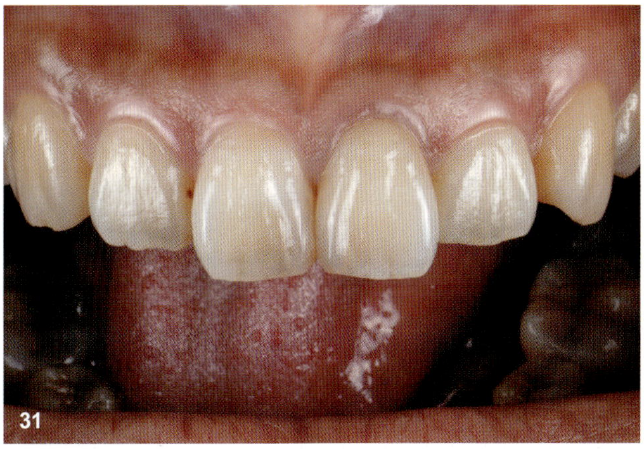

그림 30, 31. 보철장치 장착 후[증례 제공: Shuhei Higashi 선생님(가고시마현 기리시마시, 히가시 치과의원)].

Part 3

4 상아질 색조의 중요성

Takashi Takizawa (滝澤 崇)
oral design 彩雲(도쿄도 세타가야구)
E-mail: takizawatakashi7@gmail.com

프레임 재료 'Prettau Zirconia'(Zirkonzahn)
사용 도재 'Creation ZI-CT'(일본치과상사)

환자는 20대 여성으로 상악 우측 중절치를 지르코니아 프레임을 사용한 올세라믹으로 보철하게 되었다. 주소는 좌우 대칭적인 보철이지만 전치유도(anterior guidance)와 치관 길이의 균형을 맞추기 위해 약간 로테이션시켜 제작하였다. 본 증례에서 필자는 셰이드 테이킹이나 비스킷 베이크를 사용하지 않고 치과의사로부터 받은 사진 데이터만으로 색조를 판단하였다.

색조 재현에 중요한 요소

1. 상아질 색조 읽기

필자는 치아의 색조를 재현하는 데 가장 중요한 요소가 상아질의 색조라고 생각한다. 그것은 치아 전체를 관찰했을 때 색조를 구성하는 요소인 색상, 채도, 명도가 상아질에서 기인하고 있는 비율이 크기 때문이다. 표층의 에나멜층은 흰 띠 등의 캐릭터는 존재하지만 투광성이 높은 층이므로 비교적 치아 전체의 색조에 큰 영향을 미치지 않는다. 다시 말해 셰이드 테이킹을 할 때 에나멜층의 세세한 캐릭터만 관찰하는 것이 아니라 상아질이 어떤 색조로 되어 있는지를 중시하는 것이 중요하다고 생각한다. 표 1에 셰이드 사진(그림 1)에서 읽은 상아질의 색조와 VITA 셰이드 가이드와의 다른 점을 열거하였다.

이와 같이 임상에서는 VITA 셰이드 가이드 그대로의 상아질 색조를 가진 치아가 매우 적고, 치아의 색상과 명도는 대부분 VITA 셰이드와 다르다. 따라서 색상을 변화시킬 경우에는 덴틴 도재에 스테인을 혼합하고, 명도를 변화시킬 경우에는 오펙덴틴(OD)이나 투명층 도재를 혼합하여 대응하고 있다.

2. 명도의 설정

대화 거리에서는 채도, 색상, 명도 중 명도가 가장 중요하다. 투광성이 있는 지르코니아 포셀린의 색조는 지대치, 지르코니아 프레임, 시멘트 등의 포셀린 이외의 외적 요인에 기인하는 경우도 많아, 모방하고 싶은 치아와 지대치의 색조가 서로 멀어지면 멀어질수록 색조를 맞추기가 어려워진다. 특히 지대치와의 명도 차이를 조절하기가 어렵다. 지

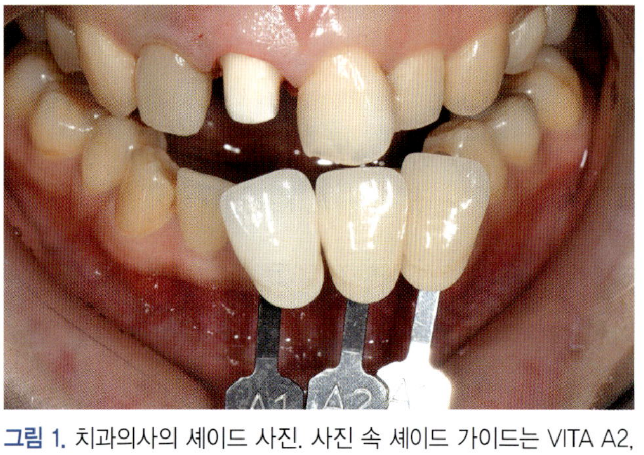

그림 1. 치과의사의 셰이드 사진. 사진 속 셰이드 가이드는 VITA A2, A3, A3.5이다. 자연치를 관찰하면 A3~A3.5 정도의 채도를 갖고 색상은 셰이드 가이드보다 오렌지 핑크색을 띠며 명도도 높다. 또한 지대치는 자연치에 비해 매우 명도가 높다.

표 1. 셰이드 사진에서 읽어 낼 수 있는 명도, 채도, 색상의 특징

색상	VITA 셰이드에 비해 약간 오렌지 핑크 방향으로 적색이동
채도	VITA 셰이드 가이드의 A3.5에 가까움
명도	VITA 셰이드 가이드의 A3.5에 비해 높음

대치 색조를 어느 정도 크라운에 반영할 것인지 혹은 차단할 것인지는 지르코니아 프레임의 투광성과 두께로 좌우되지만, 크라운의 명도를 크게 좌우하므로 매우 복잡한 선택이 된다. 그것들을 감안하면 지대치의 색조와 유사한 dummy 지대치를 사용한 색조 확인이 필수적이다.

단, 임상에서는 크라운 합착 후 얼마 지나지 않아 명도가 저하되는 경우가 종종 있다. 이것은 시멘트에 기인하는 것으로 알려져 있는데, Naoki Aiba 씨(Oral Design Center Monteray)의 고찰에 의하면 셰이드 테이킹 시의 지대치 건조가 합착 후에 되돌아와 투명감이 증가하기 때문에 일어나는 경우도 있다고 한다. 지대치의 재질이나 투광성이 크라운의 색조, 특히 명도에 크게 영향을 주는 요인이므로 주의가 필요하다.

3. 축성

축성 조작은 반드시 머리로 시뮬레이션을 하고 나서 작업에 들어간다. 셰이드 테이킹의 기회가 있다면 그 장소에서 축성 순서를 상상해서 스케치하는 것도 효과적이며 스케치는 사진 데이터보다 우선하는 경우가 많다. 상상으로 축성해 보는 것은 당연한 일이며 도재 하나하나의 순서나 색조를 전부 파악해 두는 것이 전제이다.

필자가 축성작업에서 주의하는 사항 중 하나로, 치관 외형에 대한 상아질 구조의 형태나 크기가 있다. 그래서 반드시 컷백법을 사용하고 있다. 또 에나멜층에 보이는 복잡한 캐릭터는 다색축성으로 표현할 수 있는 색조인지 아니면 내부 스테인법으로 표현해야 하는지를 판별하여, 가능한 한 소성 횟수를 적게 하여 완성하는 것을 목표로 하고 있다. 상세한 축성 단계를 그림 2~25에 나타내었다.

축성 단계

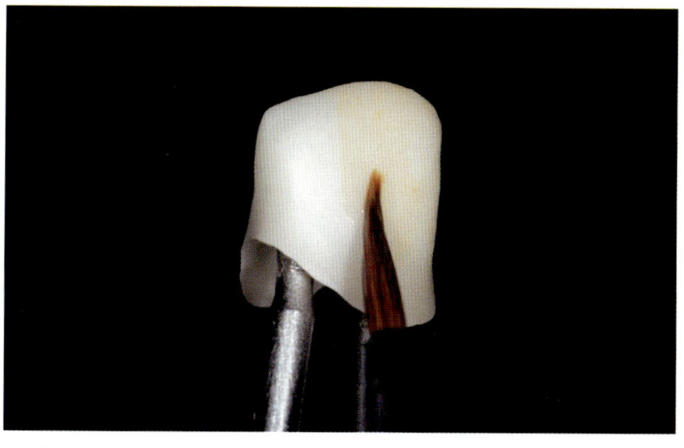

그림 2. 지르코니아 프레임은 지대치의 명도를 고려해서 적당한 투광성을 가진 'Prettau Zirconia'(Zirkonzahn)를 사용하고, 프레임 셰이드의 보정과 본딩 강도를 양립하기 위해서 이노바(IN5)를 도포한다.

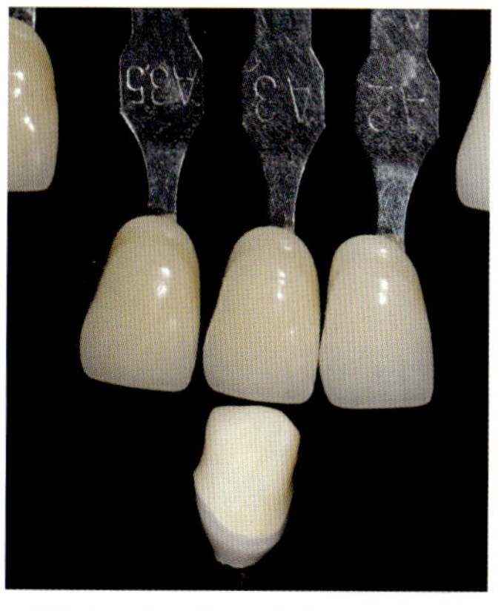

그림 3. 이노바 소성 후의 프레임을 지대치의 색조를 모방한 dummy에 장착한 후 셰이드 가이드와 비교한다. 지대치의 영향으로 명도가 높다.

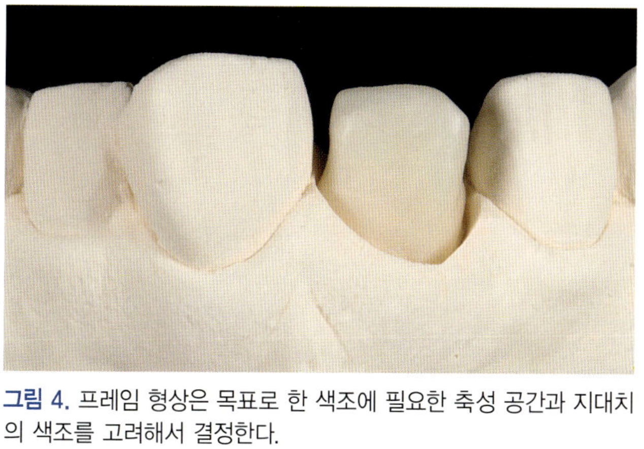

그림 4. 프레임 형상은 목표로 한 색조에 필요한 축성 공간과 지대치의 색조를 고려해서 결정한다.

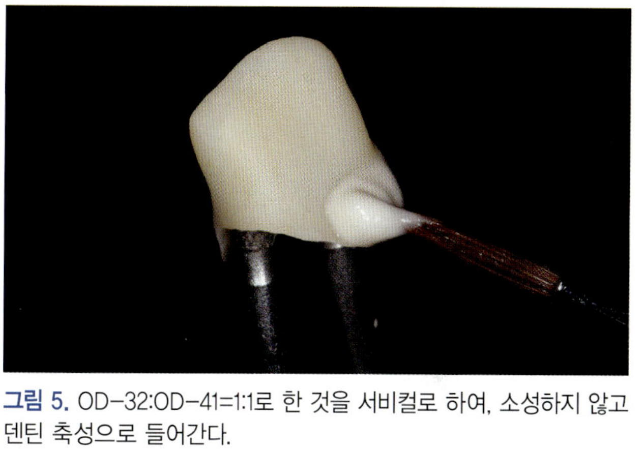

그림 5. OD-32:OD-41=1:1로 한 것을 서비컬로 하여, 소성하지 않고 덴틴 축성으로 들어간다.

축성 단계

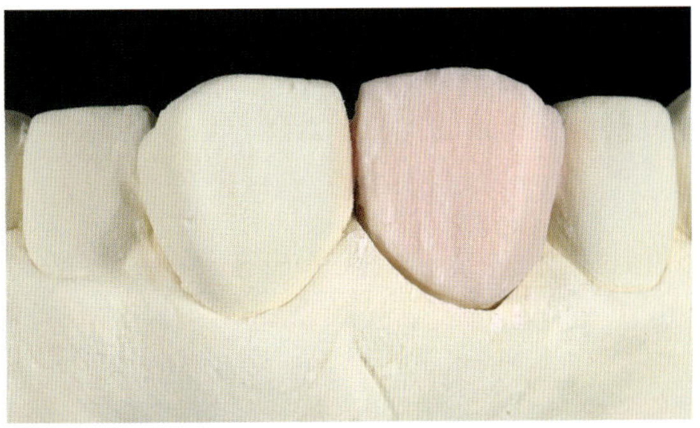

그림 6. Creation ZI-CT의 덴틴 도재는 VITA 셰이드와 비교해서 조금 채도가 높고, 오렌지 핑크 방향으로 적색이동해 있다. 자연치의 채도는 A3.5 정도이지만 바디 도재는 DA3을 선택하여, 스테인 등으로 색상을 조절할 필요는 없다고 판단하였다. 명도는 자연치도 높지만 그림 3에서 확인한 것처럼 프레임을 포함한 명도도 높으므로 덴틴 도재에서 명도 조절은 하지 않았다.

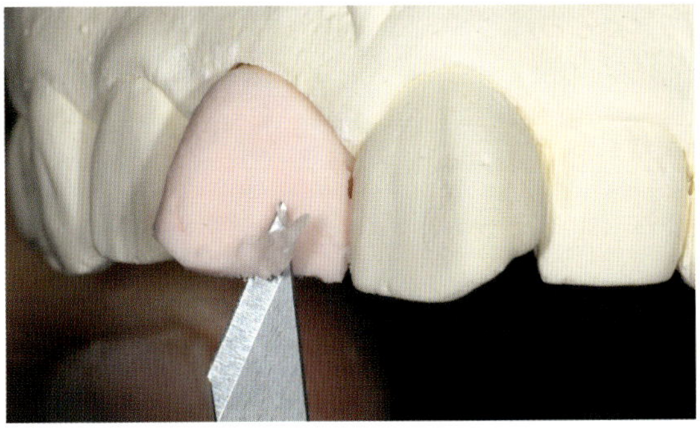

그림 7. 상아질 구조를 정확히 표현하기 위해서 반드시 컷백법을 사용한다.

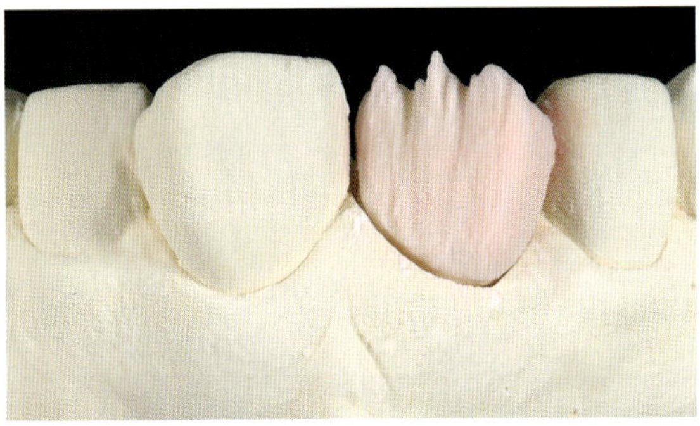

그림 8. 컷백 후의 형태. 마멜론은 나중에 축성으로 표현하므로 절연부의 순설적인 컷백 양은 조금 많게, 마멜론의 형상은 절연부의 대략적인 투명감만 표현하고 있다.

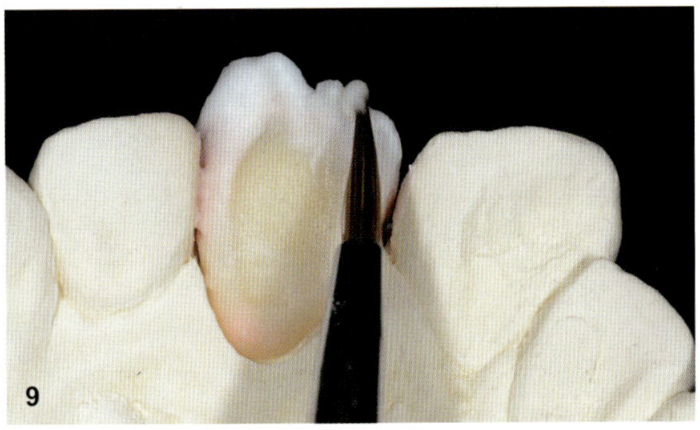

9

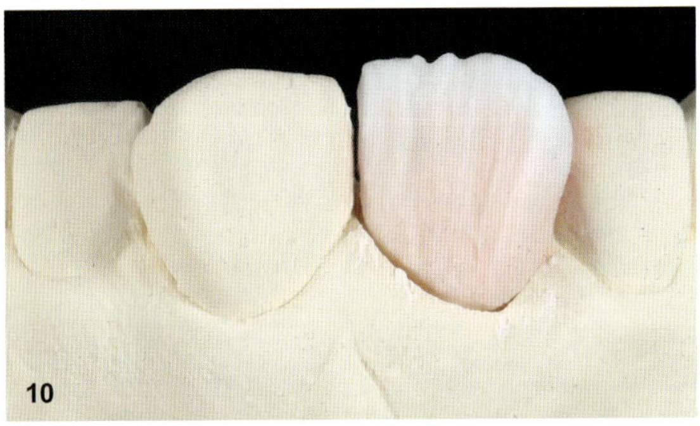

10

그림 9, 10. 설측에서 에나멜 도재(E58, SI-02)를 축성하고 그 후에 마멜론이나 투명층 도재를 축성하기 위한 프레임 형태를 만든다.

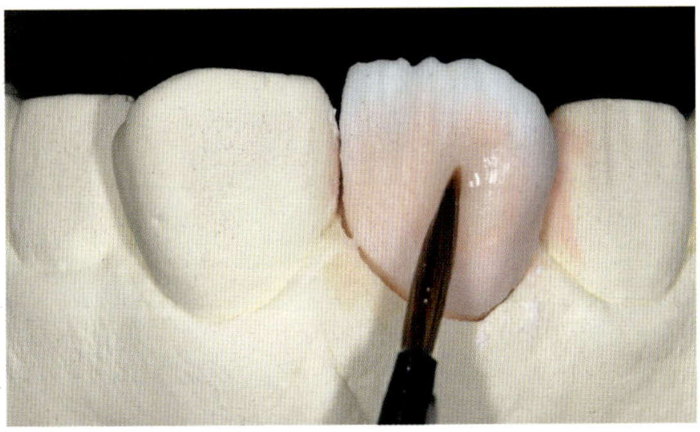

그림 11. 이노바 네오의 일루전(INN-IL)을 마멜론보다 조금 치관 중앙 쪽으로 도포하여 국소적인 투명감을 지닌 덴틴의 색조를 표현한다.

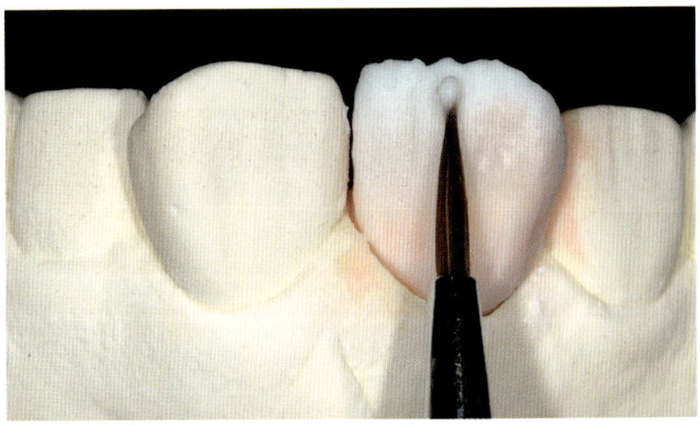

그림 12. 후에 축성하는 메이크인 도재로 마멜론을 표현하기 때문에 표층에 노출된 덴틴 도재의 마멜론을 에나멜 도재(E58)로 덮는다.

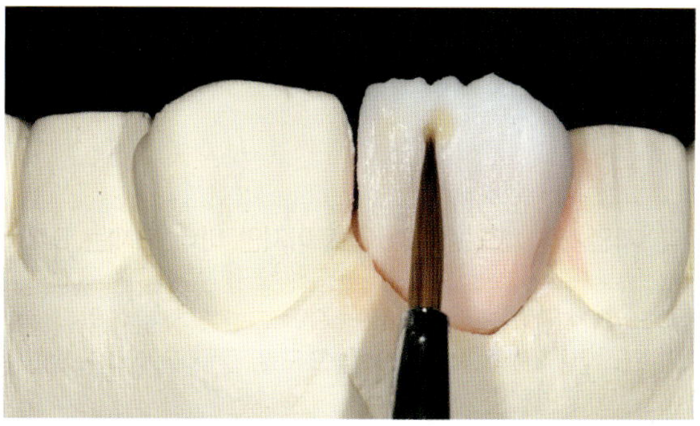

그림 13. 메이크인 도재(MI-65)를 사용하여 마멜론을 축성한다. 필자는 분명하지 않은 옅은 마멜론을 만들고 싶을 때는 컷백법으로만 표현하지 않고 불투명한 도재를 사용하여 축성으로 표현하는 경우가 많다.

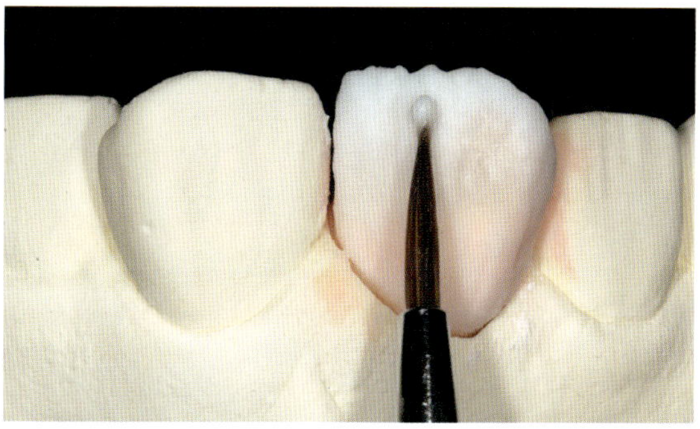

그림 14. 투명층 도재와 에나멜 도재(TI-01, TI-05, SO-10)를 사용하여 내부의 투명감을 표현한다.

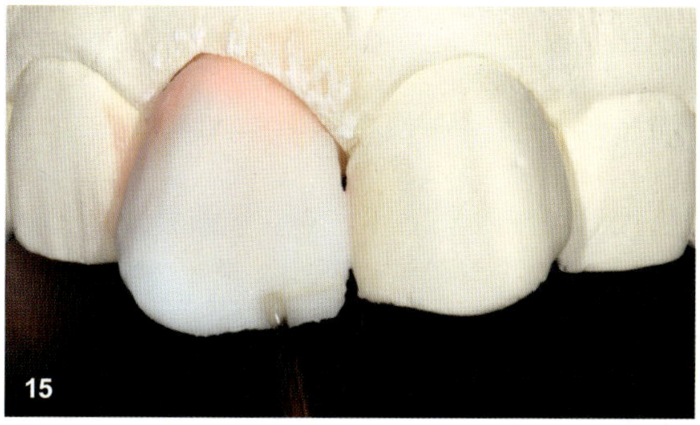

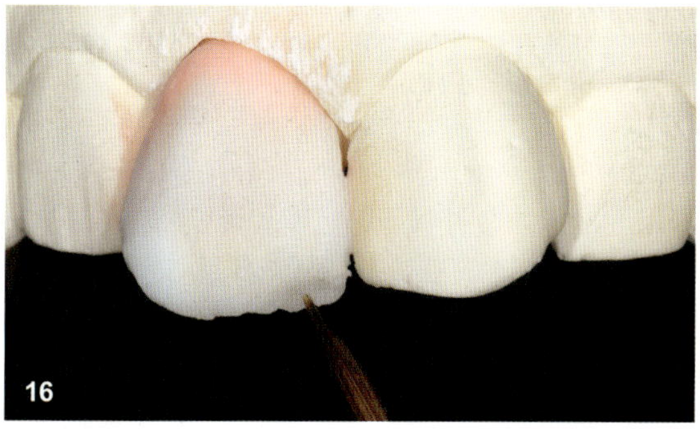

그림 15, 16. 절연 부근의 캐릭터를 메이크인 도재(MI-65, MI-63)와 일루전(INN-IL)을 써서 표현한다. 투명 도재 위에 상당히 투명한 메이크인을 사용하기 때문에 신중하게 축성해야 한다. 복잡한 캐릭터인 경우는 여기에서 한번 소성한 후 인터널 스테인으로 하는 경우도 있다.

그림 17. 펄에나멜 도재(PS-0, PS-1)를 사용하여 흰 띠를 표현한다.

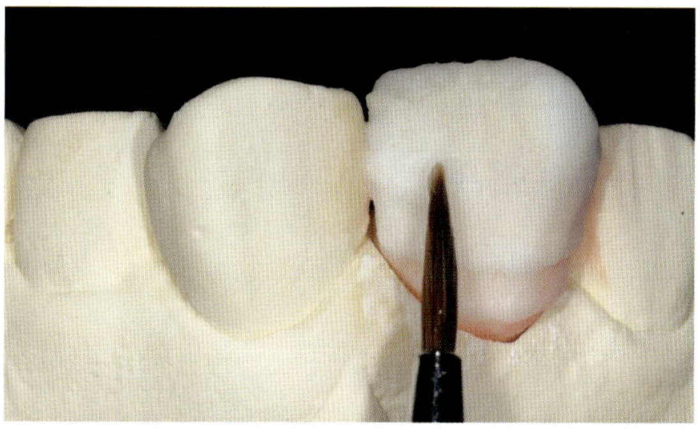

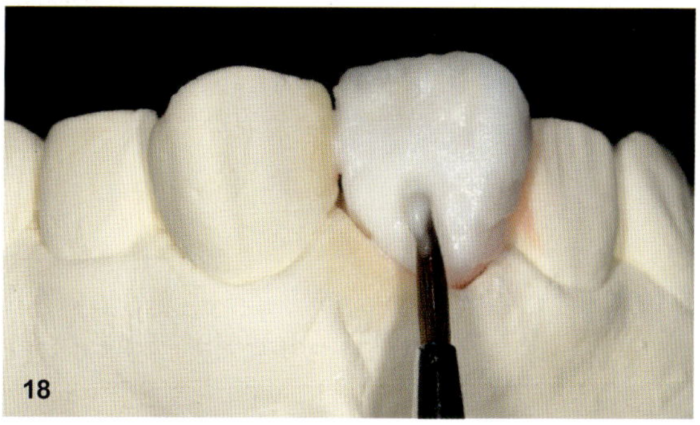

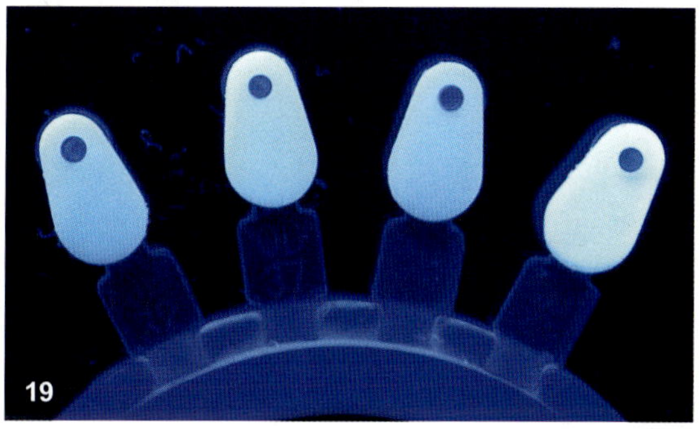

그림 18, 19. 형광성이 높은 넥트랜스루센트(HT-52, HT-53)를 사용하여 치경부의 오렌지빛이 도는 에나멜층을 표현한다.

축성 단계

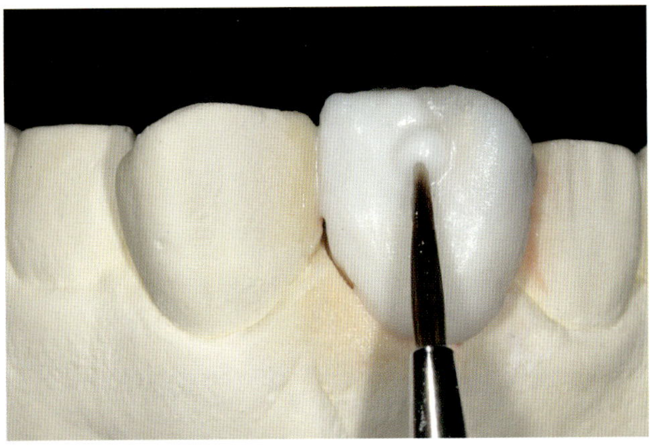

그림 20. 이펙트 에나멜(SI-01, SI-02)을 사용하여 절연부의 에나멜질을 표현한다.

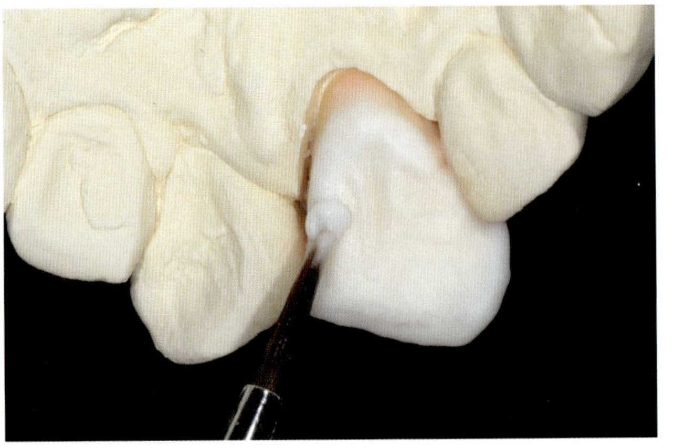

그림 21. 설측 축성.

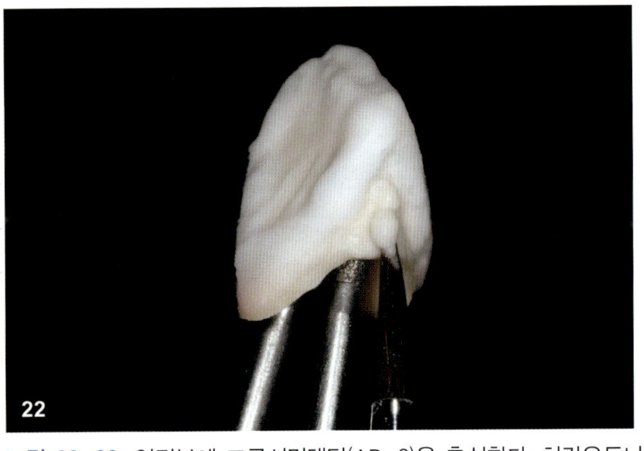

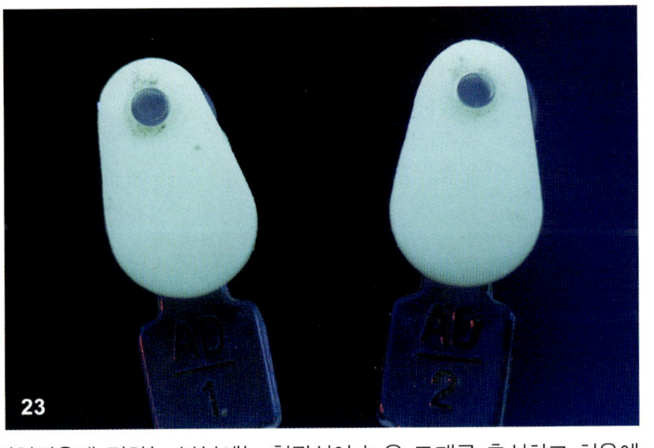

그림 22, 23. 인접부에 프록시멀덴틴(AD-2)을 축성한다. 치간유두나 변연치은에 접하는 부분에는 형광성이 높은 도재를 축성하고 치은에 빛을 주어 밝고 건강하게 보이도록 한다.

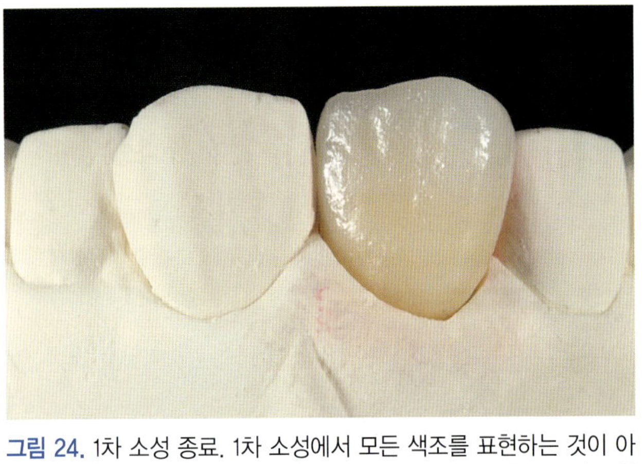

그림 24. 1차 소성 종료. 1차 소성에서 모든 색조를 표현하는 것이 아니라 인사이절 헤일로나 세세한 표층의 캐릭터를 2차 축성에서 표현할 수 있도록 공간을 남기는 것도 중요하다.

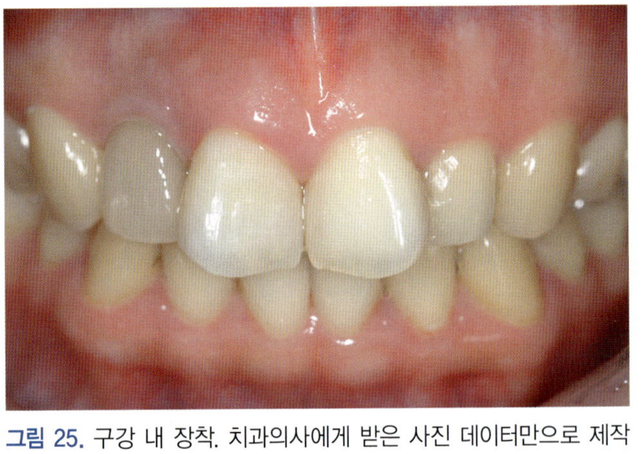

그림 25. 구강 내 장착. 치과의사에게 받은 사진 데이터만으로 제작하고 시적도 하지 않아 세부 디테일과 캐릭터는 수정의 여지가 있지만 색조의 재현 방법은 적절하였다고 생각한다.

Part 3

5 지르코니아 기초 처리부터 시작하는 다색축성

Makoto Morita (森田 誠)
京都歯立屋(교토부 나가오카쿄시)
E-mail: k.shitateya@gmail.com

프레임 재료 'Ceramill Zolid'(Amann Girrbach)
사용 도재 'Creation ZI-F'(일본치과상사)

최근 CAD/CAM 및 프레스 세라믹의 보급에 따라 모놀리식 지르코니아(monolithic zirconium) 크라운에 표면 스테인을 하여 완성시키는 보철장치가 증가하고 있다. 실제 필자의 연구실에서도 CAD/CAM 도입 후 보철장치들의 수주가 점점 증가하고 있다. 본서는 다색축성에 대하여 정리되어 있지만, 집필에 앞서 표면 스테인에 의한 보철장치가 나쁜 것은 아니라는 것을 미리 말해 두고 싶다. 실제로 강도가 뛰어나고 경과에 있어서도 치핑이나 파절이 적으며 재료의 선택에 따라 심미적으로도 좋은 결과를 얻을 수 있는 것도 사실이다.

그러나 자연치의 층 구조를 본보기로 다색축성이나 인터널 스테인 테크닉으로 캐릭터가 세세하게 표현된 크라운은 심미 면에서 모놀리식 지르코니아 크라운과는 '별개'이다. 이것은 투명감과 깊이, 부분적인 명도 차이, 질감 등 숙련도에 따른 다양한 캐릭터를 재현할 수 있는 훌륭한 기술이다. 여기에서는 강도나 투광성이 뛰어난 지르코니아 프레임을 사용하여 필자가 평상시에 하고 있는 Creation ZI-F를 사용한 축조 단계를 소개하고자 한다.

셰이드 사진에서 정보 파악하기

임상에서의 지대치 상황은 (1) 생활치·실활치 공간의 크기, (2) 파이버코어의 색조나 투과 정도, (3) 지대치 착색의 유·무, (4) 메탈코어의 유·무 등이 결합된 다양한 패턴을 생각할 수 있다. 그렇기 때문에 셰이드 사진에서 지대치 정보를 파악하는 것은 필수이다(그림 1). 이것을 근거로 지대치의 영향을 가장 많이 받는 지르코니아 프레임을 선택함과 동시에 셰이드 가이드를 기준으로 치관의 명도, 채도, 색상을 고려하여 도재 레시피를 결정하게 된다.

지르코니아 프레임 선택 시에는 목표 치아보다 다소 밝고 지대치의 상황에 따라 투광성이 다른 프레임을 선택할 수도 있다. 지르코니아 프레임은 제조사별로 투광성이 각기 다르거나 염색한 것이 준비되어 있다. 그중에서 지대치나 목표 치아의 색조를 고려하여 결정하고 있다.

본 증례에서는 반소성 상태에서 절연 1/3에 블루, 바이올렛, 오렌지 계열의 신터링 스테인을 침투시켜 지르코니아 프레임의 반사를 억제하면서 절연의 오렌지빛을 표현하였다(그림 2~5). 치경부에는 오렌지 계열을 침투시켜 채도 및 색상을 조절한다. 소결 후에는 목표 치아보다도 밝게 되어 있는 것을 확인하고 축성 조작을 진행하였다(그림 6~24).

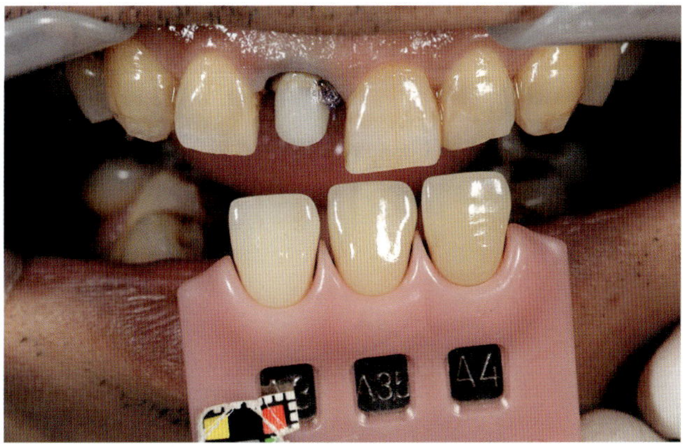

그림 1. 치과의사로부터 제공받은 셰이드 테이킹 사진.

축성 단계

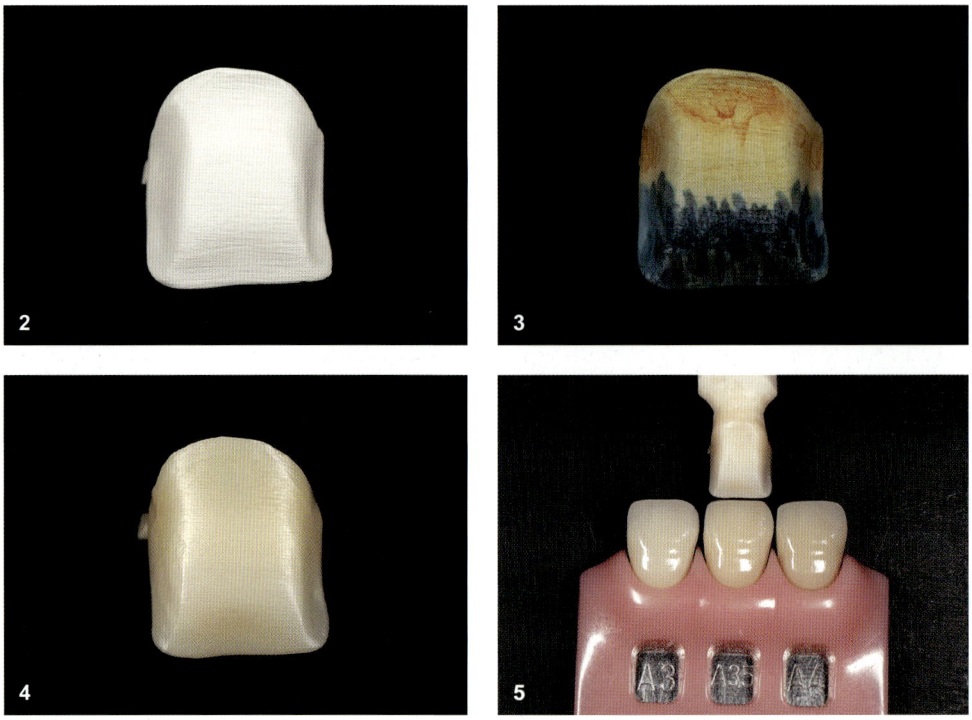

그림 2~5. 지르코니아 프레임의 전처리(신터링 스테인). 블록은 'Ceramill Zolid'의 PS3을 사용하고 절연 1/3에 블루, 바이올렛, 오렌지 계열의 신터링 스테인을 침투시켜 지르코니아 프레임의 반사를 억제하면서 절연의 오렌지빛을 표현하였다. 치경부에는 채도·색상 조절을 위해 오렌지 계열의 스테인을 침투시켰다.

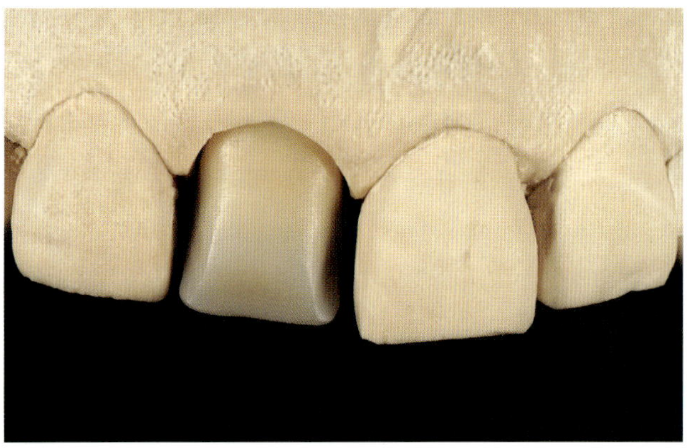

그림 6. 솔리드 모형에서의 지르코니아 프레임.

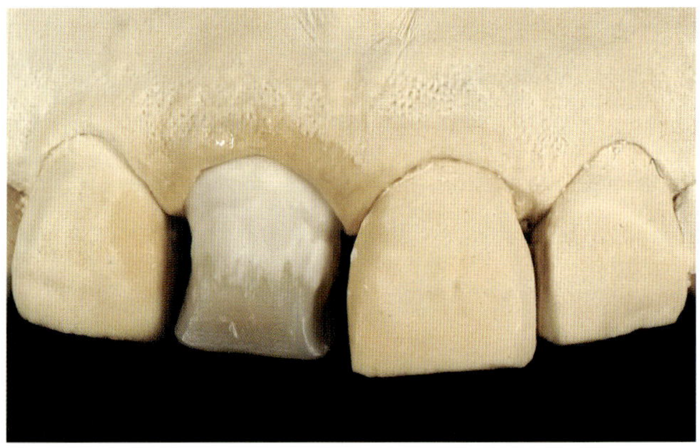

그림 7. 형광성이 높은 도재를 치관 중앙에서 치경부에 축성한다 (OD-41:SP-21=1:1, SP-21:SP-24=1:1).

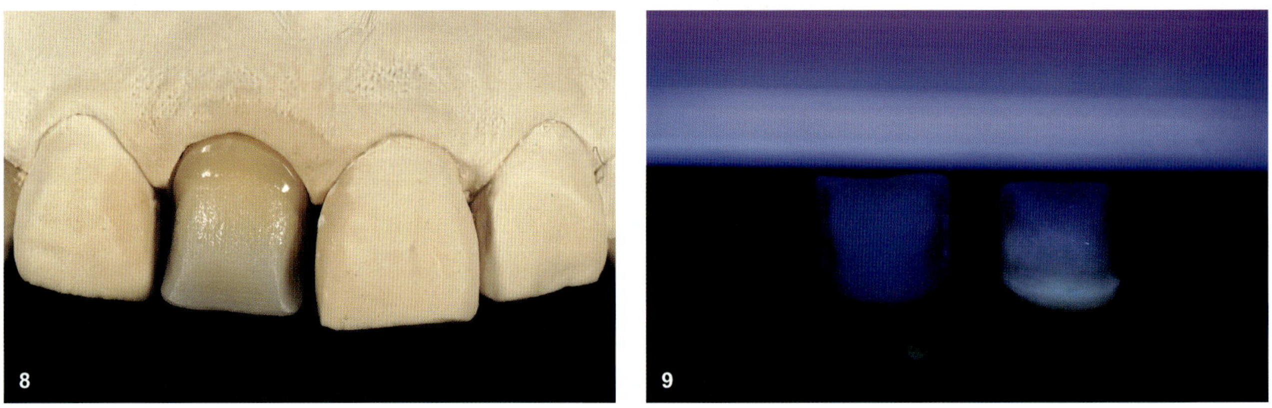

그림 8, 9. 소성 전·후 상태의 형광성 비교. 형광성 재료는 치은연하부에 축성하여 치은을 환하게 보이게 하는 효과를 기대할 수 있다.

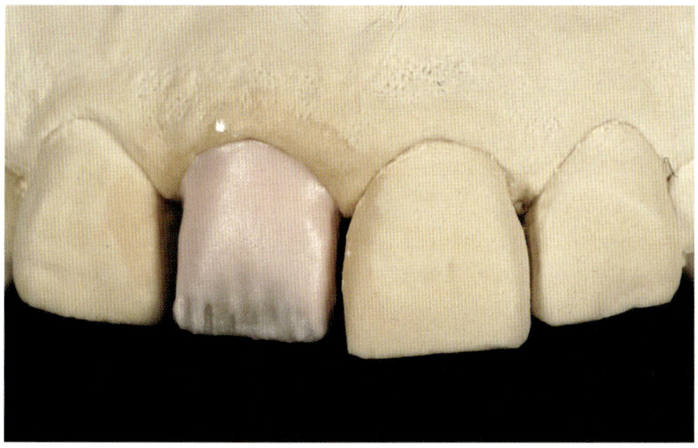

그림 10. 덴틴 도재의 축성. 밑바탕의 지르코니아 명도와 색조를 바꾸었기 때문에 절연 부근의 투과부(덴틴을 올리지 않은 부분)는 문제가 되지 않는다.

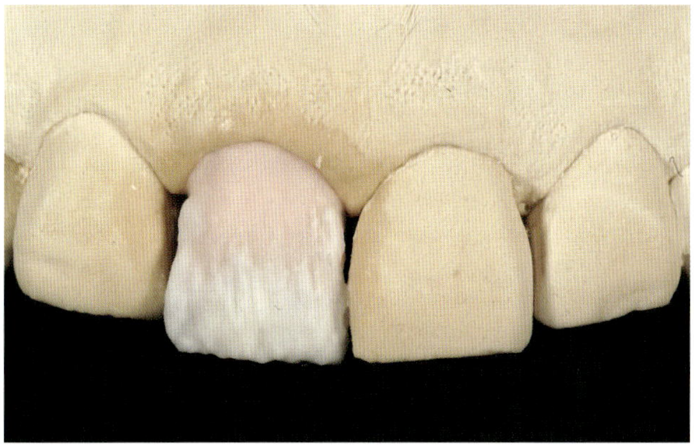

그림 11. 인사이절 프레임의 축성. E60:HT-53=1:1, E60:TI-5=2:1을 절연에서 중앙에 걸쳐 축성한다.

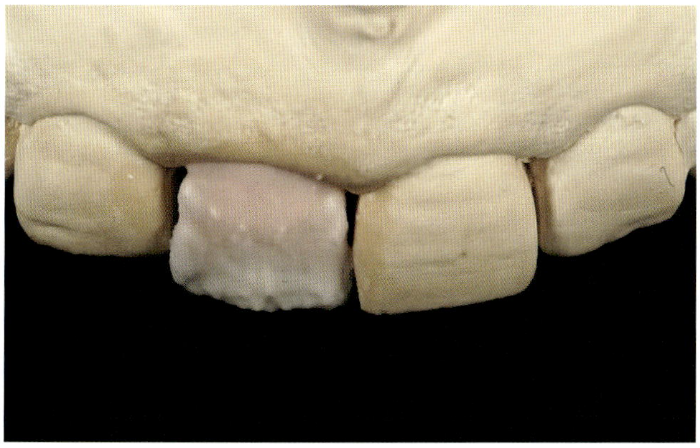

그림 12. 축성 공간 확인.

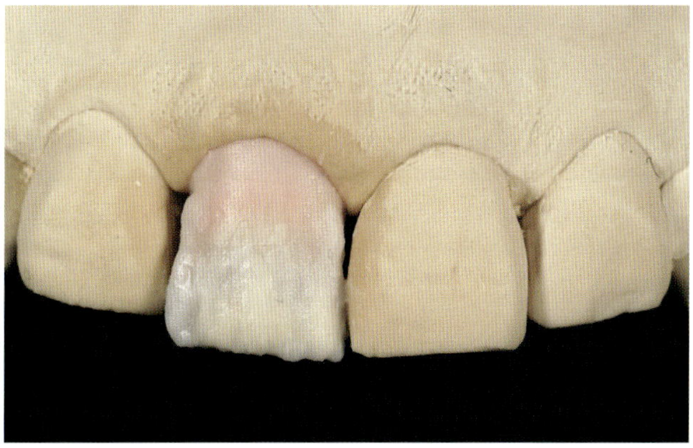

그림 13. 마멜론 축성. 본 증례의 경우 제2상아질과 오렌지로 착색된 부분을 표현하고 있다(OD-41:MI-63:HT-53=2:1:1).

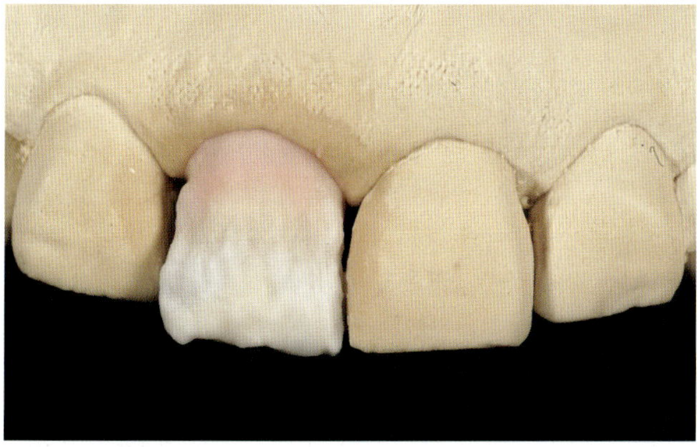

그림 14. 마멜론 위에 투명층(HT-53+HT-54, HT-53+CL-O) 및 절연 부근 1/3에 있는 흰 띠(PS-0+BD-A)를 표현한다.

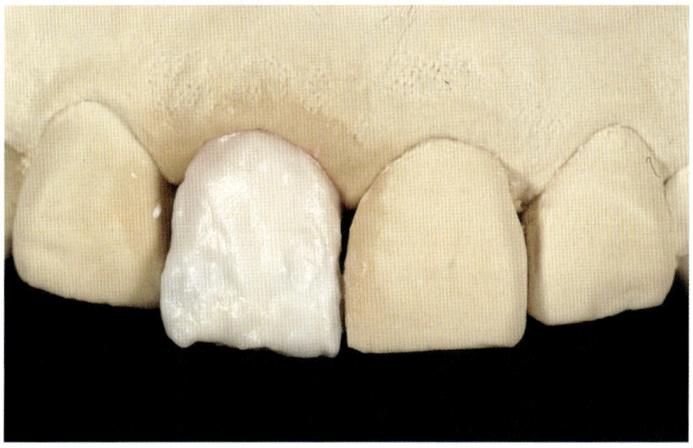

그림 15. 치경부 투명층에 축성한다(HT-53:HT-54:CL-O=2:1:1).

축성 단계

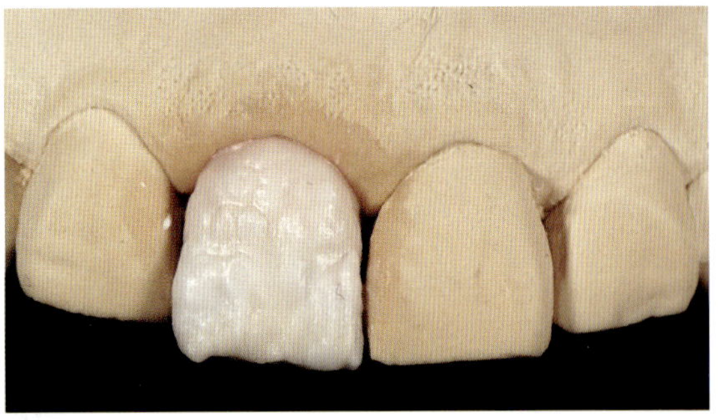

그림 16. 치경부 및 무작위로 PS-0, PS-0:BD-A=1:1을 축성하여, 흰 띠와 에나멜질의 밝기 차이를 표현한다.

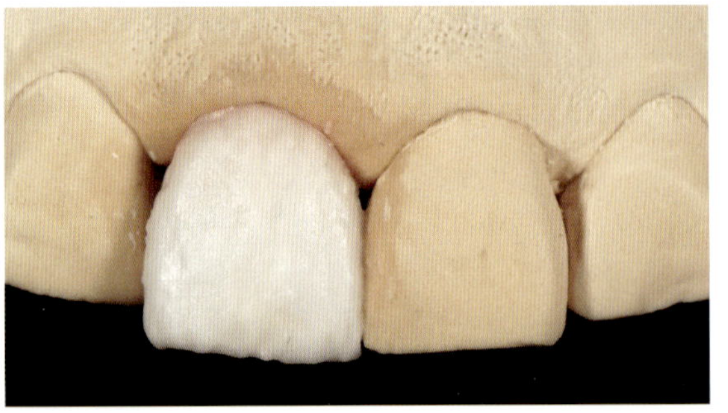

그림 17. 전체에 에나멜 도재(E59:HT-53:CL-O=2:1:1)를 씌운다.

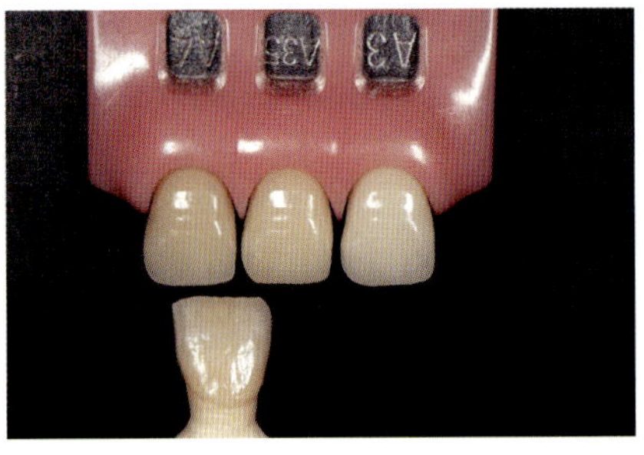

그림 18. 소성 후, 목표 치아에 가까운 명도, 채도, 색상으로 되어 있는지를 확인한다.

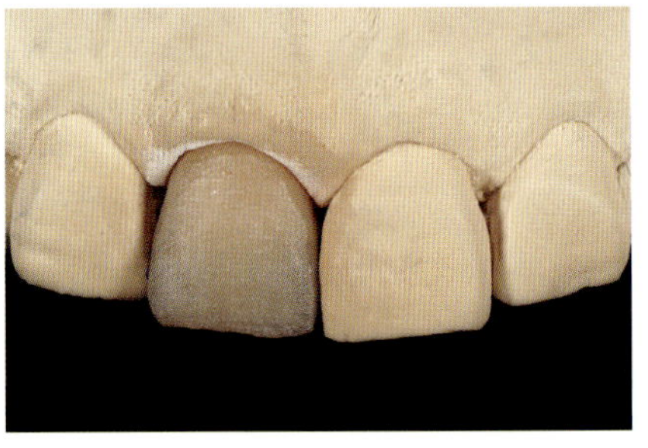

그림 19. 인터널 스테인의 전처리로서 요철을 정돈하고 한층 축성하기 위한 공간을 확보한다.

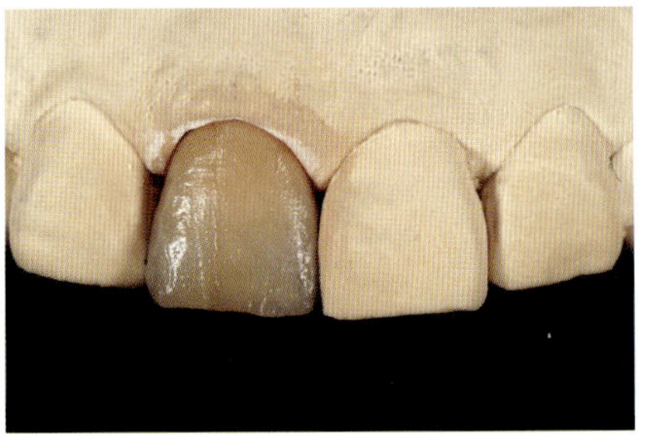

그림 20. 본 증례에서는 크랙, 가는 줄무늬를 스테인으로 표현하였다. 표층에 나타나는 크랙이나 가는 줄무늬 표현은 크라운 최고표층보다도 한층 더 내측에 인터널 스테인을 실시한다. 증례에 따라 색조 보정도 바로 여기서 행한다.

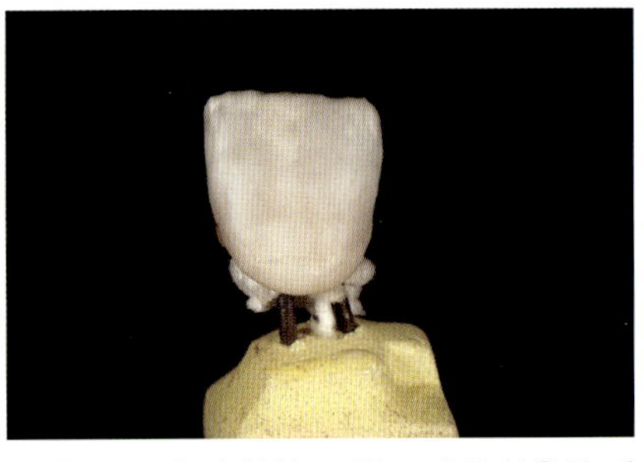

그림 21. 표층의 축성. 그림 17에서 사용한 에나멜 도재에 CL-O를 약간 첨가하여 인접면에 DA3:E59=1:1, 인사이절 헤일로의 표현에 AD-2:PS-3=2:1을 각각 축성하였다.

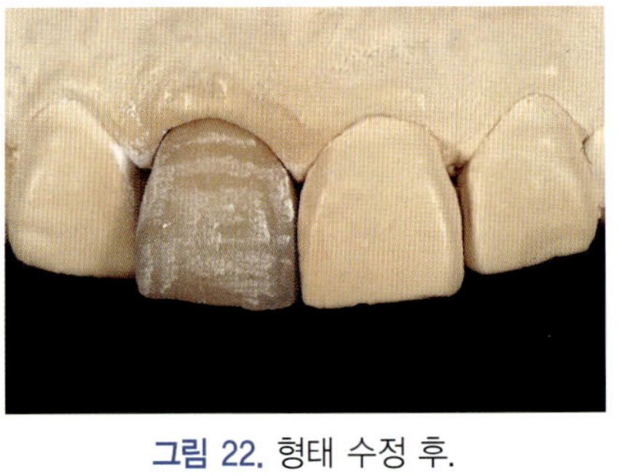

그림 22. 형태 수정 후.

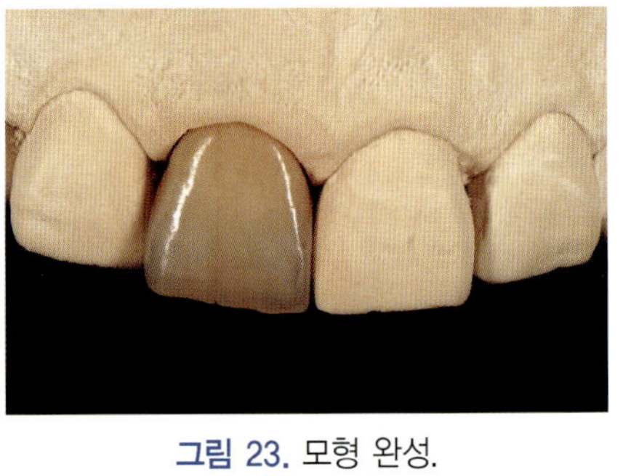

그림 23. 모형 완성.

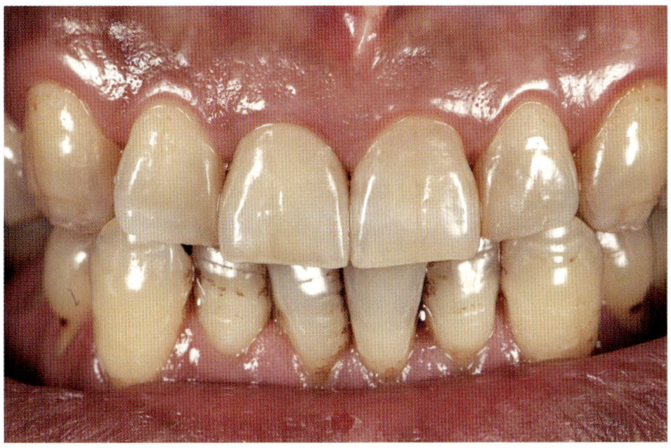

그림 24. 구강 내 가착.

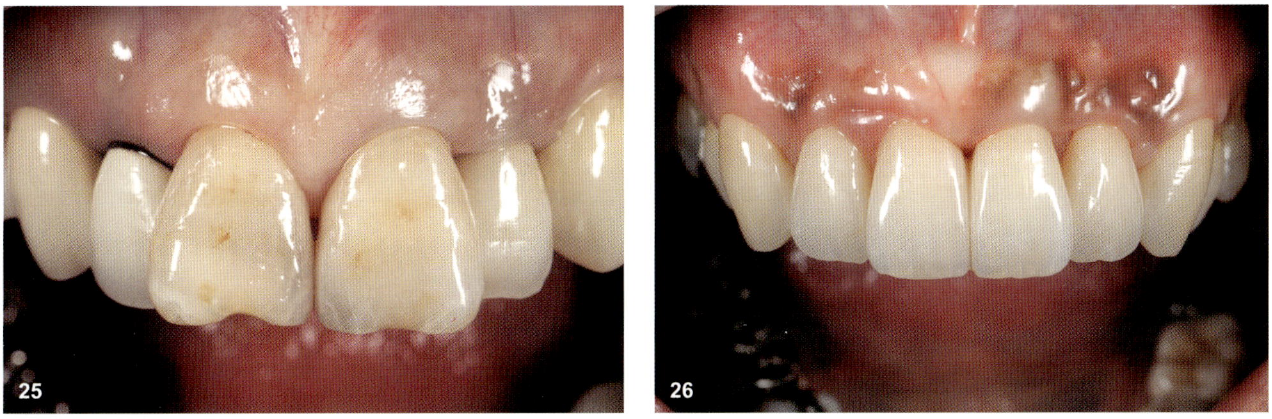

그림 25, 26. 같은 순서로 제작한 다른 증례. 그림 25: #21, 22. 프레스 세라믹 프레임에 Creation ZI-F를 축성하였다. 그림 26: #⑬·12·11·㉑·㉒·㉓ 브리지. Zolid PS2 프레임에 Creation ZI-CT를 축성하여 제작하였다.

* * *

이번 집필에 있어서 무엇보다 전하고 싶은 것은 필자가 25년간 치과기공에 종사할 정도로 축성작업이 즐겁다는 것과 젊은 치과기공사들이 그 즐거움을 알았으면 한다는 것이다. 축성을 시작하기 전 머릿속에서 축성 레시피를 상상할 때부터 도재를 유리판에 꺼내어 리퀴드로 믹싱하고, 글레이징을 끝낸 후 구강 내에 장착하기까지의 일련의 작업이 필자는 매우 즐겁다. 물론 축성이 잘되지 않거나 구강 내에서 색조가 맞지 않는 등의 실패도 많지만 그것 또한 자신의 스킬이 되고, 간단하게 할 수 있는 일이 아니기 때문에 오랫동안 즐거워할 수 있었다는 것을 비로소 느끼게 되었다.

그리고 즐겁게 축성한 크라운으로 인해 환자가 기뻐할 때 진심으로 기쁨을 느낀다. 당연히 직업이기 때문에 재미가 없어도 생활을 위해서 해야 하지만, 이 글을 통해 젊은 치과기공사 독자들이 다색축성의 즐거움을 알고 그것이 아름다운 보철장치를 제작하기 위한 훌륭한 기술이라는 것을 깨달아, 이를 바탕으로 치과기공을 오래 지속해 주길 바란다. 이와 더불어 부디 치과의사 선생님들도 크라운이 어떻게 축성되고 완성되어 가고 있는지 이 책을 통해 자세히 알게 되기를 바란다(그림 25, 26).

마지막으로 본고 집필의 기회를 주신 Yasuhiro Odanaka 선생님, 증례를 제공해 주신 Hiroyuki Kibayashi 선생님, 지금까지 Creation 도재나 인터내셔널 스테인에 대해 많은 것을 가르쳐 주신 Tetsuro Kubo, Takashi Takizawa, Luke Hasegawa, Naoto Yuasa 선생님께 감사드린다. 또한 작년에 취리히에서 형광성의 중요성과 많은 것을 배우게 해 준 Willi Geller 선생님과 Kenji Uchiumi 선생님께 깊이 감사드린다.

Part 3

6 흰 띠 표현과 분리감을 가진 Bridge Work

Tatsuya Uriuda (瓜生田達也)
SHAFT(효고현 히메지시)
E-mail: tatsuya.uriuri@gmail.com

프레임 재료 'Katana Zirconia'(Kurare Noritake 덴탈)
사용 도재 'VM9'(VITA, Hakusui무역)

셰이드 테이킹

환자는 60세의 남자이며 상악 우측 측절치, 좌측 중절치를 지대치로 하는 전치부 3본 브리지의 증례이다(그림 1). 이 증례는 'VITA 셰이드 가이드 3D 마스터'(VITA)의 3M1, 3M2, 3M3(VITA 클래시컬 A3에 해당)을 색 대비로 촬영한 사진(그림 2)과 '폴라 아이즈'(AG PAC)(그림 3)로 촬영한 사진을 참고로 하여 목표 치아의 특징을 읽었다. 베이스 색 선정은 3D 마스터 첫 번째 단계에서 세 번째 명도 그룹을 선택하고 그중에서도 3M2가 가장 목표 치아에 가깝다고 판단하였다. 또 3M2와 비교해서 약간 앰버 쪽으로 이동하고 있는 것을 알 수 있었다.

여기서 주의해야 할 것이 임상에서 목표 치아의 채도가 높은(진한) 경우 선택한 베이스 색의 명도는 점점 낮아지는 경향이 있다는 것이다. 이 명도와 채도의 차이는 반대로 채도가 낮은(연한) 경우에도 일어날 수 있으므로 주의가 필요하다. 셰이드 테이킹에 있어서 육안으로는 명도 판단이 어렵기 때문에 일상에서 필자는 프레젠테이션 소프트웨어인 'Keynote'를 사용하고, 그레이스케일 처리 등을 하여 베이스 색 선택을 하는 것이 필수라고 생각한다. 본 증례는 채도가 높지만 비교적 명도가 높을 것으로 추측하였다.

또한 곳곳에 화이트 계열의 특징이 확인되는데 각각 농도의 차이가 있다는 것도 색조 재현에 중요한 정보이다. 그리고 마멜론은 박스 타입으로 판단하였고 현저하지 않지만 약간 오렌지 계열의 캐릭터가 확인되었다. 에나멜질의 상당 부분은 앰버 계열의 색조라고 판단하였다. 필자는 앰버·화이트계 어느 쪽의 치아라도, 그 색조가 상아질에서 유래한 것인지 에나멜질에서 유래한 것인지를 판단하려 하고 있다.

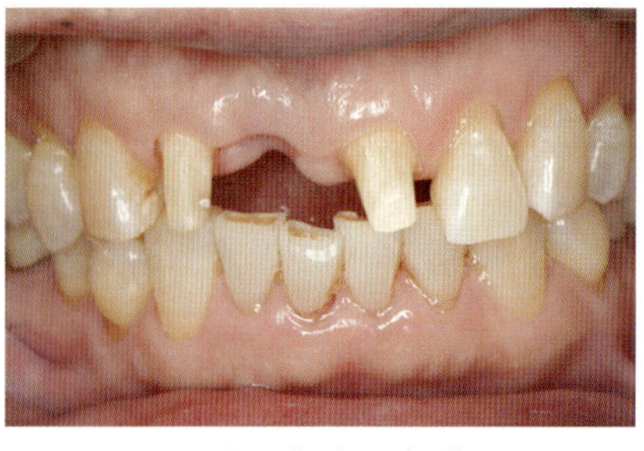

그림 1. 술전 구강 내.

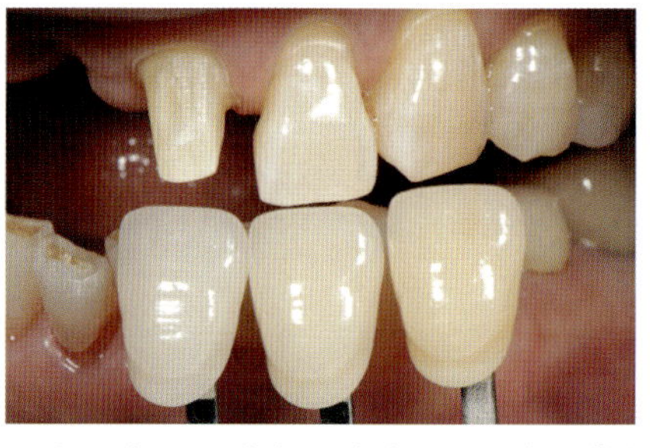

그림 2. 'VITA 셰이드 가이드 3D 마스터'의 3M1, 3M2, 3M3을 대비하여 베이스 색은 3M2(VITA 클래시컬 셰이드의 A3에 해당)를 목표로 하였다.

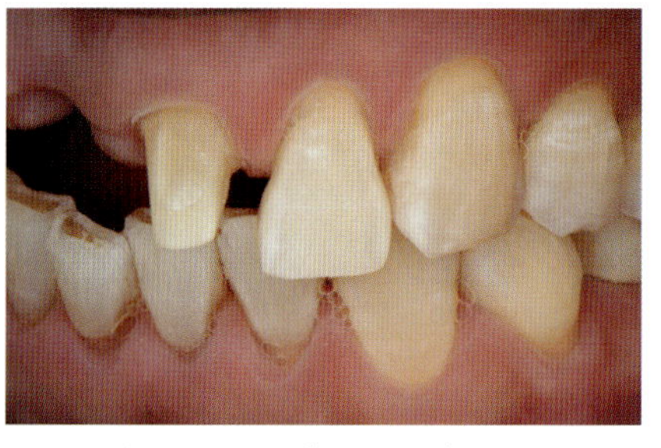

그림 3. '폴라 아이즈'(AG PAC)로 치아의 내부 구조와 각 캐릭터를 관찰한다. 상아질에서 볼 수 있는 화이트 계열의 특징이나 박스 타입의 마멜론 구조를 관찰할 수 있다.

축성 단계

프레임을 목표 치아와 같은 셰이드(이 경우 A3에 해당)로 선택하면 스스로 이미지화해 놓은 채도, 색상보다 지나치게 진한 프레임으로 마무리되는 경우가 많다. 그 대책으로 본 증례에서는 한 톤 절제된 A2 셰이드를 선택하고 목표 치아보다 명도, 채도 모두 억제한 파운데이션 스테인을 한다(그림 4, 5). 그다음에 이펙트 라이너(EL)로 크라운 기반을 구축하면서 형광성도 부여하였다(그림 6~8). 이때 형광성이 폰틱 점막면의 그림자로 인한 어두움을 경감시키는 효과도 기대할 수 있다.

다음으로 덴틴 색을 레이어링하는데, 본 증례처럼 순측 축성 공간이 적고 트랜스퍼덴틴을 축성할 두께가 없을 경우 필자는 베이스덴틴에 트랜스퍼덴틴을 혼합시켜 축성한다. 여기서 주의할 것은 트랜스퍼덴틴을 너무 섞으면 그 투명감으로 인해 명도의 저하를 초래할 염려가 있다는 것이다. 특수한 예를 제외하고 많아도 20% 정도만 섞어야 하며 본 증례 역시 같은 방법을 사용하였다(그림 9, 10). 마멜론도 명확하지 않지만 육안으로는 관찰할 수 없을 정도로 부여하면 내부에서의 깊이감 있는 자연스러운 표현에 한몫할 수 있다(그림 11~15).

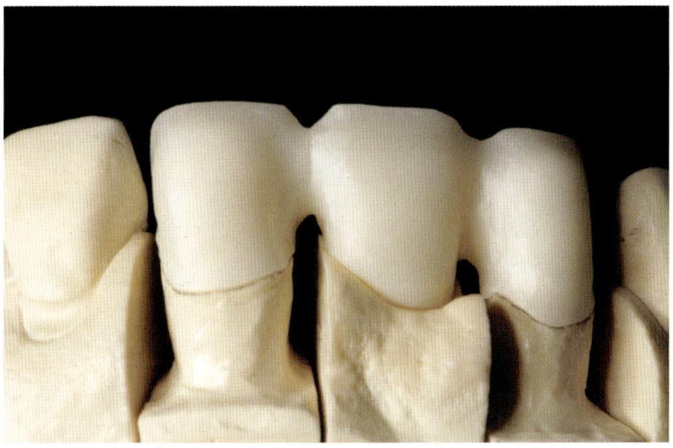

그림 4. 모형에서의 프레임 상태. 색조는 A2를 선택하였다.

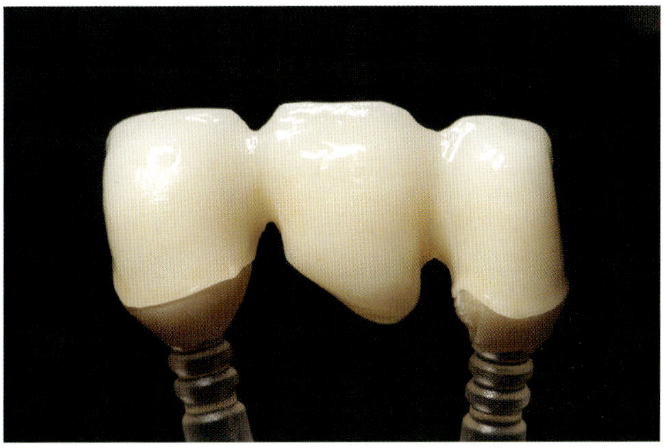

그림 5. 파운데이션 스테인. 목표 치아보다 명도·채도 모두 억제하여 스테이닝한다.

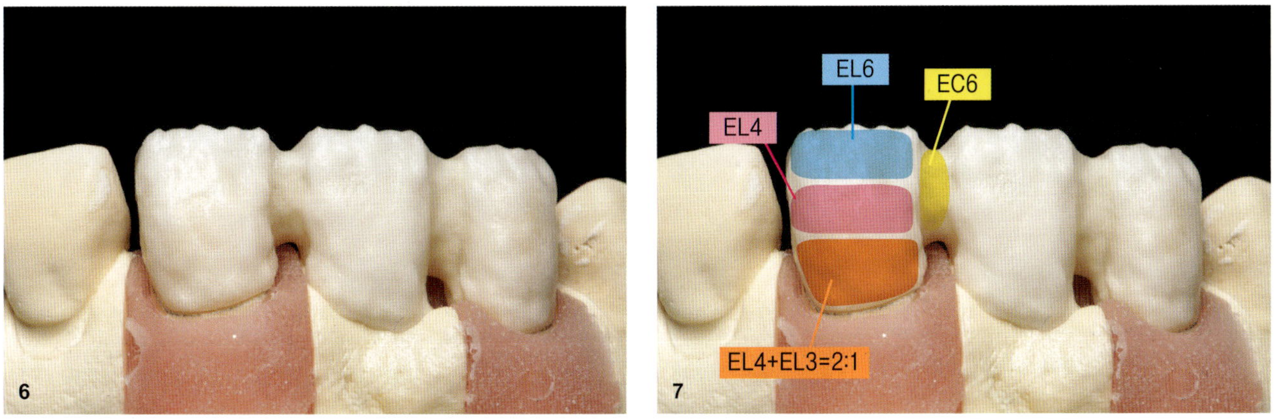

그림 6, 7. 이펙트 라이너(EL)로 크라운의 기반을 구축하는 동시에 형광성을 부여한다. 치경부에 EL4와 EL3을 2:1로 혼합한 것, 치관 중앙부에 EL4, 절연부 1/3에 EL6을 레이어링하여 베이스 색을 만드는 정도의 그러데이션을 부여한다. 또 폰틱 점막면에도 형광성이 부여되기 때문에 치은 부근의 섀도로 인한 어두움을 경감시키는 효과가 있다. 연결부에는 형광성이 적은 EC6을 레이어링하면 브리지이면서도 분리감 있는 마무리가 된다.

축성 단계

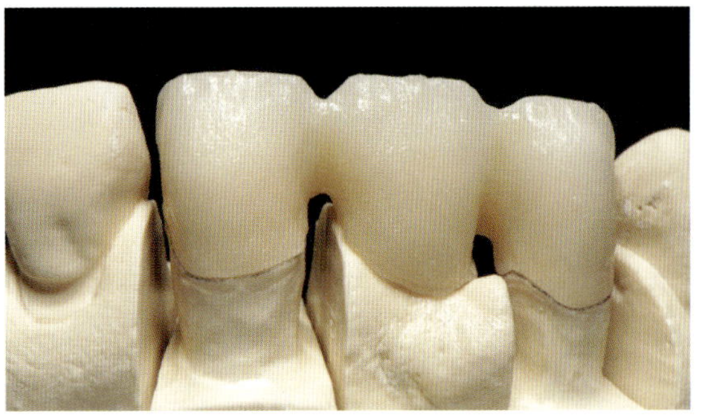

그림 8. 소성 후. 그러데이션이 확인되었다.

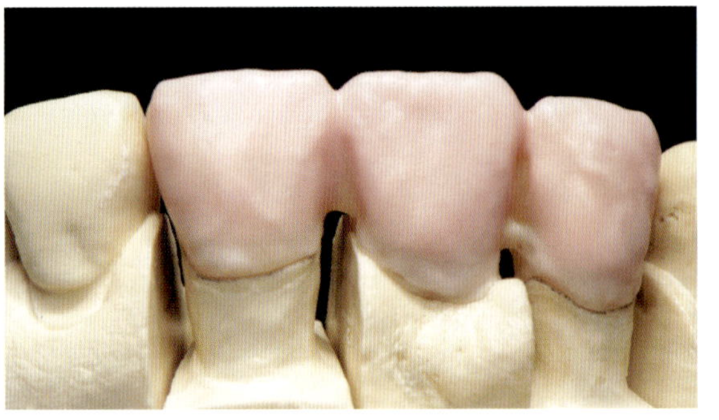

그림 9. 덴틴 도재의 축성. 3M2의 베이스덴틴에 트랜스퍼덴틴을 20% 혼합한 것을 축성한다. 트랜스퍼덴틴의 색조는 치경부에는 3M3, 그 외에는 3M2를 사용하였다. 필자의 임상 기공에서는 순측 공간이 적은 경우에 이러한 방법을 사용하는 경우가 있다.

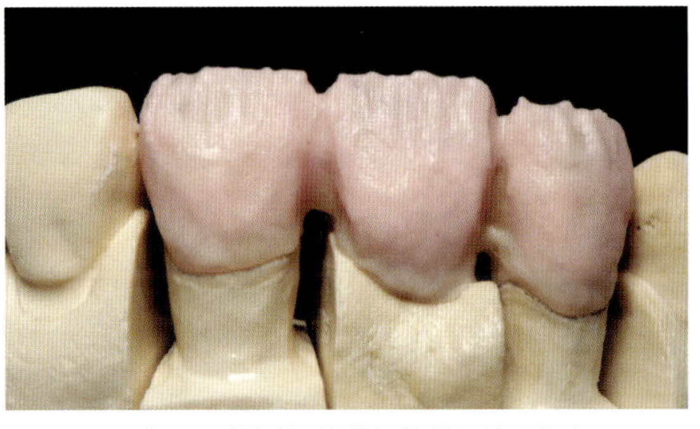

그림 10. 컷백 후 마멜론 형태를 부여한다.

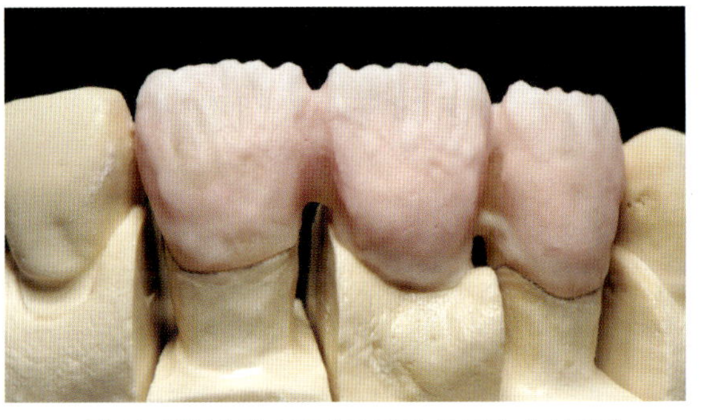

그림 11. 절연측에 트랜스퍼덴틴 3M3을 축성한다.

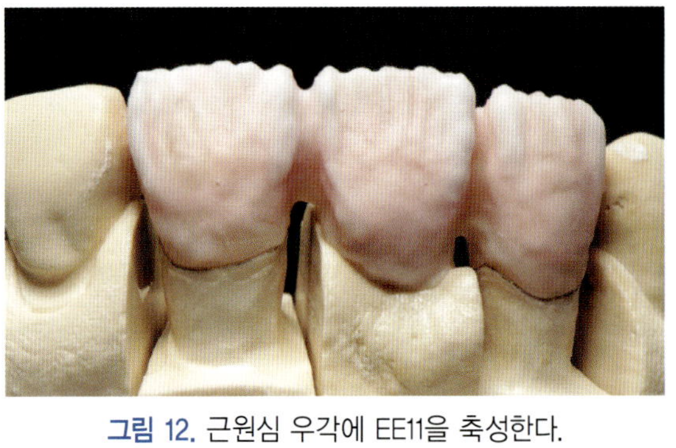

그림 12. 근원심 우각에 EE11을 축성한다.

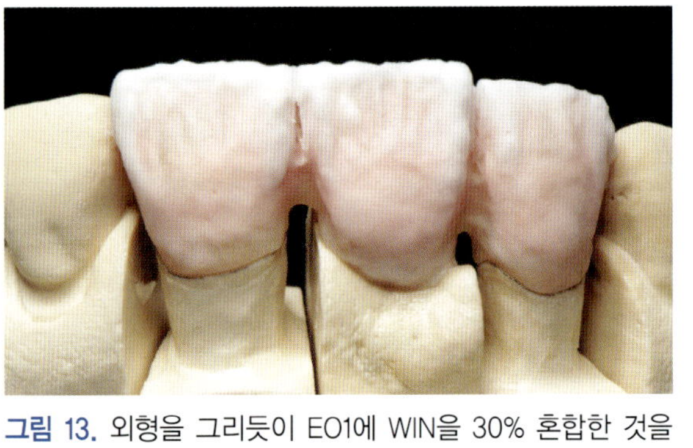

그림 13. 외형을 그리듯이 EO1에 WIN을 30% 혼합한 것을 레이어링한다.

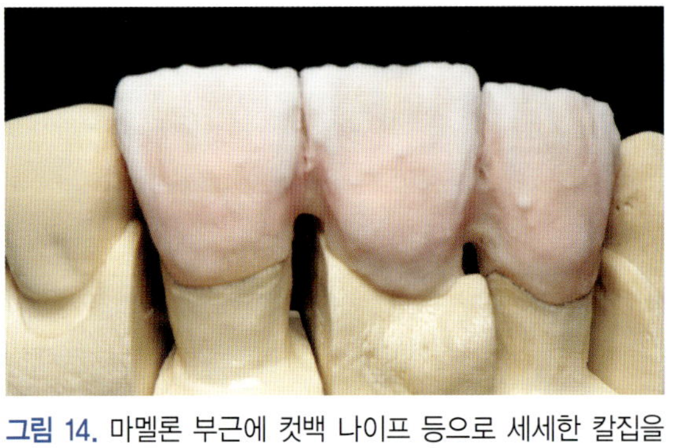

그림 14. 마멜론 부근에 컷백 나이프 등으로 세세한 칼집을 넣어 거기에 MM3을 얇게 레이어링하여 내부 구조의 깊이를 표현한다.

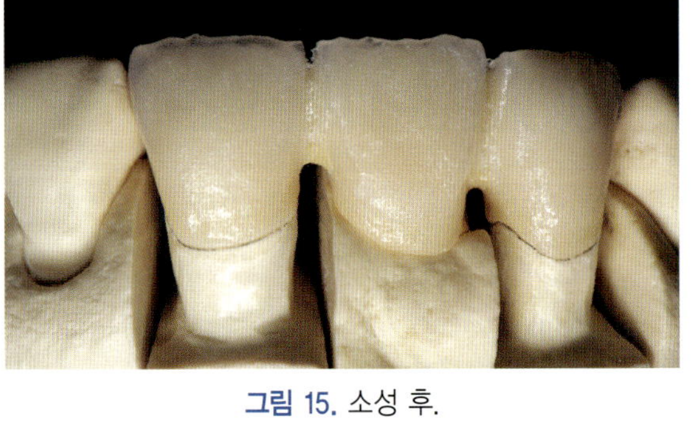

그림 15. 소성 후.

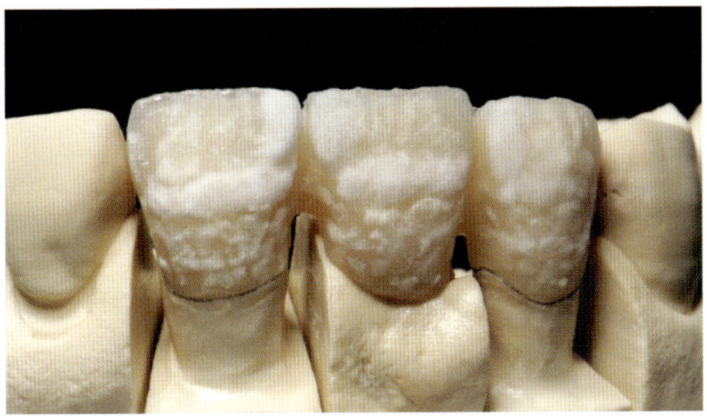

그림 16. 흰 띠, 백탁 등의 표현. 본 증례에서는 '백색' 표현이 중요하다고 생각하여 독립된 축성 단계를 준비하였다. 각 부분의 농도 차이를 생각하여 근심 우각에 EC1:EE1=1:1, 흰 띠 부분에 EE1, 그 외 백탁에 EC1을 각각 축성한다.

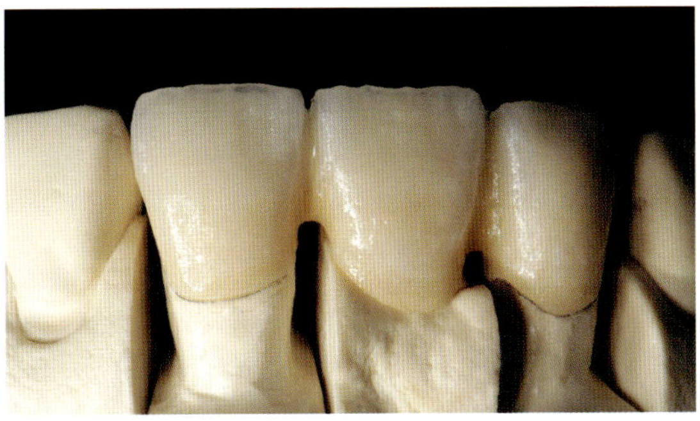

그림 17. 소성 후에 축성으로는 재현이 어려운 크랙 등을 스테인으로 표현한다.

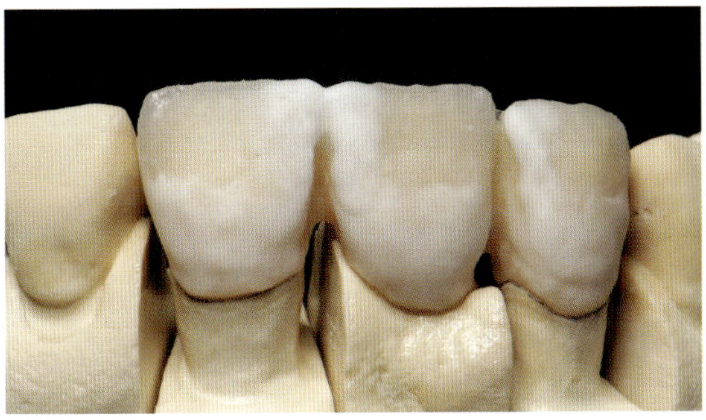

그림 18. 근심에 EE1과 EP1을 1:1로 혼합한 것을, 치경부부터 1/2에 EE6을 레이어링한다.

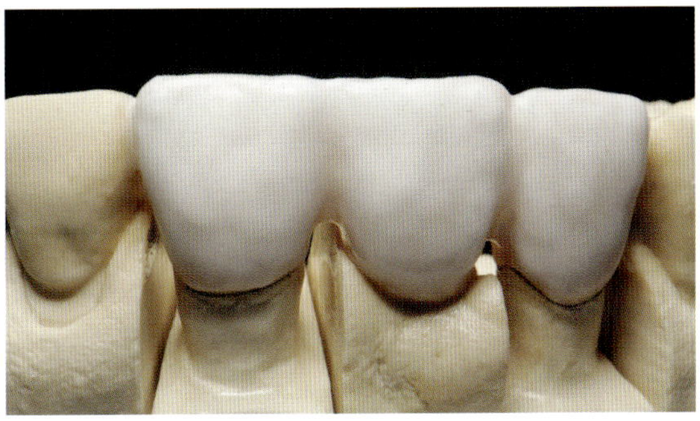

그림 19. 마멜론 부근에 EE6과 WIN을 1:1로 혼합한 것을 레이어링한다. 그 외는 NT, WIN, EE6을 2:1:1로 혼합하여 축성한다. 날카롭지 않은 연한 인사이절 헤일로에 트랜스퍼덴틴 3M3을 축성한다.

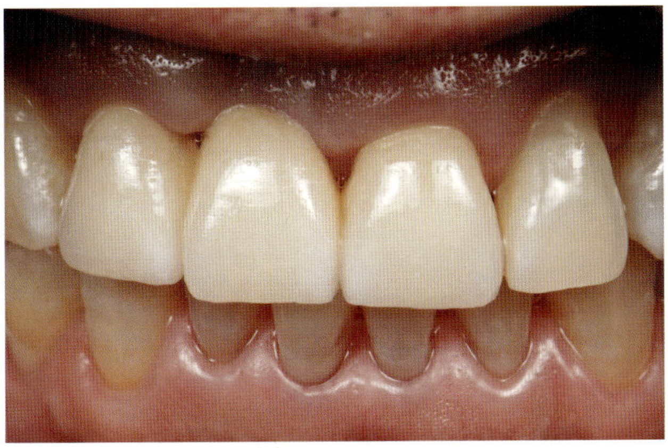

그림 20. 구강 내 장착.

본 증례에서는 화이트 계열의 표현이 중요하므로 여기서는 한 번 소성한 후 백색만 표현하는 축성 단계를 취하였다(그림 16). 이때 흰색에도 곳곳의 농도 차가 있으므로 주의가 필요하다. 그 후 크랙 표현 등 레이어링으로는 재현이 어려운 부분을 스테인으로 보충하고(그림 17), 마지막으로 투명층 도재로 전체를 덮어 소성하여 완성시켰다(그림 18~20).

Part 3

7 변색 지대치의 대응 사례

Tatsuya Urisaka (瓜坂達也)
LUCENT Dental Laboratory(오사카시 니시구)
E-mail: lucent@pearl.ocn.ne.jp

프레임 재료 'Shofu ZR-SS 컬러드 피치 화이트'(Shofu)
사용 도재 'VINTAGE ZR'(Shofu)

색조 읽기

환자는 40대의 남성으로 상악 우측 중절치의 심미 불량을 이유로 내원하였고 올세라믹 수복을 희망하였다(그림 1). 지대치는 변색되었고 부분적으로 금속도 보이기 때문에 올세라믹 수복에는 다소 불리한 조건이다.

셰이드 테이킹 사진에 화상처리를 하여 색 대비 사진과 명암 대비 사진을 제작한다(그림 2, 3). 필자는 먼저 명암 대비 이미지를 통해 목표가 되는 명도 그룹을 찾았지만, 이 명암 대비 이미지를 통해서는 목표 자연치에 맞는 명도 셰이드 가이드는 찾을 수 없었다. 다만 A3의 명도보다 목표 자연치가 어두운 것과 셰이드 가이드의 그러데이션으로 보아 A3.5~A4 정도의 명도라고 상상할 수 있었다. 중앙부에서 절연에 걸쳐서는 A3 정도의 명도였다.

색 대비 이미지에서는 목표 자연치의 서비컬 부근 채도가 상당히 높고 색상은 붉은 기가 강한 오렌지색으로 관찰되었다. 한편 중앙부부터 절연까지는 채도가 약하고 회색에 다소 자줏빛을 띤 띠 모양의 색의 변화가 관찰되었으므로 D2나 D3을 기본색으로 사용하기로 하였다. 또 지대치 명암 대비 이미지(그림 4)보다 치경부 부근의 명도가 꽤 낮은 것으로 관찰되었다. 이것은 크라운을 구강 내에 장착한 경우 명도에 영향을 미칠 것으로 생각한다(그림 5~31).

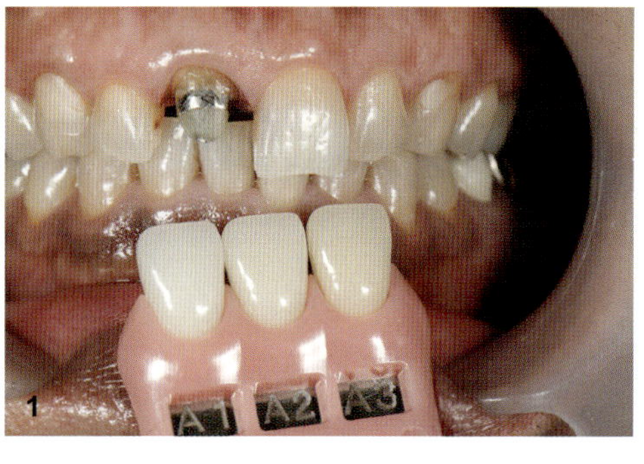

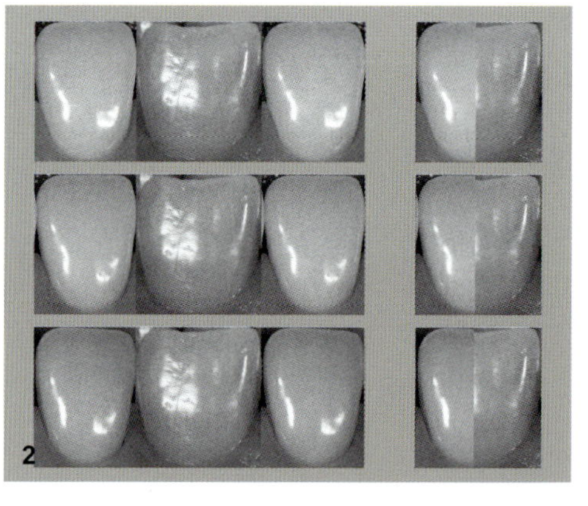

그림 1. 술전 셰이드 테이킹[증례 제공: Hiroto Nakazono 선생님(오사카시 기타구, 우메다클로버치과클리닉)].
그림 2. 명암 대비 이미지. 셰이드는 위부터 A1, A2, A3이다. 목표 치아에 딱 맞는 명도의 셰이드 가이드는 확인할 수 없었지만 그러데이션에서 A3.5~A4 정도의 명도라고 상상할 수 있었다. 중앙에서 절연에 걸쳐서는 A3 정도의 명도였다.

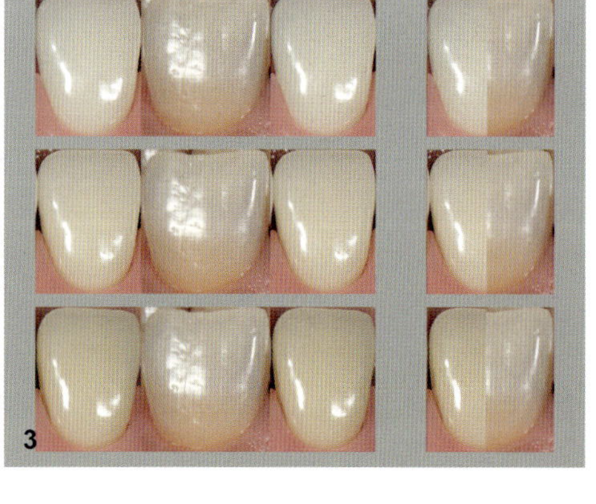

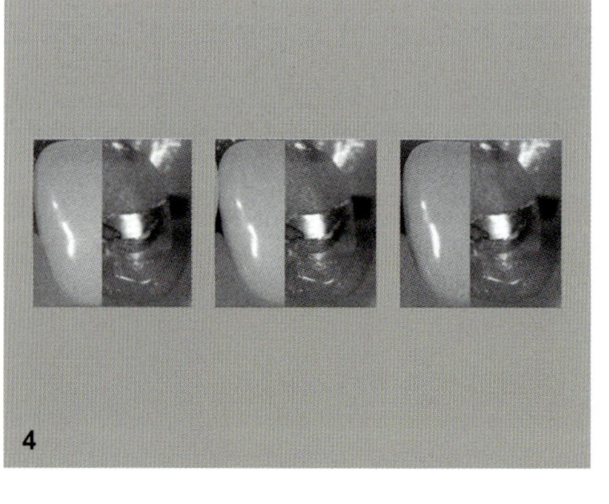

그림 3. 색 대비 이미지. 치경부 부근의 채도가 매우 높고 색상은 붉은 기가 강한 오렌지색으로 보인다. 반면 중앙부부터 절연에 걸쳐서는 채도가 약하고, 회색빛에 약간 자줏빛이 감도는 띠 모양의 색 변화가 관찰된다.
그림 4. 지대치의 명암 대비 이미지. 왼쪽부터 A1, A2, A3이다. 치경부 부근의 명도는 꽤 어두워 보철장치를 구강 내에 장착할 때 영향이 염려된다.

축성 단계

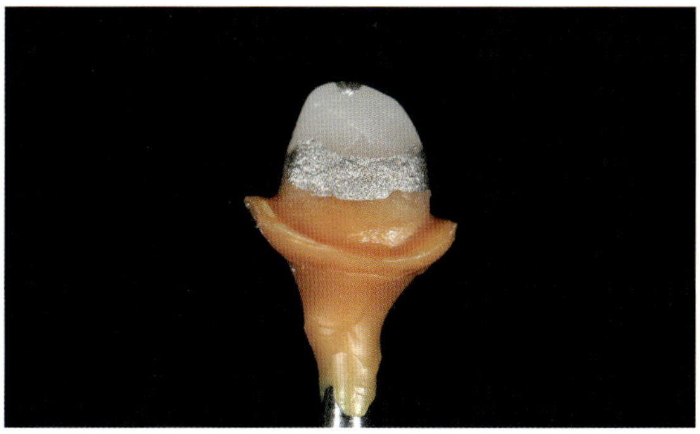

그림 5. 셰이드 테이킹 사진을 참고하여 왁스로 dummy 지대치를 제작한다.

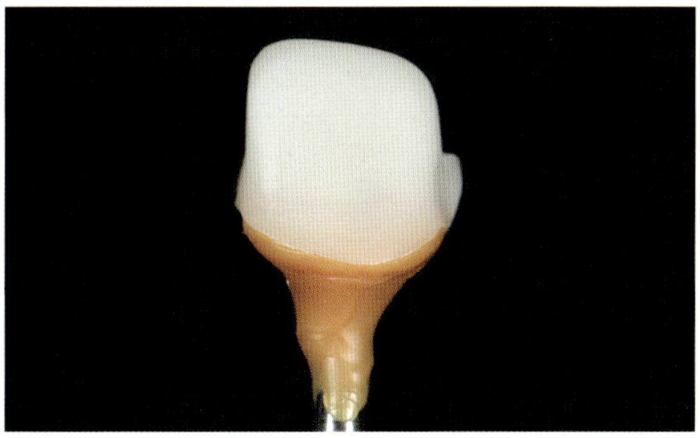

그림 6. 지르코니아 프레임을 시적한 상태. 지대치의 변색부 색조가 투과되어 보인다. 필자의 임상 경험상 이 색으로 인해 완성 크라운의 채도가 높아지는 일은 없었고, 반대로 변색부의 어두움으로 인해 명도가 낮아지고 채도도 약해지는 경향이 있다고 느낀다.

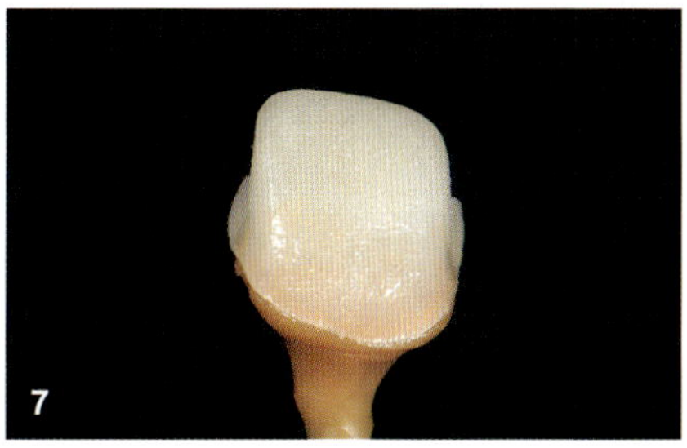

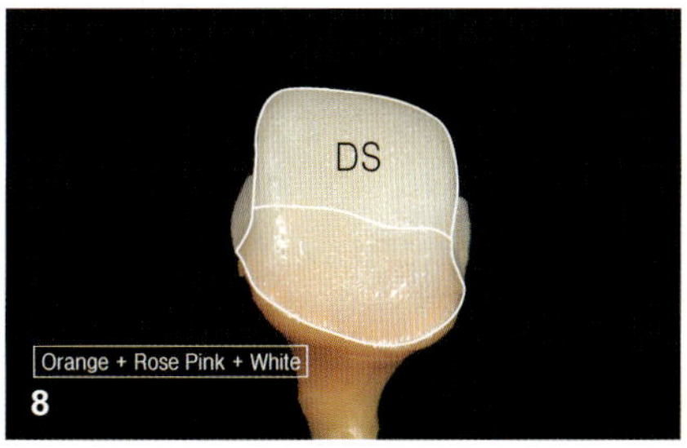

그림 7, 8. T-Glass로 워시 베이크 후 'VINTAGE Art'(Shofu)의 DS, Orange+Rose pink+White로 프레임 스테이닝을 한다.

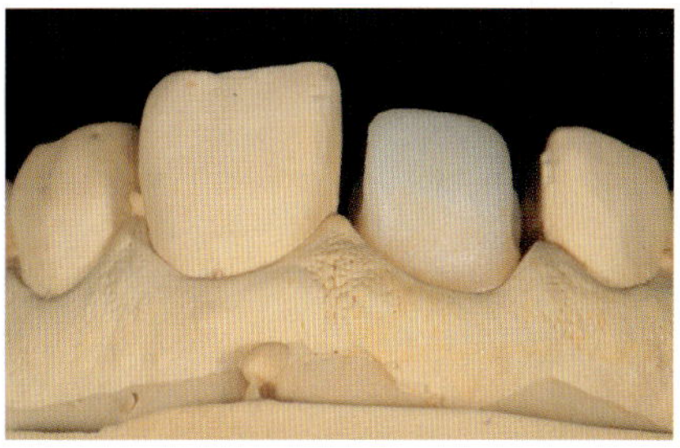

그림 9. 스테인 후 모형에 돌려놓은 상태.

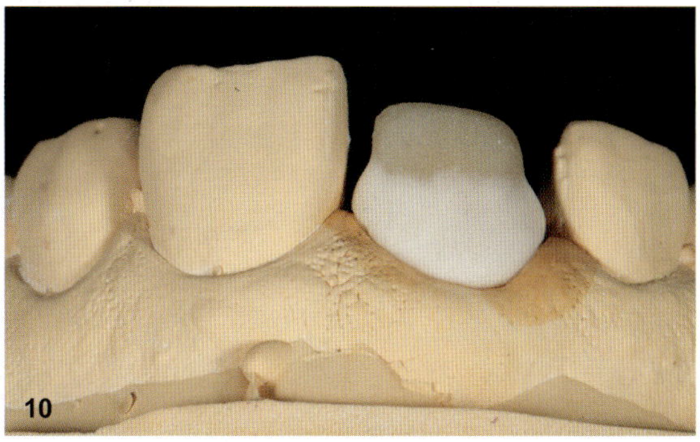

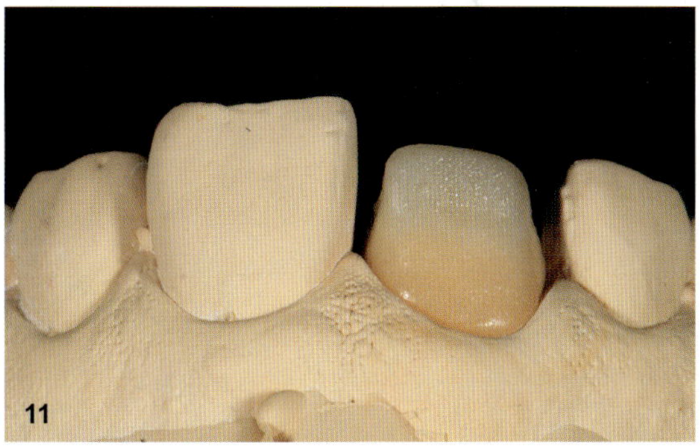

그림 10, 11. OD-A3:AC=1:1을 치경부에 축성하여 소성한다.

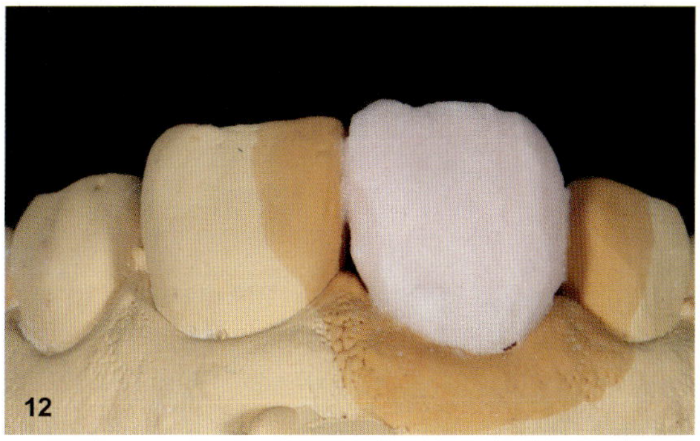

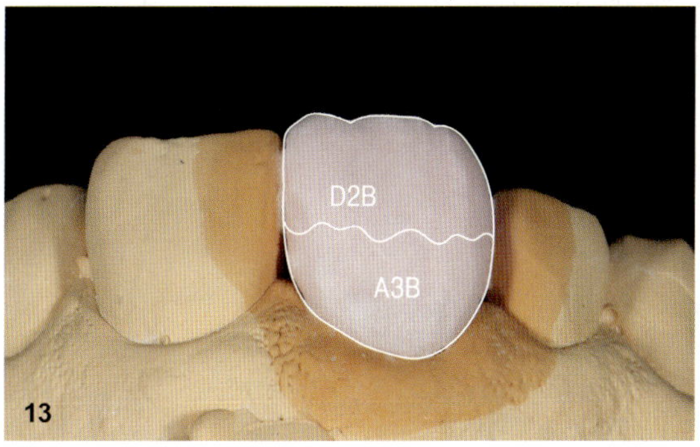

그림 12, 13. 치관 중앙에서 치경부측에 A3B, 절연측에 D2B를 각각 축성한다.

축성 단계

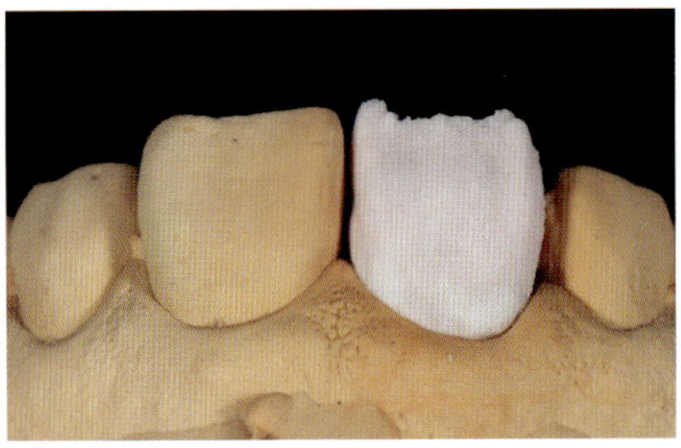

그림 14. 컷백 후.

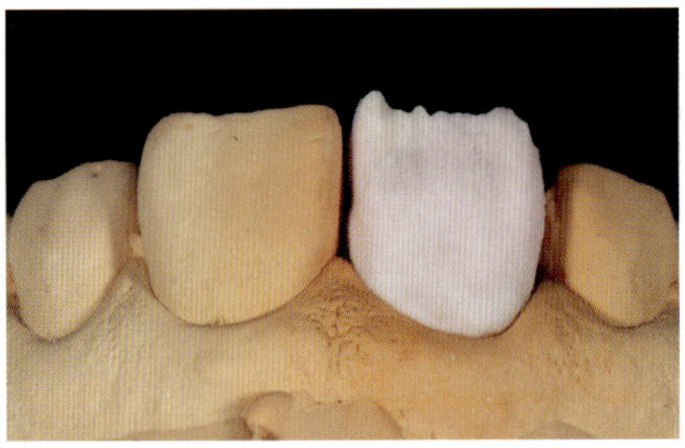

그림 15. 마멜론의 표현을 위해 Mamelon yellow를 축성한다.

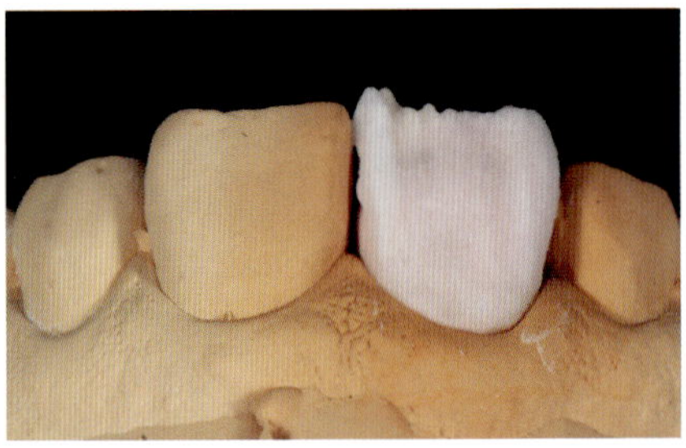

그림 16. Opal super lucent(Opal SL)를 근원심 융선과 인접면에 축성한다.

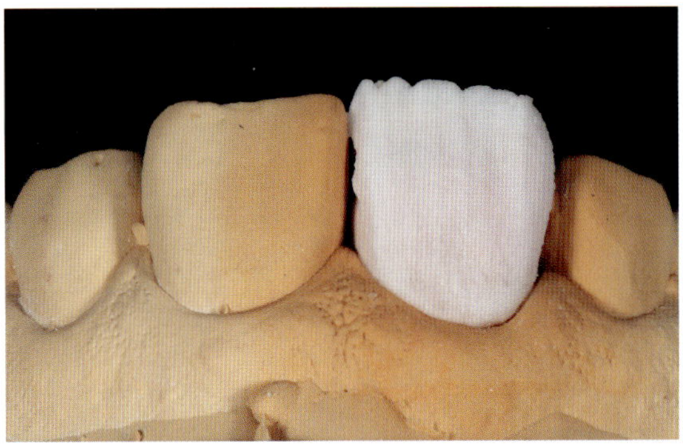

그림 17. Opal super lucent, Orange translucent(OT)를 절연부에 축성한다(1차 에나멜).

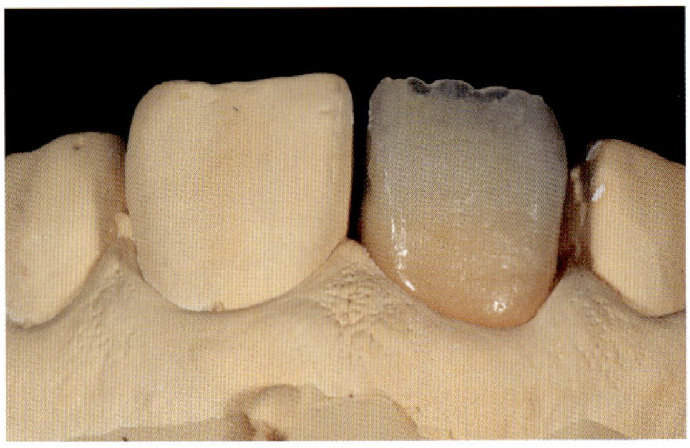

그림 18. 1차 소성 후의 상태.

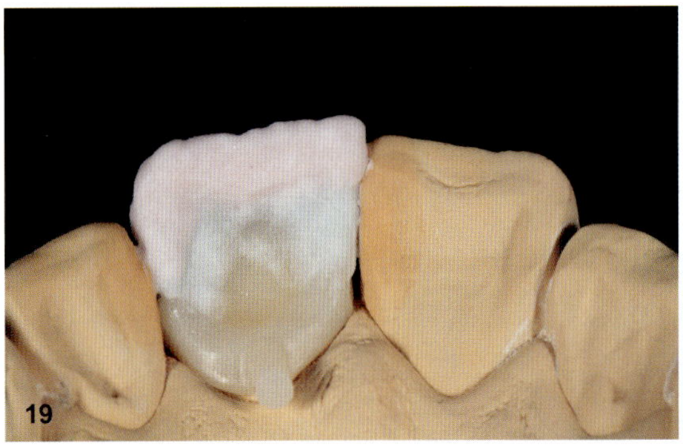

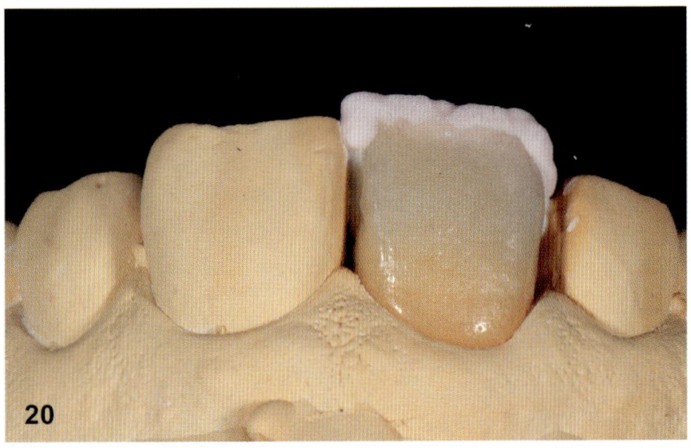

그림 19, 20. T-Glass:D2B=1:1을 순측, 설측 절연부에 축성한다.

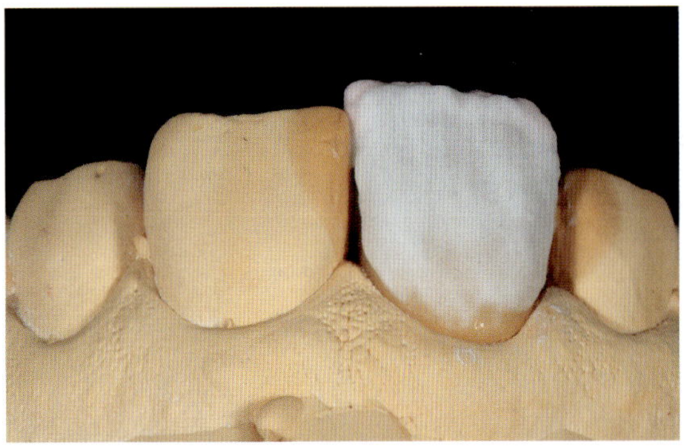

그림 21. Opal 59로 순측면을 한 겹 덮고 소성(2차 에나멜)한다.

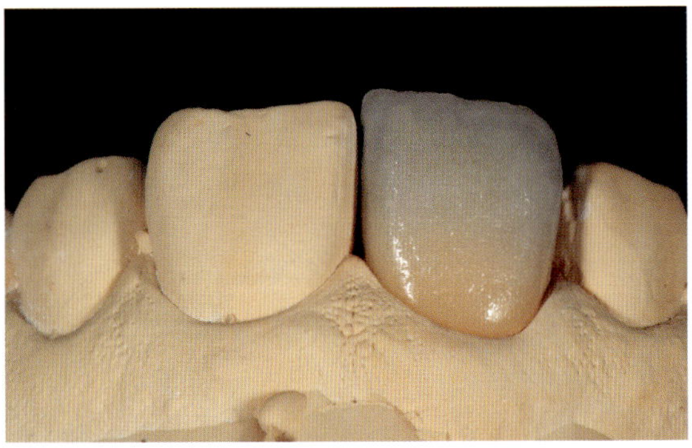

그림 22. 2차 소성 후.

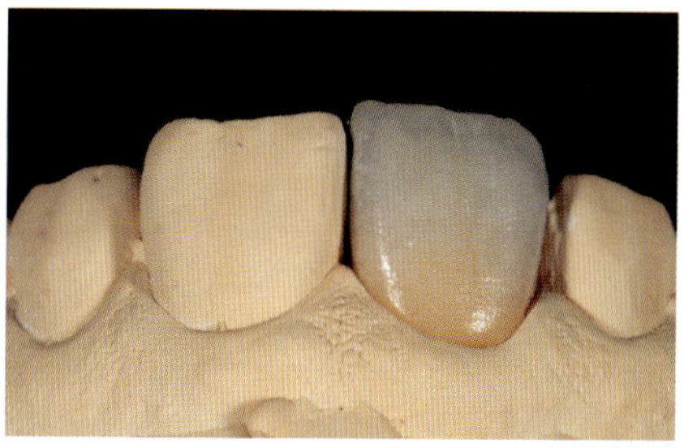

그림 23. 내부 스테인 후의 상태. 'VINTAGE Art'의 W로 주파조와 크랙 라인을 표현한다.

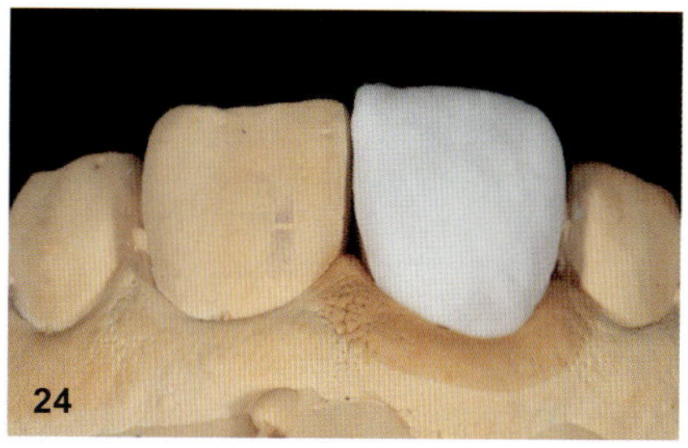

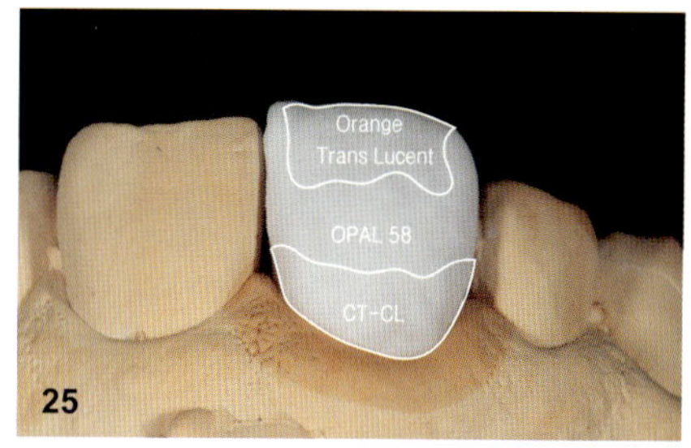

그림 24, 25. 최고표층의 투명층 축성. 절연에 OT, 치경부에 CT-CL, 치관 중앙부에 Opal 58을 각각 축성하여 소성(3차 에나멜)한다.

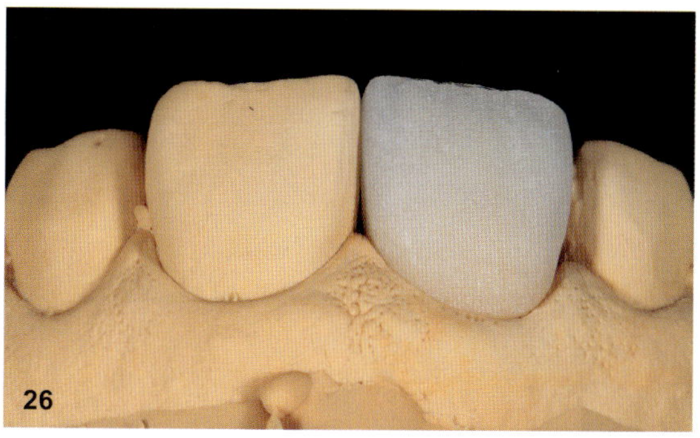

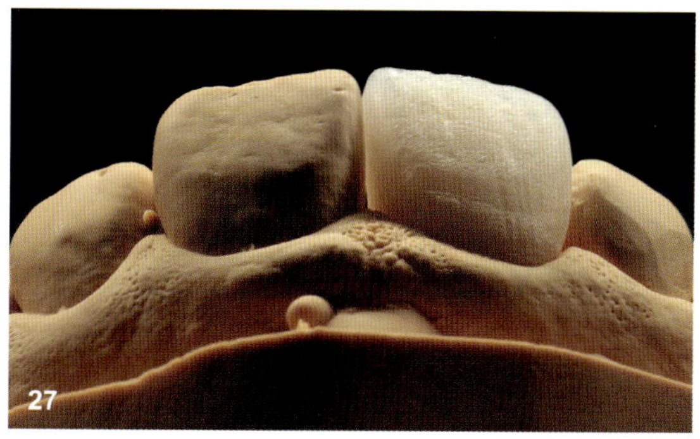

그림 26, 27. 형태 수정 후의 상태.

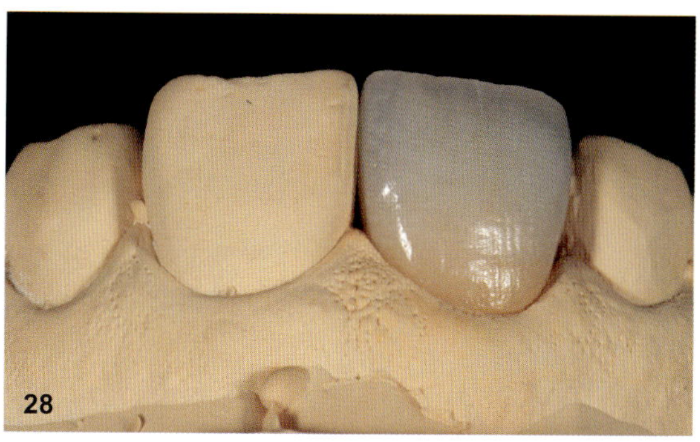

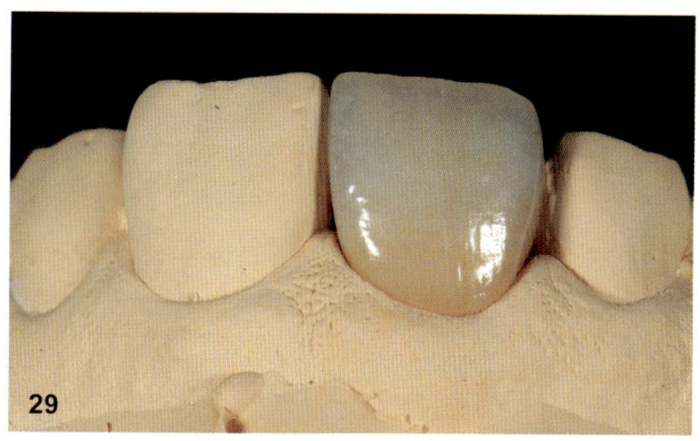

그림 28, 29. 글레이징, 최종 연마를 하여 보철장치를 완성한다.

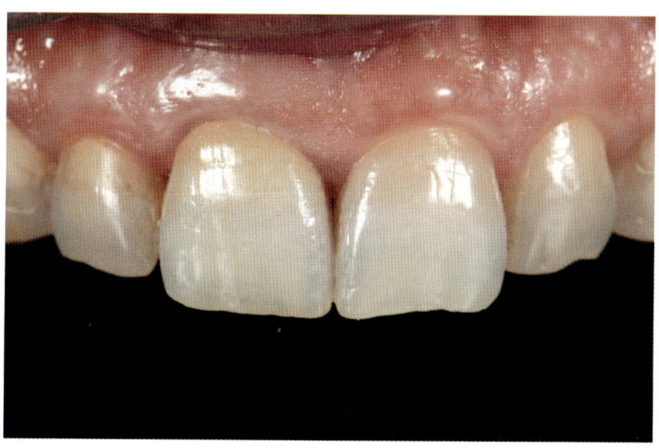

그림 30. 구강 내 장착.

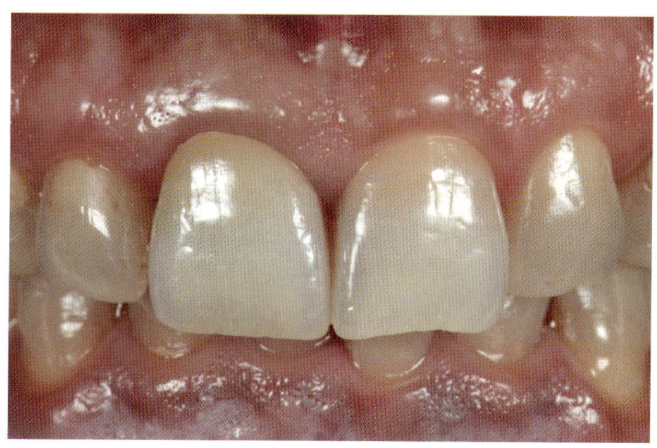

그림 31. 장착 2주 후의 상태.

Part 3

8 임플란트 지대치와 자연치 지대치의 동시 색조 표현

Tomoyuki Edakawa (枝川智之)
PASHA 덴탈 연구실(지바현 나가레야마시)
E-mail: edakawa@pasha-dl.com

프레임 재료 'Shofu 디스크 ZR-SS'(Shofu)
사용 도재 'VINTAGE ZR'(Shofu)

여기에서 설명하는 증례는 "월간 치과기공" 제42권 제5호(2014년 5월호)의 '장인(匠)'에 게재했던 내용이다. 주로 임플란트 치료의 발치 즉시 식립 치료 공정과 제작 내용이 주였기 때문에 세라믹 제작에 대해서는 상세히 나타내지 않았으므로 여기서 색조 재현에 관해 서술하려고 한다.

증례 개요

환자는 37세의 여성으로 주소는 변색된 상악 우측 중절치, 측절치의 심미 개선이었다(그림 1). 중절치는 큰 변색 없는 자연치 지대치였으나 치근파절로 발거된 측절치 부근은 임플란트의 발치 즉시 식립 치료가 이루어졌다.

'아이스페셜 C-Ⅱ'(Shofu)로 촬영된 사진에서 'NCC 셰이드 가이드'(Shofu)의 A2와 R2를 바탕으로 자연치 명도를 파악한다(그림 2~4). 이때 베이스가 되는 치관 중앙부터 치경부의 명도를 확인한 후에 중앙에서 절연에 걸쳐 명도 변화를 관찰한다. 색조를 재현하는 색의 기준이 되므로 명도는 신중하게 파악한다.

사진에서 명도를 확인할 때 주의점으로 셰이드 가이드와 자연치를 동일 평면에 배치하는 것을 들 수 있다. 같은 A2의 셰이드 가이드를 약 2mm 전·후에 배치하여 아이스페셜 C-Ⅱ로 촬영 후, CMYK로 셰이드 사진의 스폿 정보를 확인하면 명도 저하를 확인할 수 있다(그림 5). 이렇듯 자연치와 셰이드 가이드의 편집 작업만으로 명도를 확인하는 것은 오류가 발생하기 쉬우므로 주의해야 한다.

목표 자연치의 치관 중앙부터 치경부까지는 명도가 높고, 반대로 절연에 걸쳐서는 상아 구조를 포함해서 투명도가 높아지고 명도가 낮다(그림 6). 캐릭터를 관찰하면 외상으로 인한 크랙 라인과 근원 인접부의 콤퍼짓 레진 충전의 변색을 확인할 수 있다(그림 7). 이러한 부자연스러운 캐릭터는 충실히 재현하지 않는 것이 좋고, 전체적으로 조화되는 정도로만 표현한다(그림 8~24).

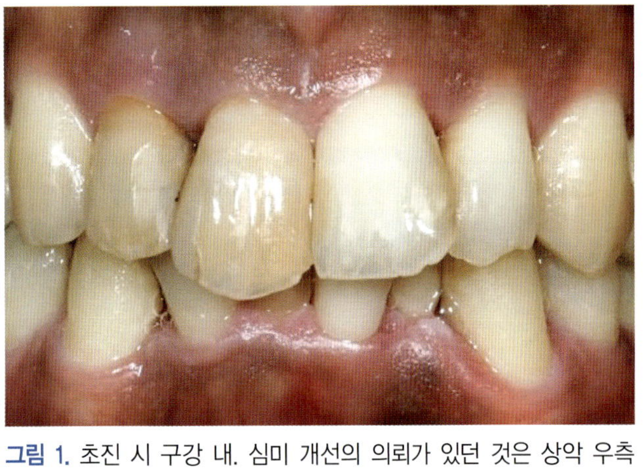

그림 1. 초진 시 구강 내. 심미 개선의 의뢰가 있던 것은 상악 우측 중절치, 측절치였다. 측절치는 치근파절로 발거되고 임플란트의 발치 즉시 식립이 이루어졌다.

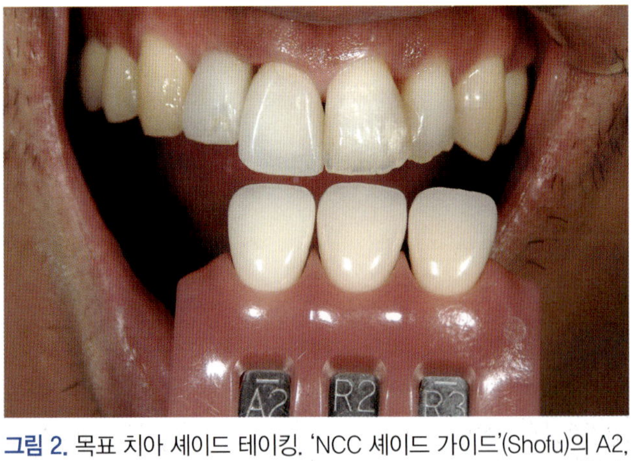

그림 2. 목표 치아 셰이드 테이킹. 'NCC 셰이드 가이드'(Shofu)의 A2, R2와 나란히 비교하였다. 치관 중앙에서 치경부의 명도를 확인한 후에 절연 방향의 명도 변화를 관찰한다.

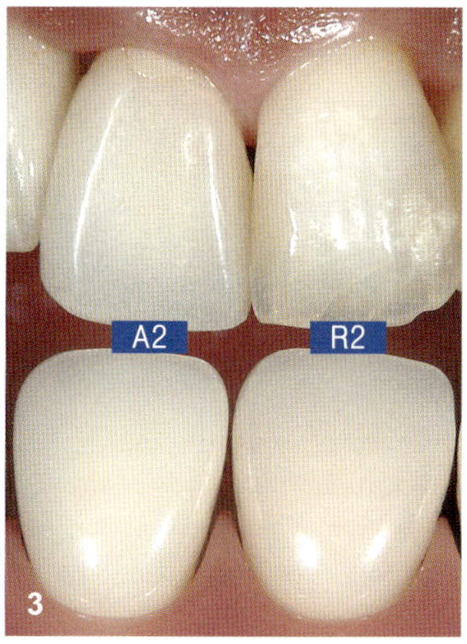

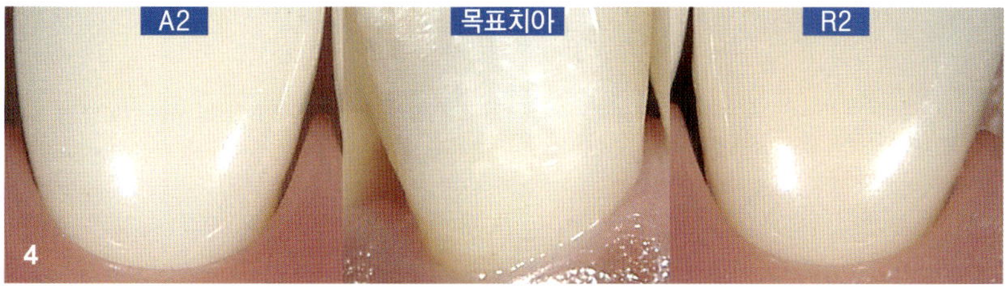

그림 3, 4. 목표 치아와 치경부 확대. 치관 중앙에서 치경부의 명도를 관찰하면 NCC 셰이드 가이드의 A2에 가깝다고 판단하였다.

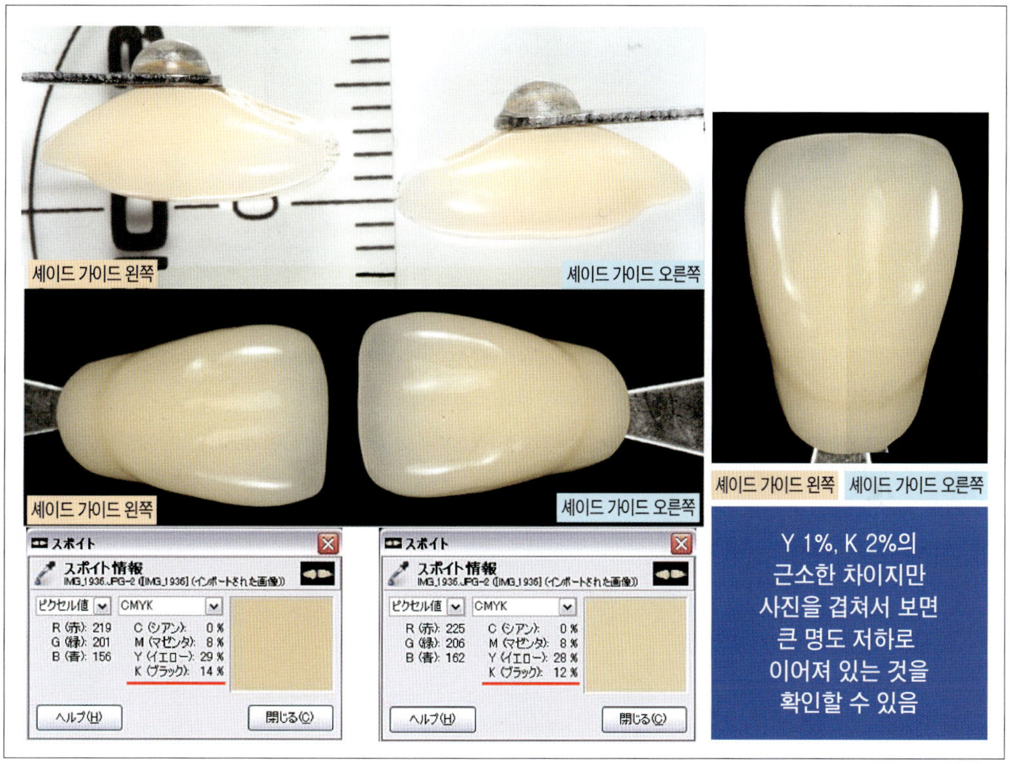

그림 5. 수치로는 Y가 1%, K가 2%의 근소한 차이지만 사진을 겹쳐서 보면 큰 명도 저하가 일어나고 있는 것을 확인할 수 있다.

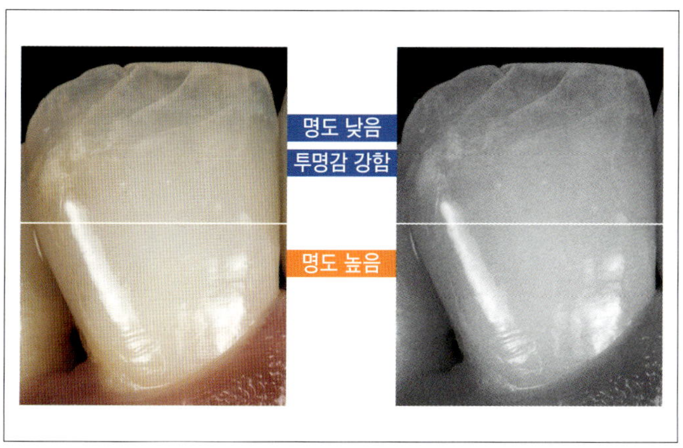

그림 6. 목표로 한 자연치 관찰. 치관 중앙에서 치경부는 명도가 높고 절연에 걸쳐서는 명도가 낮다(고투명도).

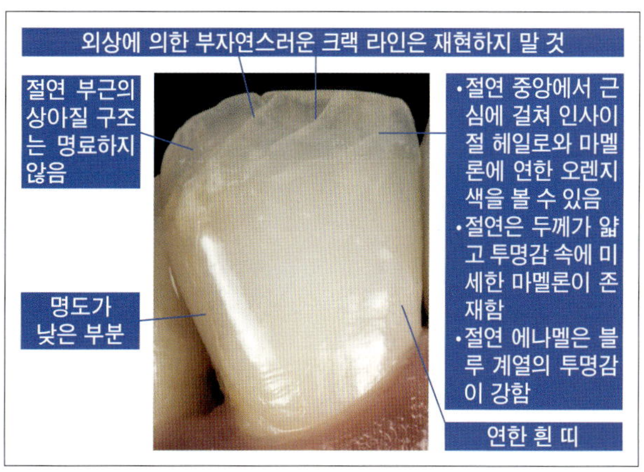

그림 7. 캐릭터를 관찰하면 외상으로 크랙 라인과 근원심 인접부의 콤퍼짓 레진 충전의 변색이 확인된다.

축성 단계

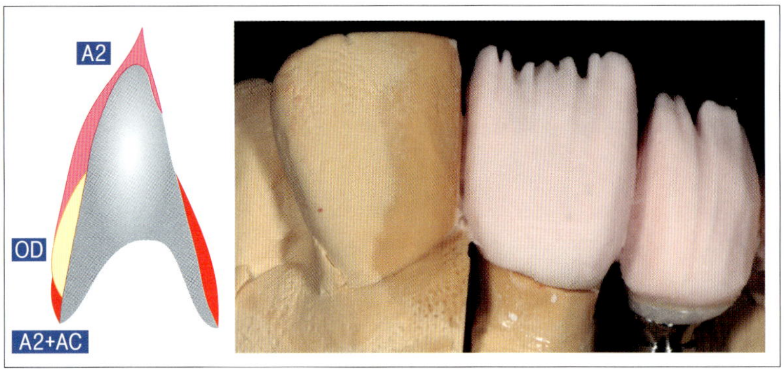

그림 8. 치관 중앙에서 치경부에 걸쳐 명도가 높은 부위는 바디 도재보다 불투명한 오펙덴틴 도재(OD)를 사용하면 빛의 반사성을 높여 명도를 높이는 동시에 지대치 색의 영향을 줄일 수 있다. 투명감이 강한 절연부의 컷백은 보통 때보다 1.5mm 정도 짧게 내측에 설정한다.

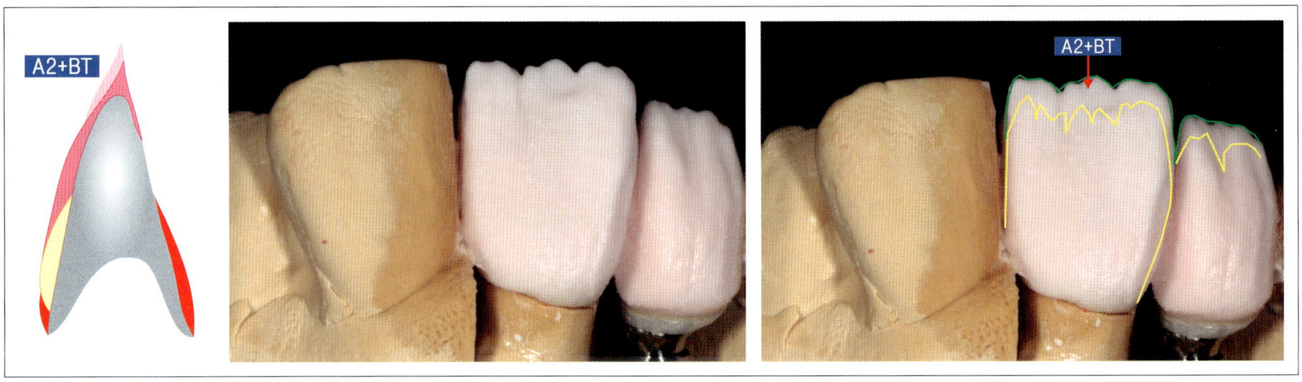

그림 9. 투명감이 높은 상아 구조를 재현하기 위해 푸른 기가 강한 트랜스의 BT(블루 트랜스)를 바디 도재에 혼합하여 사용한다. 보통 때보다 짧게 컷백한 절연부를 회복하듯이 축성한다.

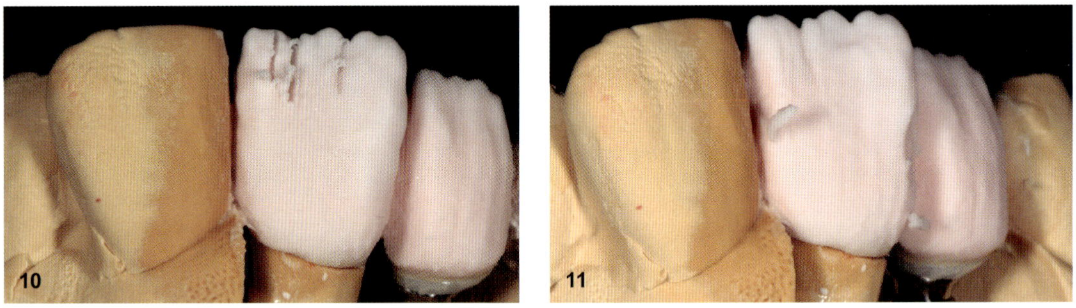

그림 10, 11. 컷백 종료 후 절연부의 특히 투명감이 강한 장소의 바디 도재를 가는 조각도 등으로 파낸다. 이로써 바디 도재와 투명층 도재의 대비 효과를 노려, 깊이 있는 표현의 베이스를 만들 수 있다. 인접면은 가볍게 파내면 약간 어둡게 표현할 수 있다.

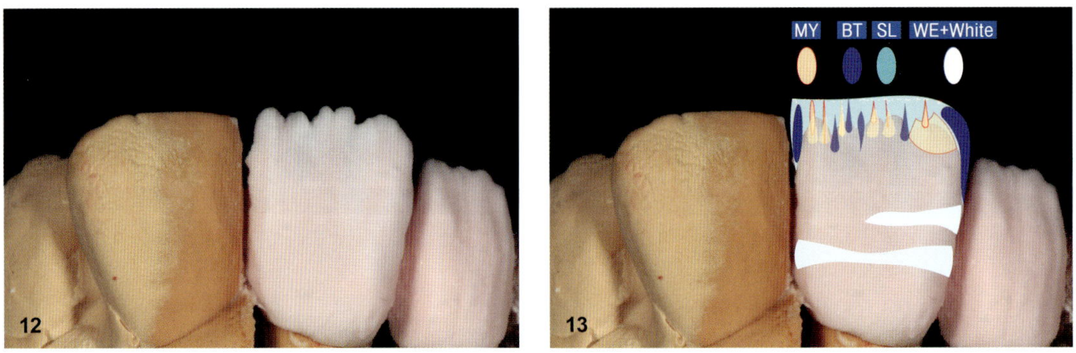

그림 12, 13. 투명감이 강한 마멜론 표현은 절연부 설측부터 프레임 형태로 SL(슈퍼 루센트)을 축성한 후, 순측부터 불투명한 MY(마멜론 옐로)를 절연을 향해서 가늘게 펴듯이, 아래로는 흐려지도록 축성한다. 대비 효과를 노려서 불투명한 MY 옆에 투명한 BT를 의도적으로 배치한다. 옅은 흰 띠는 WE(화이트 에나멜)+White(컬러파우더 화이트)를 두꺼워지지 않도록 축성하여 표현한다.

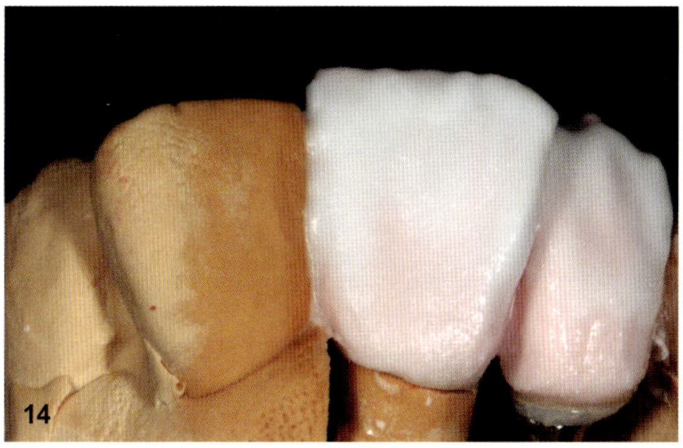

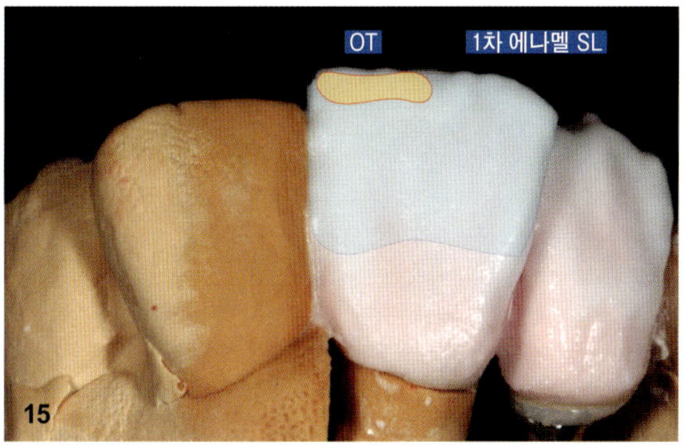

그림 14, 15. 근심 절연부 부근의 오렌지에나멜 표현은 OT(오렌지 트랜스) 단독으로 축성한다. 지상 구조의 다색축성을 무너트리지 않도록 1차 에나멜을 한층 더 씌워 소성한다. 소성 후 표면의 요철을 평평하게 고르고 최소한의 인터널 스테인을 한다.

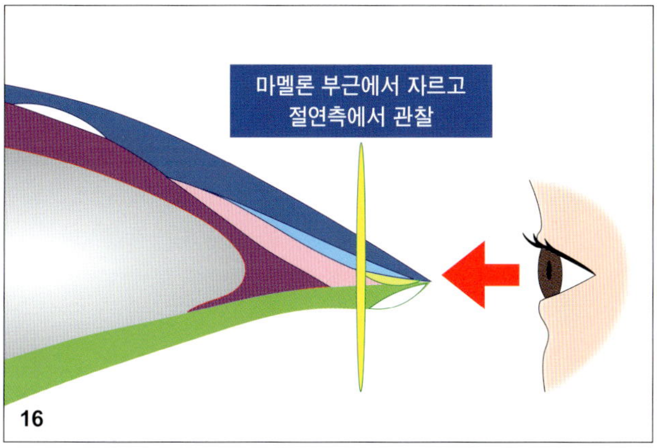

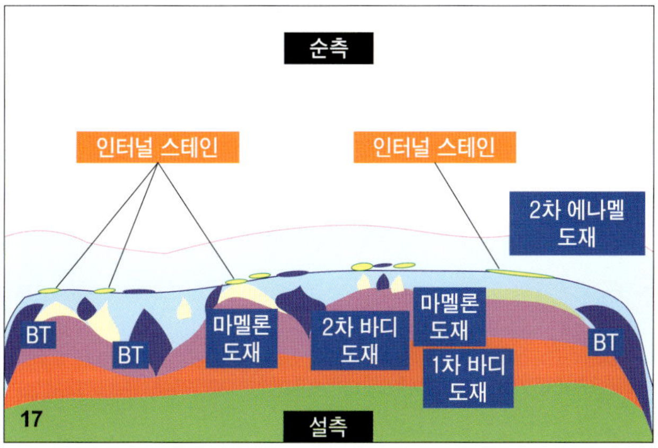

그림 16, 17. 마멜론 부근에서 자른 단면을 절연측에서 본 이미지 그림. 이번과 같이 두께가 얇고 투명감이 강한 캐릭터의 표현에서는 색 대비나 투과, 대비를 의도적으로 사용하기 위해 색이나 투과도가 상반되는 도재를 인접시킨다. 인터널 스테인은 도재로 얻은 깊이감과 입체감을 보다 강조시키도록 소량 사용하고 있다.

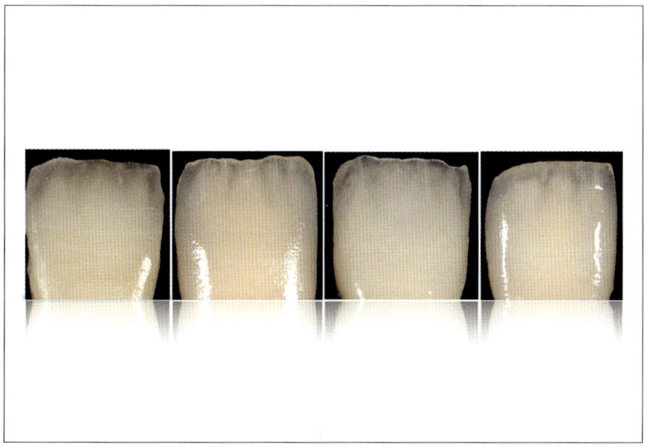

그림 18. 사진은 일상의 임상에서 제작한 것으로 1차 에나멜 소성 후 소량의 인터널 스테인을 한 상태이다. 임상이므로 절연 부근의 두께는 매우 얇지만 깊이와 입체감을 느낄 수 있다. 기본적으로 다색축성으로 캐릭터 표현을 하지만 가는 라인이나 세세한 캐릭터 등 도재로 표현이 어렵다고 생각하는 부분만 인터널 스테인을 사용하고 있다. 기본적으로는 스테인을 덧바르지 않는다.

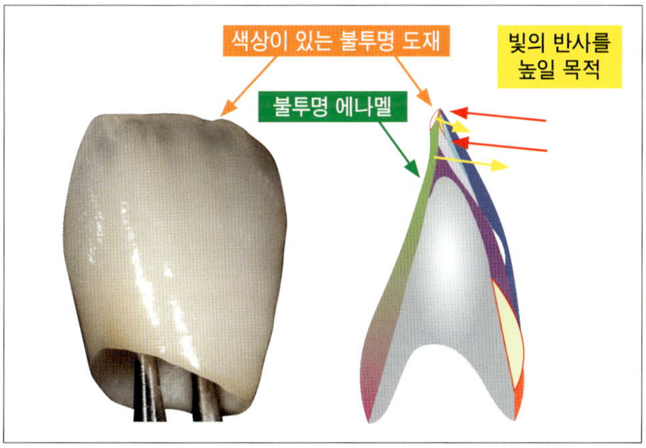

그림 19. 인터널 스테인 소성 후에 에나멜을 축성하지만 이 증례는 투명 도재를 많이 사용하였기 때문에 구강 내에서 어두워지지 않도록 연구가 필요하다. 순측에서 들어온 빛을 효과적으로 반사시키면 투명 도재를 사용한 절연 부근이 너무 어두워지는 것을 방지할 수 있다. 따라서 설측에는 불투명한 도재를 적극적으로 사용하는 것이 좋다.

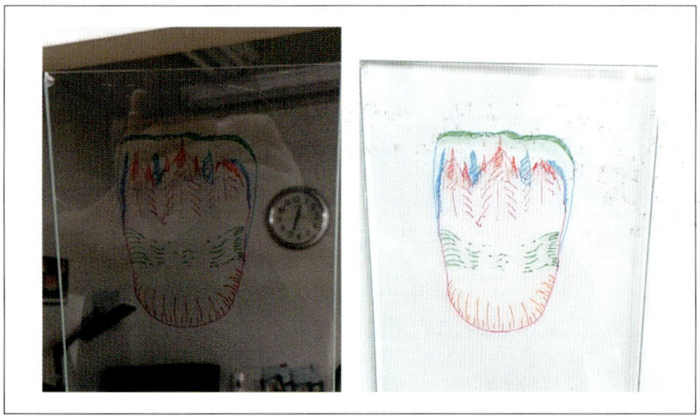

그림 20. 빛이 투과하는 유리를 사용한 검증. 좌측은 빛이 투과하여 그려진 그림을 보기 어렵다. 한편 우측은 빛이 반사되기 쉽도록 흰 종이를 놓았기 때문에 배경이 밝아져 그림도 뚜렷이 보인다. 이처럼 옅은 캐릭터를 효과적으로 보이게 하기 위해서도 유효한 수단이다.

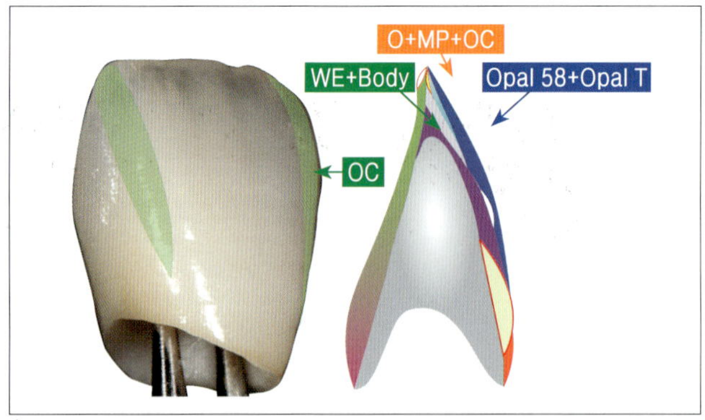

그림 21. VINTAGE ZR 도재는 전체적으로 투명감이 강하므로 WE(화이트 에나멜)를 더욱 불투명하게 하기 위해 바디 도재를 혼합하여 사용하고 있다. 절연은 인사이절 헤일로의 표현부터 더욱 불투명하고 색이 있는 도재가 되도록 O(컬러파우더 오렌지)+MP(마멜론 핑크)+OC(오크루절)를 섞어 사용하였다. 순측 에나멜은 Opal 58+Opal T, 인접은 조금 불투명한 OC를 사용하여 에나멜 대비로 깊이감과 입체감을 표현할 수 있다.

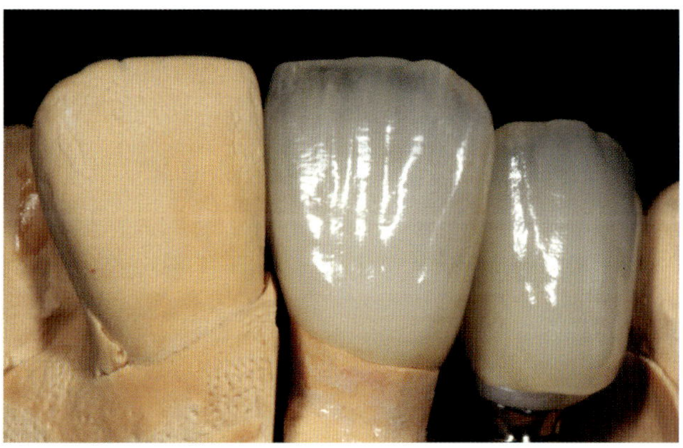

그림 22. 최종 보철물의 모형 완성. 치경부에서 중앙부에 걸쳐 높은 명도가 재현되고 절연에 걸쳐 투명감이 강하게 표현되었다.

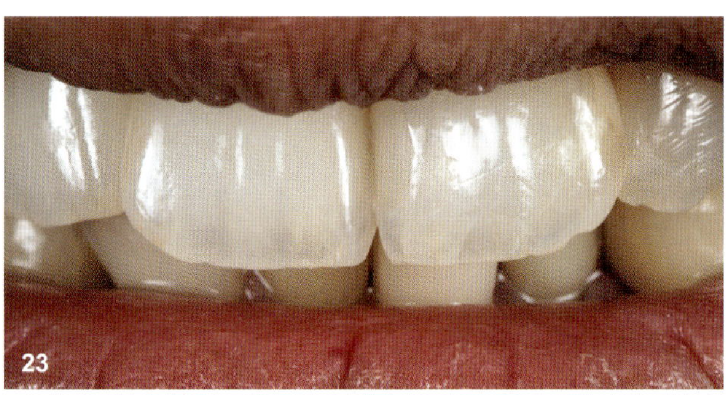

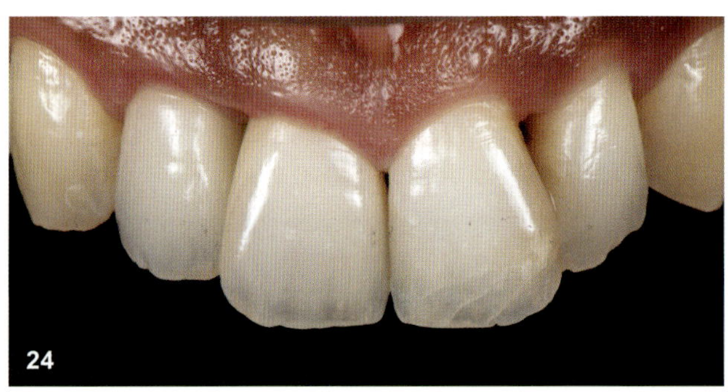

그림 23, 24. 구강 내 장착. 투명감을 강하게 표현하였음에도 불구하고 구강 내에서 자연치와의 밝기가 조화롭다. 임상적 배려로, 인접한 콤퍼짓 레진에 의한 변색 오렌지는 내부를 다소 어둡게 하여 표면 스테인을 하였다. 이로 인해 콤퍼짓 레진에 의한 치료를 다시 하는 경우 보철물의 표면을 연마하면 캐릭터를 제거할 수 있게 되어 있다.

소수치 색조 재현에 있어서 가장 어려운 것은 명도를 맞추는 것이지만, 이번 증례처럼 투명감이 강한 캐릭터의 표현도 난도가 높다고 생각한다. 특히 임상에서는 두께가 얇은 경우가 많아 색 대비나 투과, 반사의 대비 등을 구사할 필요성을 느끼고 있다.

임상에서는 어떻게 하면 최대한 간단히 작업할 수 있을지를 항상 생각하고, 다색축성에 의한 입체감, 깊이감의 표현과 스테인에 의한 섬세한 표현을 효율적, 효과적으로 사용하는 동시에 역할을 나누어 사용하도록 유의하고 있다.

Part 3

9 세분화하여 파악하는 자연치의 특징

Yuji Tsuzuki (都築優治)
Ray Dental Labor(교토시 야마시나구)
E-mail: ray710@camel.plala.or.jp

프레임 재료 'ZENOSTAR'(대신무역)
사용 도재 'IISP e.max Ceram'(Ivoclar Vivadent)

환자는 #21의 파절과 보철장치의 심미 불량을 주소로 내원하였다(그림 1, 2). #11, 21, 22의 치관 수복치료가 된 증례였다. #22의 파절은 외상이 아니라 발수에 따른 치질의 강도 저하로 인한 것이었다. 또 #23 및 대합관계에서 하악 운동 시 대합치 간섭이 일어날 것으로 판단하였다.

지대치 상황(그림 3, 4)을 보면 #11에 삽입된 메탈코어, 중급 정도의 변색이 보이는 #21의 지대치보다 'IPS e.max Press'에 따른 대응이 어렵다고 판단하여, 마스킹 효과도 기대할 수 있는 지르코니아 수복을 선택하였다. 또한 환자는 중절치의 돌출 상태에 대해 불만이 있어 가능하다면 절연을 현 상태보다도 내측으로 위치시켜 달라고 요청하였다. 그러나 전돌된 하악 전치와 전치유도 그리고 치아의 장축 방향을 고려하면 파절이나 탈락의 가능성도 있었으므로 지대치 형성에는 큰 제한이 생기고, 특히 순측부는 이상적인 삭제량을 얻을 수 없었다.

색조 분석

자연치의 색조 분석을 할 때 필자는 치은색이나 인접치 등 외부로부터의 영향을 검토하면서 트랜지셔널 라인앵글과 순측 3면 형성 라인을 기준으로, 정면에서 보이는 외형을 9개로 분할하여 특징을 포착한다. 그 후 투명층과 불투명층의 균형감을 확인하면서 근원심의 대칭성이나 치경부에서 절연까지의 그러데이션을 포함한 내부 구조의 이미지를 3차원적으로 확장해 나간다. 특히 본 증례는 치관에서 강한 붉은빛이 확인되고 전체적으로 투명감이 높은 색조 구성이었다(그림 5, 6). 그림 6을 바탕으로 각부에 나타난 특징을 해설하겠다.

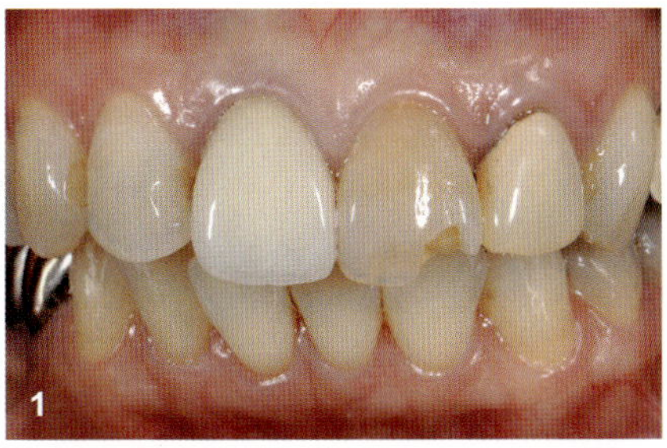
1

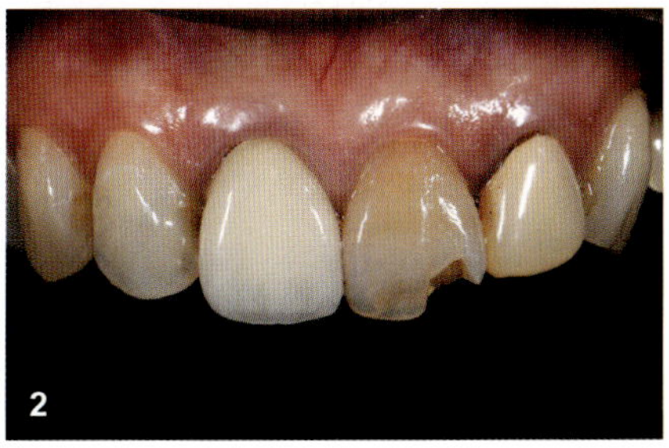
2

그림 1, 2. 초진의 상태.

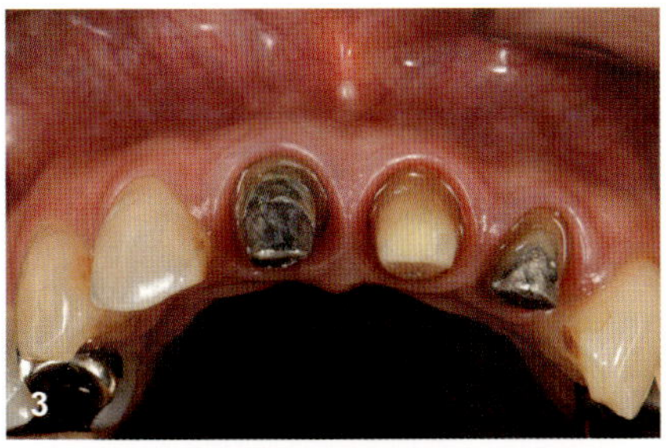
3

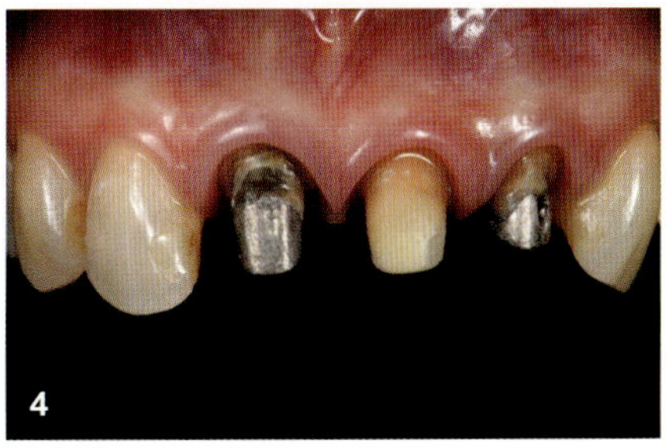
4

그림 3, 4. 지대치 색의 확인. 메탈코어와 중간 정도의 변색이 보이기 때문에 마스킹 효과를 기대할 수 있는 지르코니아 수복을 선택하였다.

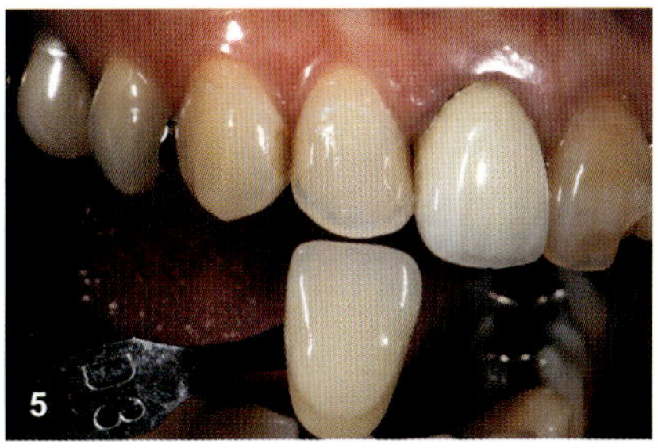
5

그림 5. 셰이드 테이킹 사진. 목표 치아에 가까운 색조는 D3을 선택하였다. 이러한 경우 측절치 색을 기준으로 중절치 색조를 산출하는데, 중절치 색조 표현은 약간 밝게 구성하고 내부 구조도 약간 선명하게 설계한다.

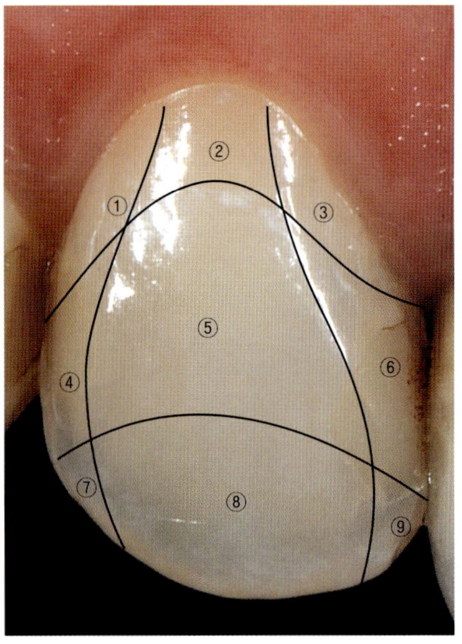

그림 6. 트랜지셔널 라인앵글과 순측 3면 형성 라인을 기준으로 목표 치아를 분할한 상태.

1. 치경부의 색조 확인

주로 ①·②·③ 부위의 치경부 채도를 확인한다. 여기에서는 치은색의 영향도 고려하면서 상아질의 색과 에나멜질을 포함한 투명도를 확인·분석한다. 특히 ①·③ 부위는 스캘롭 폼(scallop form)이나 치간유두의 영향을 받기 쉽고, ② 부위보다도 약간 그림자가 지는 상태로 촬영되는 경향이 있다. 단, 이것은 자연 현상의 하나이기 때문에 적극적으로 재현할 필요는 없지만 불투명도가 너무 높은 프레임 재료를 사용할 경우에는 그곳에 강한 반사가 일어나 '색의 친숙함'이 매우 떨어지게 된다.

2. 치관 중앙부의 색조 확인

셰이드 테이킹은 기본적으로 ⑤ 부위의 명도를 기준으로 하면서 채색한다. ④·⑥ 부위에는 콤퍼짓 레진으로 수복한 흔적이 보이지만 ①·④, ③·⑥ 부위로부터 ⑤ 부위를 향해서 내부 상아질 구조의 뒤틀림(오목: concave)도 영향을 주어 어둡게 보이는 것을 확인할 수 있다. 또 ④·⑥과 ⑦·⑨ 부위를 비교하면서 인접부 투명층의 위치에 따른 상아질 근원심 폭을 추측한다.

3. 절연부의 색조 확인

마멜론(2차 상아질)은 ⑧ 부위 내에 출현하며 특히 내부 캐릭터를 확인할 수 있다. 또한 절연 투명도가 높을수록 마멜론 구조는 현저하게 확인되며, 투명층의 강도에 따라 1차 상아질의 길이도 추측할 수 있다. ⑦·⑨ 부위는 투명층으로 구성되고, 우각까지 이르는 인사이절 헤일로는 설측 절연 형태의 영향을 받고 있다. 그리고 오팔 효과의 확인은 투명층의 푸른빛과 인사이절 헤일로로 투영된 오렌지색의 비례 정도로 인식할 수 있어, 절연에 '온기'를 주는 중요한 존재가 된다.

축성 콘셉트

본 증례에서는 'IPS e.max Ceram Selection'(Ivoclar Vivadent, 일본 미발매)으로 축성하였다. 본 제품은 'Impulse Kit'와 함께 등장한 새로운 전문가용 색 도재로, 6색 Special enamel 외에 더욱 효과적으로 빛의 투과와 반사를 증가시키는 LA(Light absorber), LR(Light reflector) 시리즈 6색으로 제품이 구성되어 있다(그림 7, 8). 이 새로운 콘셉트는 폭넓은 색조의 대응과 창의적인 영감으로 이어진다. 이것의 콘셉트에 기초한 축성 순서를 그림 9~35에 나타내었다.

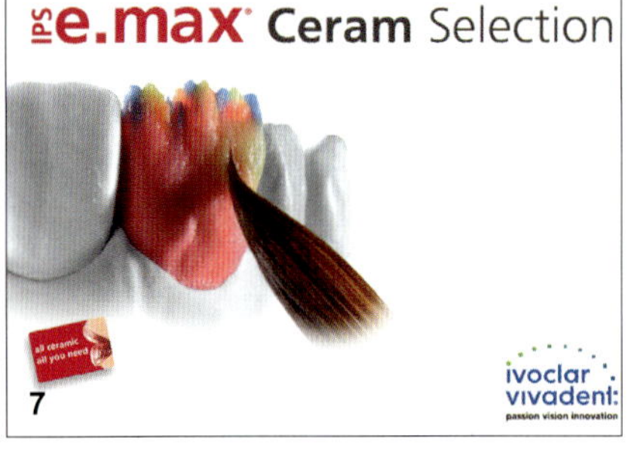

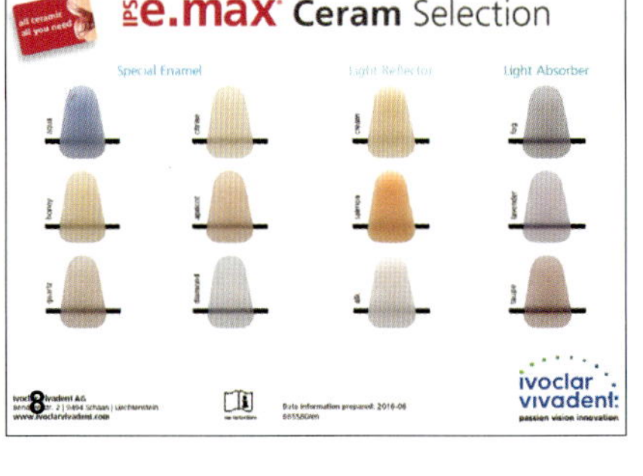

그림 7, 8. 'IPS e.max Ceram Selection'(Ivoclar Vivadent, 일본 미발매). 'Impulse Kit'와 함께 등장한 새로운 전문가용 색 도재로, 6색 Special enamel 외에 더욱 효과적으로 빛의 투과와 반사를 증가시키는 LA(Light absorber), LR(Light reflector) 시리즈 6색으로 제품이 구성되어 있다(자료 제공: Ivoclar Vivadent).

축성 단계

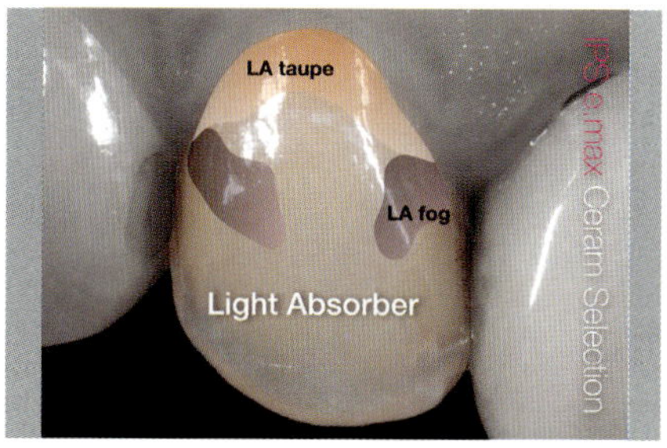

그림 9. 마스킹 조작을 위해 지르코니아 프레임을 두껍게 설계했지만, 마진 부분의 반사를 억제해 치은과의 친밀도를 좋게 하기 위하여 LA taupe를 사용하고 있다. 또한 concave 부분에는 LA fog를 사용해 어두운 부분을 표현하고 있다.

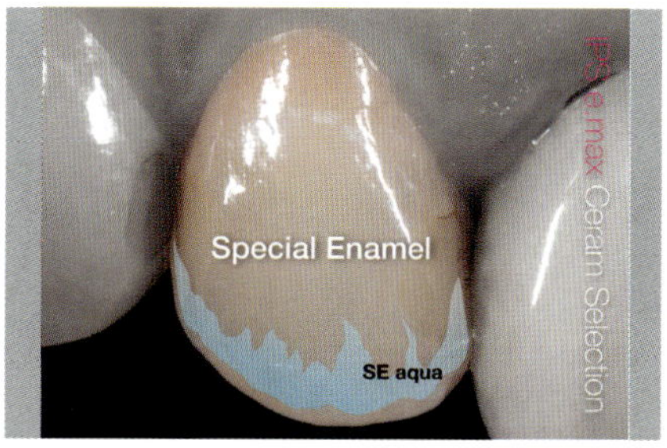

그림 10. 절연에 보이는 푸른빛이 강한 투명층의 표현에는 SE aqua를 기본으로 사용하였다.

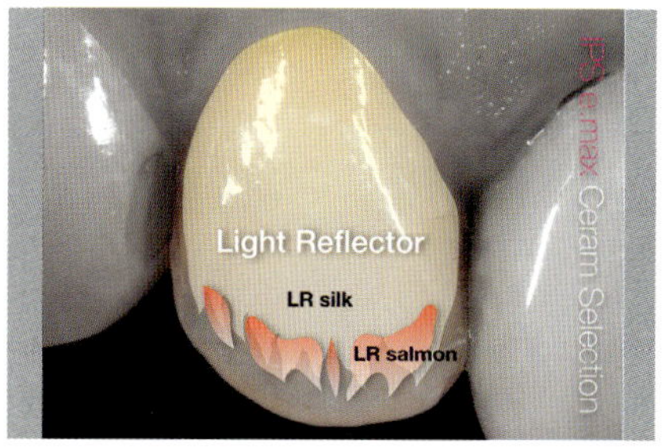

그림 11. 붉은색을 띠는 마멜론(2차 상아질) 표현에는 LR salmon을 사용하고 치관 중앙부(⑤)부터 절연(⑧)에 걸쳐서 보이는 유백색 부분은 LR silk로 표현하였다.

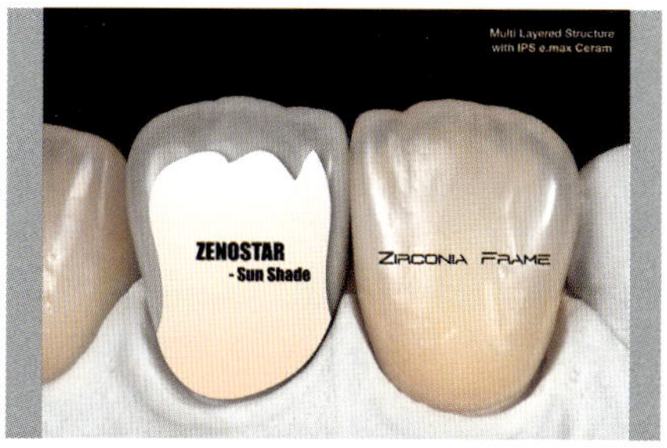

그림 12. 지르코니아 프레임 선택. 본 증례에서는 'ZENOSTAR'의 Sun 셰이드를 선택하였다. Sun은 A2에서 A3 정도의 색조 대응이 되지만 적당한 붉은 기를 가지고 있어 A 계열이나 D 계열의 색조 표현에 적극적으로 사용할 수 있다.

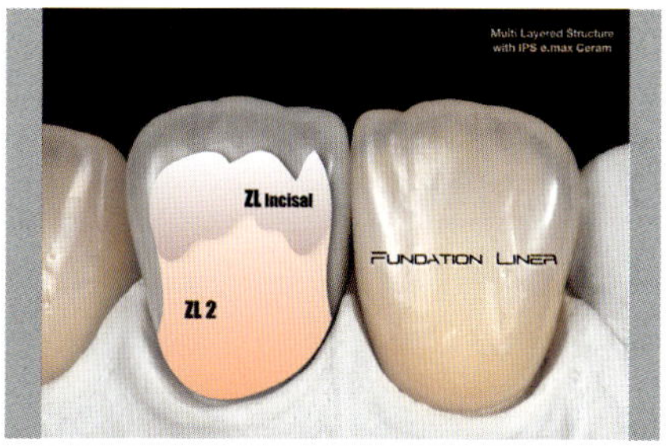

그림 13. 지르코니아 프레임의 기초 처리로서 ZirLiner를 사용해 색조 보정을 한다.

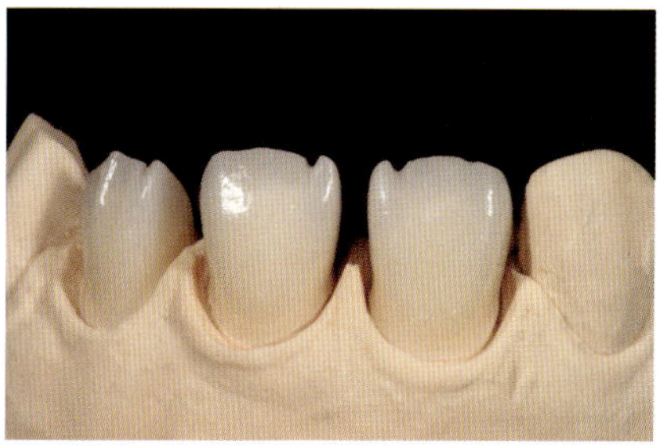

그림 14. ZirLiner 2로 치경부 채도를 보정하고 Incisal로 절연측의 투명감을 표현한다.

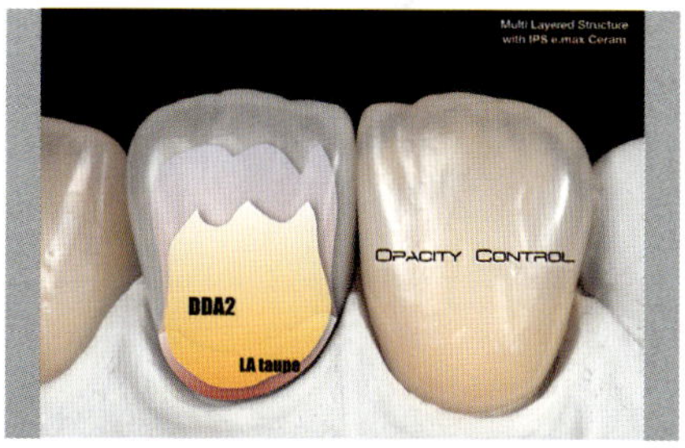

그림 15. DDA 2를 사용하여 opacity control을 하고 기본 밝기를 결정한다. 마진 부근에는 LA taupe를 사용하여 반사를 억제하는 효과를 노린다.

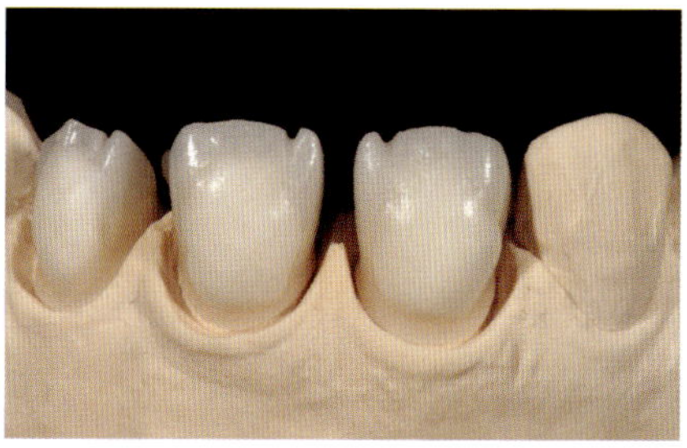

그림 16. Deep dentin은 채도가 다소 높으므로 A2를 선택하고 치관 중앙부(⑤)의 명도를 확보한다.

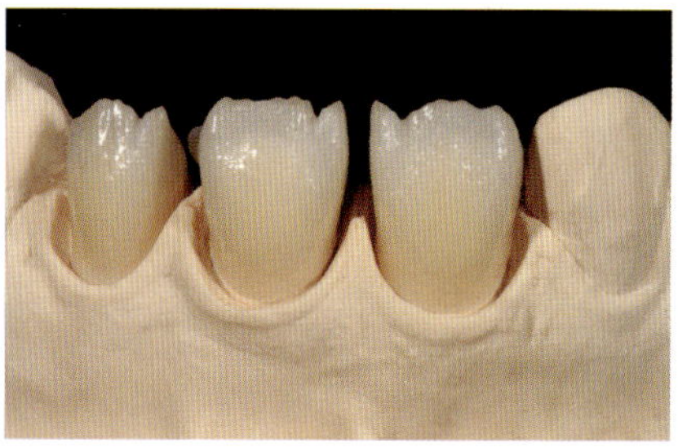

그림 17. 소성 후의 상태. 치경부-치관 중앙-절연에 걸쳐 대비(contrast)가 형성되어 있다.

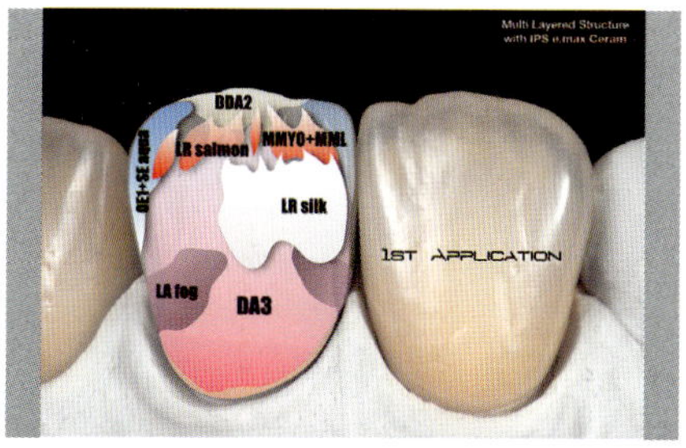

그림 18. 1차 소성 단계는 크라운에 생명감을 주는 중요한 작업이다. 투명·불투명 도재를 효과적으로 사용하여 내부 구조를 입체적으로 완성시킨다.

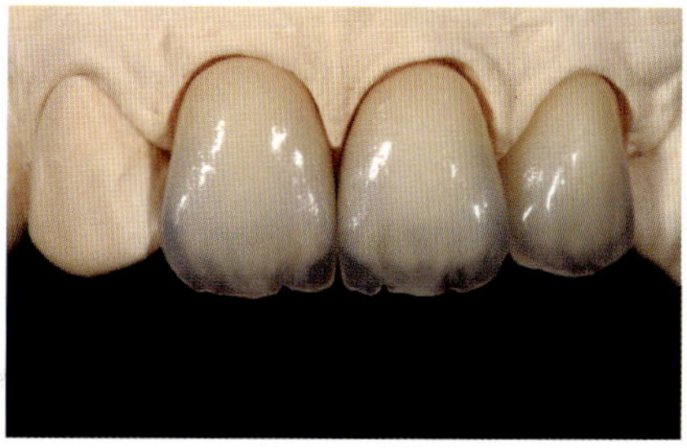

그림 19. 1차 소성 후의 상태. 다색축성으로 내부 캐릭터를 표현하였다. 필요에 따라서 인터널 스테인으로 보정한다.

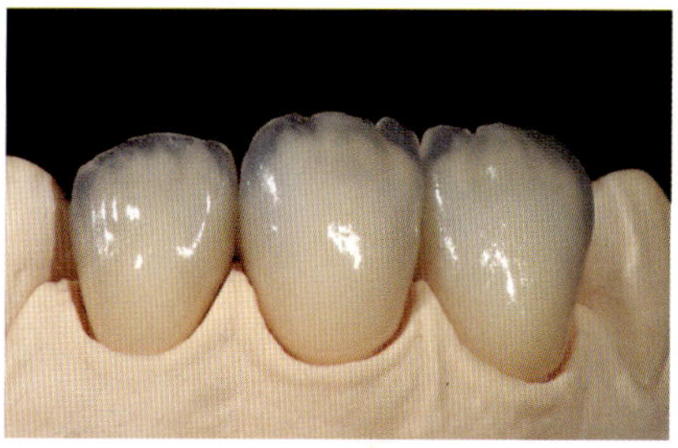

그림 20. 입체적으로 투명·불투명 물질을 축성하여 2차 상아질을 입체감 있게 표현할 수 있다.

축성 단계

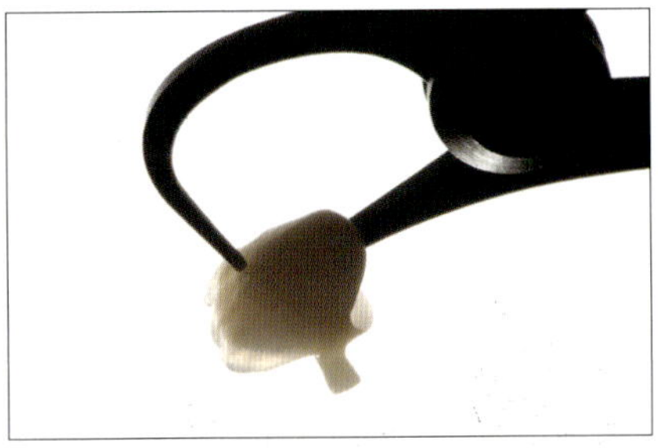

그림 21. 절연측 두께는 프레임과 합쳐서 0.5mm였다. 아주 얇은 층에서 표현되었으나 지르코니아 프레임의 형태 조절에 의해 내부 캐릭터를 보조하고 있다.

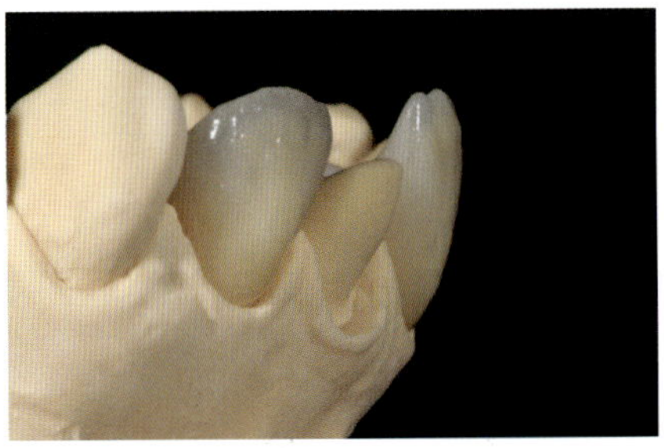

그림 22. 측면에서 본 외형. 절연부의 클리어런스가 크게 제한받고 있다는 것을 알 수 있다.

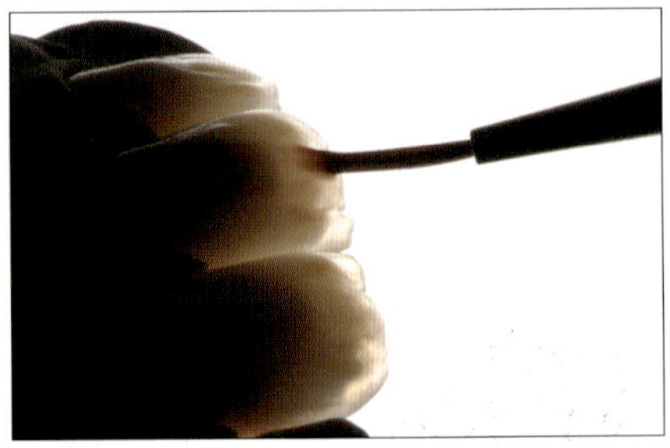

그림 23. 인터널 스테인(IPS Ivocolor)으로 마멜론의 채도를 보정한다.

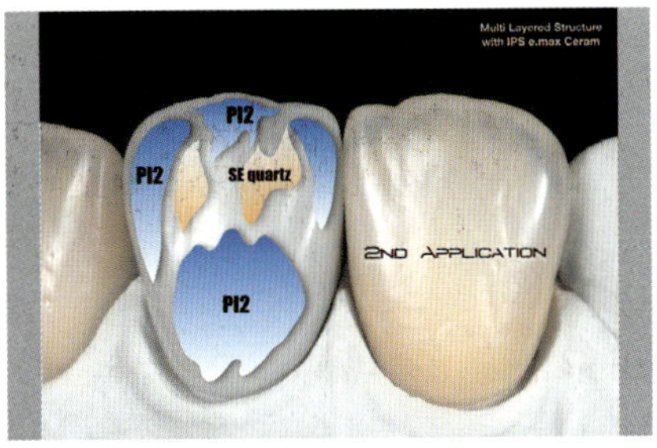

그림 24. 유백색 에나멜질 표현은 Power incisal을 사용하고, SE quartz를 사용해 세그먼트(segment) 구조로 한다.

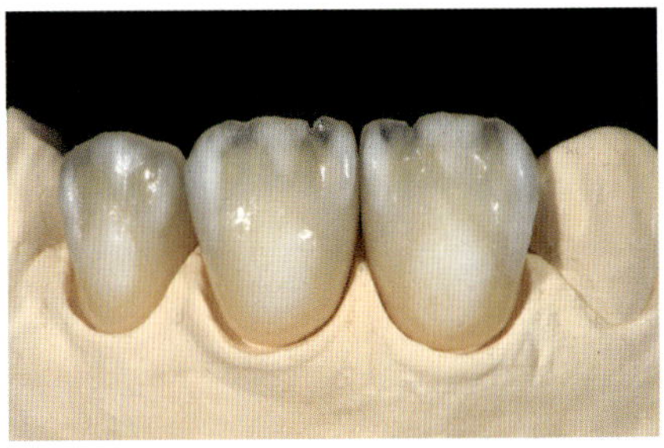

그림 25. Power incisal 2로 유백색 에나멜질을 표현하고 투명층의 강도를 조절한다.

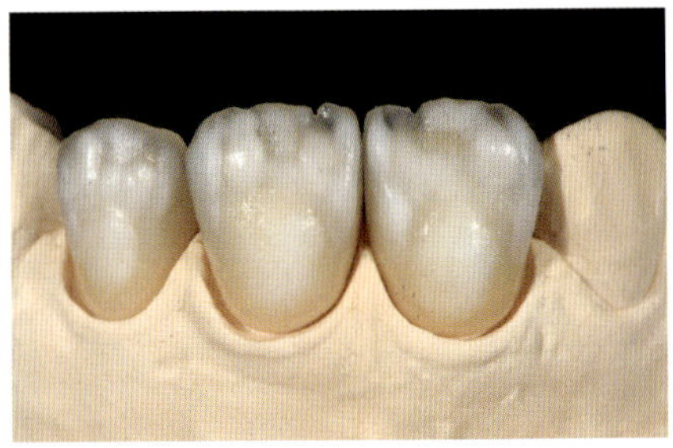

그림 26. 사이에 SE quartz를 배열하여 깊이감을 부여한다.

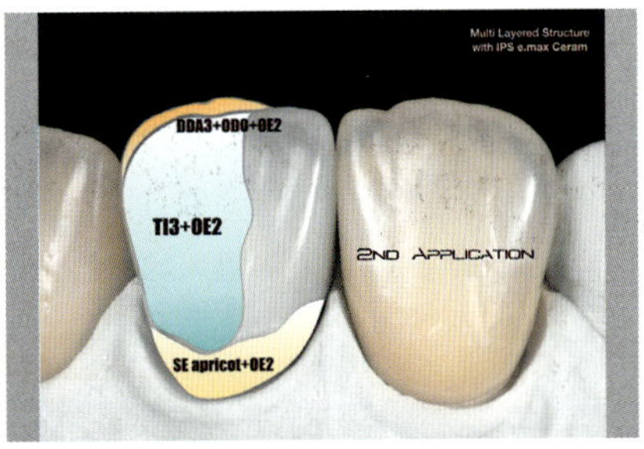

그림 27. 최고표층에 오팔에나멜(TI+OE)을 축성하고, 인사이절 헤일로도 축성으로 표현한다.

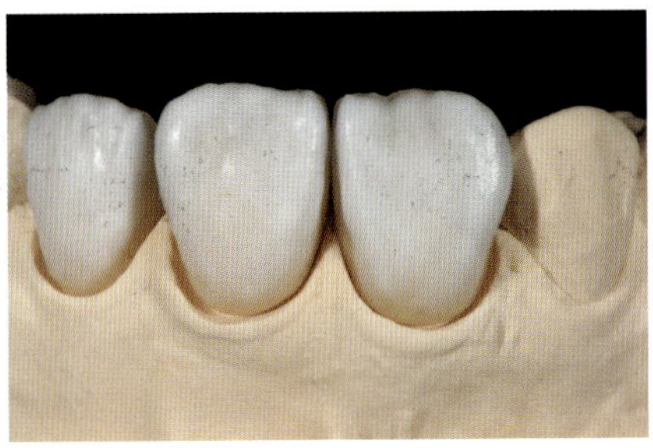

그림 28. 최고표층의 에나멜질 표현은 Opal effect를 기조로 한 오팔에나멜로 표현한다.

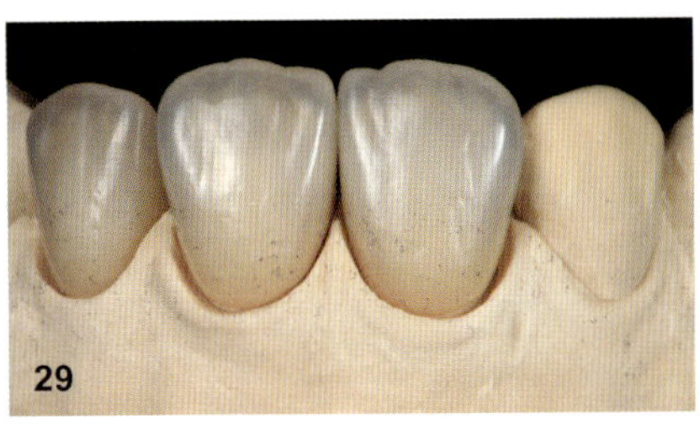

29

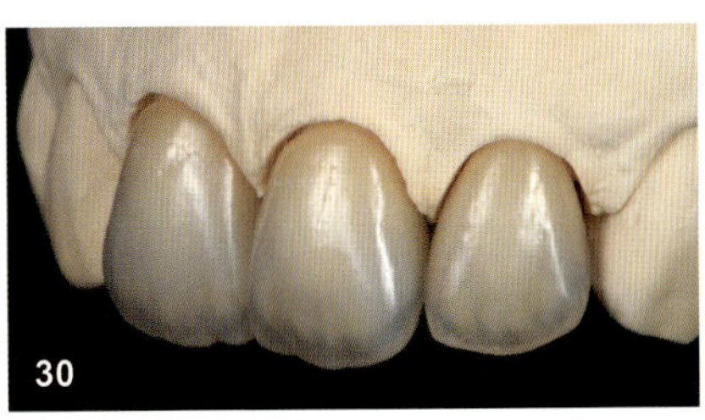

30

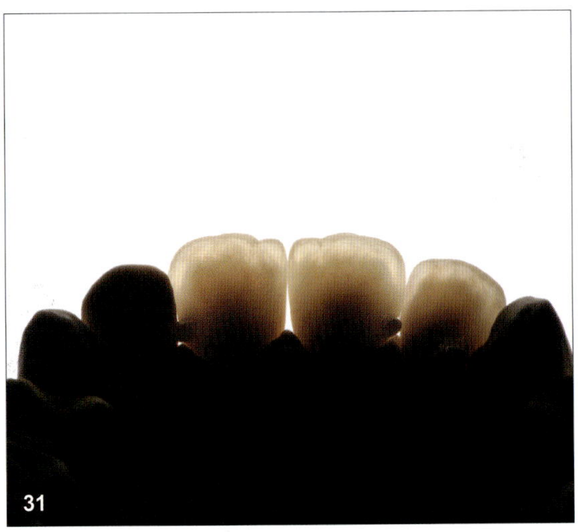

31

그림 29~31. 모형 완성 상태. 다색축성에 의해 깊이감을 가진 색조 표현이 이루어졌다. 또 IPS e.max Ceram이 가지는 우수한 광학 특성이 보인다. 최근 e.max 시스템 중에서도 스테인법에 의한 활용이 많이 눈에 띄는데, e.max Ceram을 병용함으로써 더 높은 심미 요구에도 대응할 수 있다는 것을 알려 주고 싶다. 어떠한 상황 속에서도 환자의 요구에 임기응변으로 대응할 수 있는 표현력이야말로 앞으로 요구되는 힘일지도 모른다.

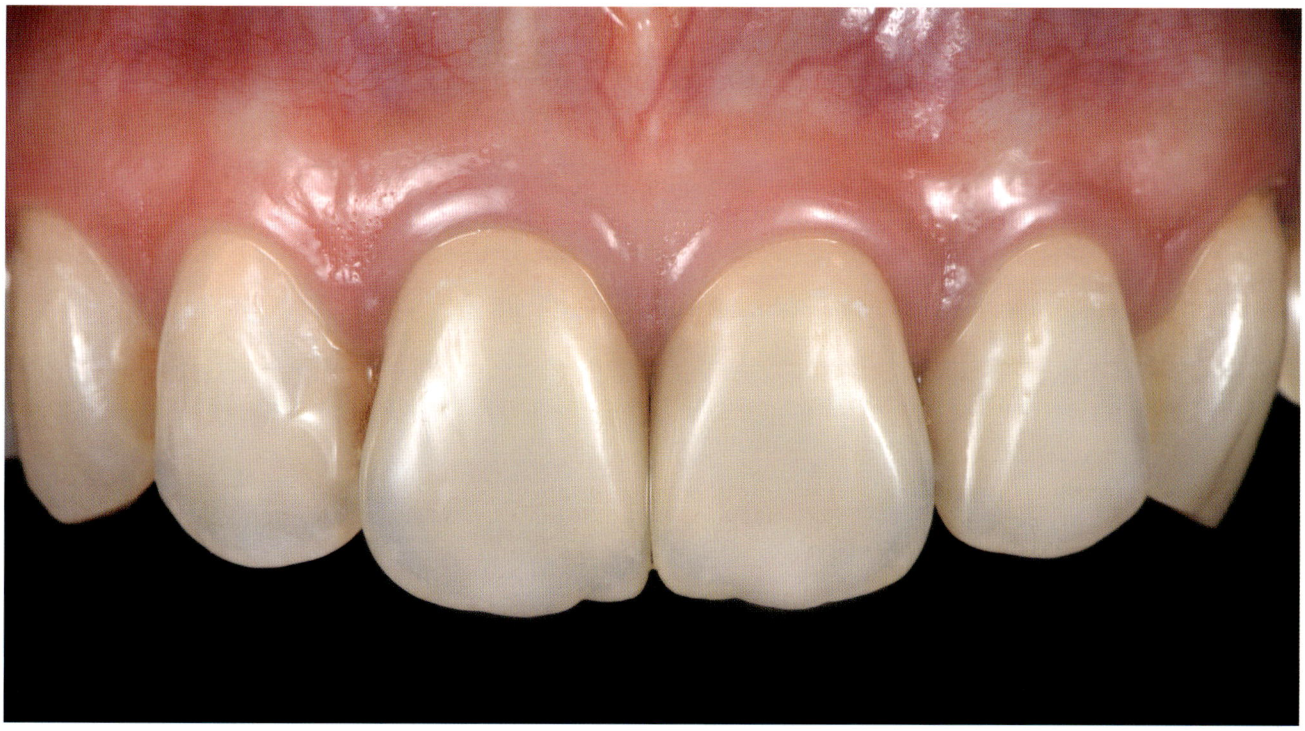

그림 32. 구강 내 장착과 입술과의 관계. 시적 후 미세 조정하여 구강 내 장착되었다. 이번에는 표현 공간도 크게 제한되었지만 형태에 대한 배려와 재료 선택으로 인해 양호한 결과를 얻을 수 있었다. 적절한 투광성을 가진 치관색 재료의 등장으로 프레임워크 디자인과 축성기술의 융합에 의한 색조 표현은 큰 가능성을 내포하게 되었다.

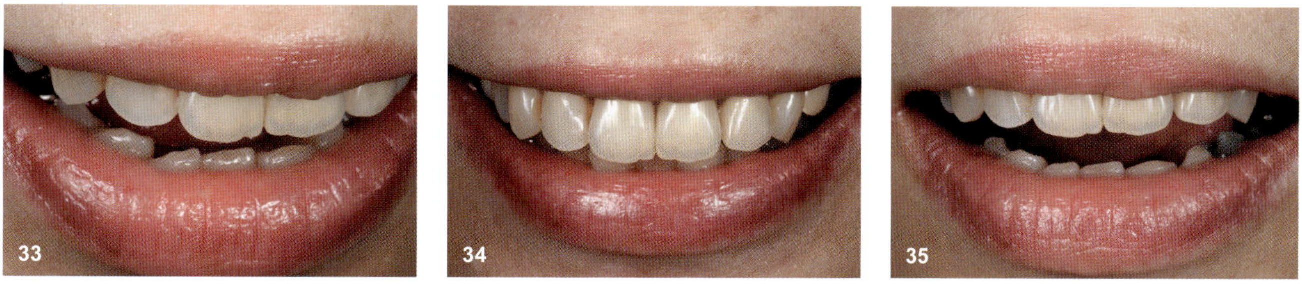

그림 33~35. 전치유도 관계에서 더욱 기능적인 아름다움을 부여하기 위해 절연라인 설계에 특히 신경 썼다.

Part 3

10 잔존조직과의 조화를 지향하는 Bridge with Gum Porcelain

Jungo Endo (遠藤淳吾)
Jungo Endo Dental Studio(미국 캘리포니아주)
E-mail: jungoendo@hotmail.com

프레임 재료 'Prettau Zirconia'(Zirkonzahn)
사용 도재 'Creation ZI-CT'(일본치과상사)

소수치 결손에 대한 연조직의 심미 재현은 전악적 재건에 비해 난도가 높은 경향이 있다. 그것은 잔존조직과 조화를 이루는 색조 및 명도, 투명감 조절이 필요하고 술자에게는 재료에 대한 이해가 필수적이기 때문이다. 여기서는 "월간 치과기공" 제45권 제4호(2017년 4월호)의 증례를 바탕으로 gum porcelain 3본 브리지의 제작 공정을 통해 치은부의 조화를 추구하기 위한 포인트를 정리한다.

증례 개요

본 증례의 환자는 20대 초반의 여성이다. 과거에 다른 병원에서 상악 우측 측절치 부위에 임플란트 치료를 받았지만 2번의 실패를 경험하여 자연치 지대치에 브리지 보철을 희망하였다. 임플란트뿐만 아니라 많은 치주조직도 상실한 본 증례에서는 보철적으로 연조직의 회복을 도모할 필요가 있었다. 이어서 단계별 사진을 바탕으로 제작 공정을 설명하겠다(그림 1~34).

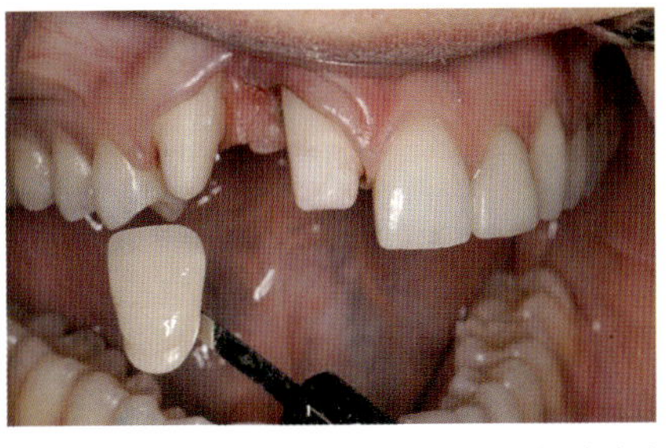

그림 1. 초진 시 구강 내. 임플란트의 탈락과 함께 연조직이 크게 상실되어 있다.

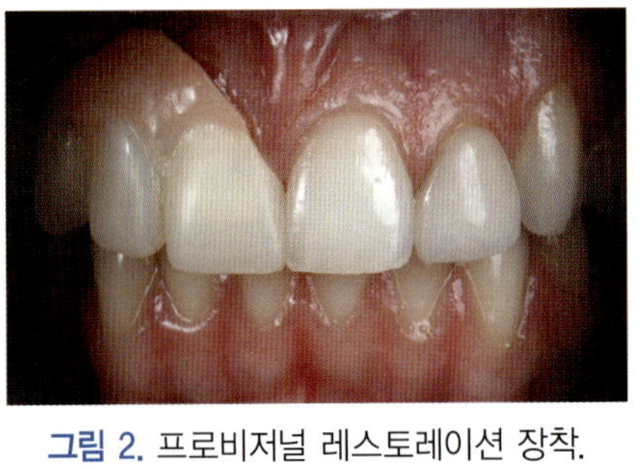

그림 2. 프로비저널 레스토레이션 장착.

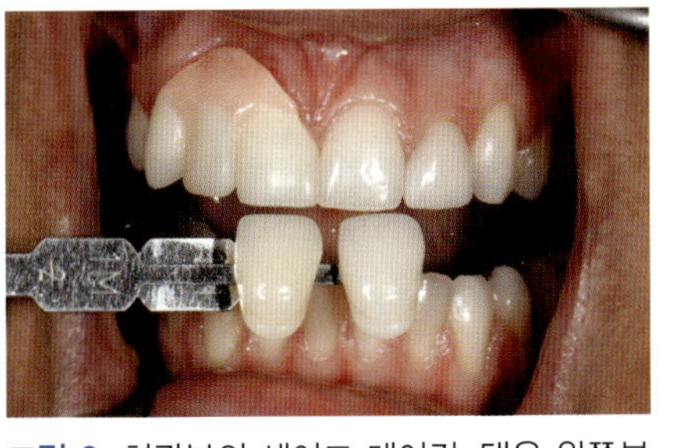

그림 3. 치관부의 셰이드 테이킹. 탭은 왼쪽부터 'VITA 3D 마스터 셰이드 가이드'(VITA)의 1M2, 1M1이다.

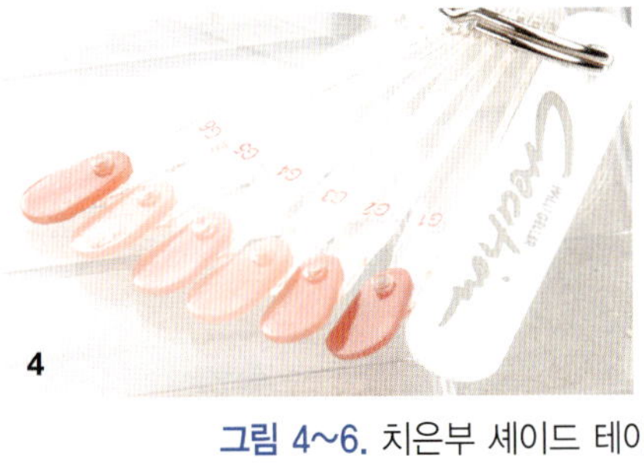

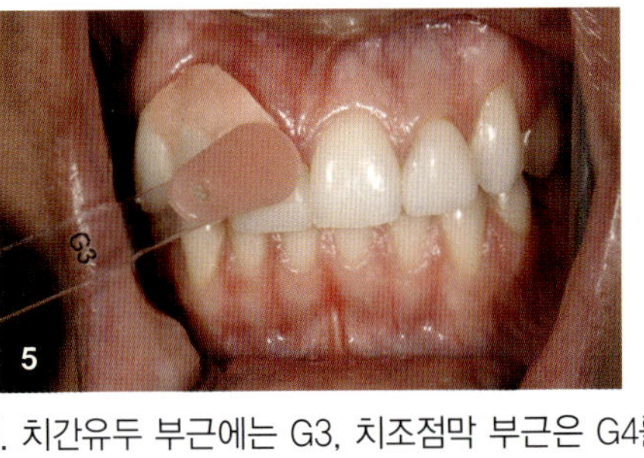

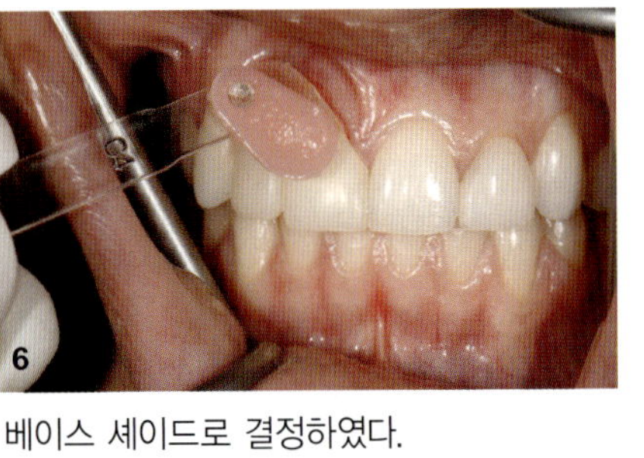

그림 4~6. 치은부 셰이드 테이킹. 치간유두 부근에는 G3, 치조점막 부근은 G4를 베이스 셰이드로 결정하였다.

축성 단계

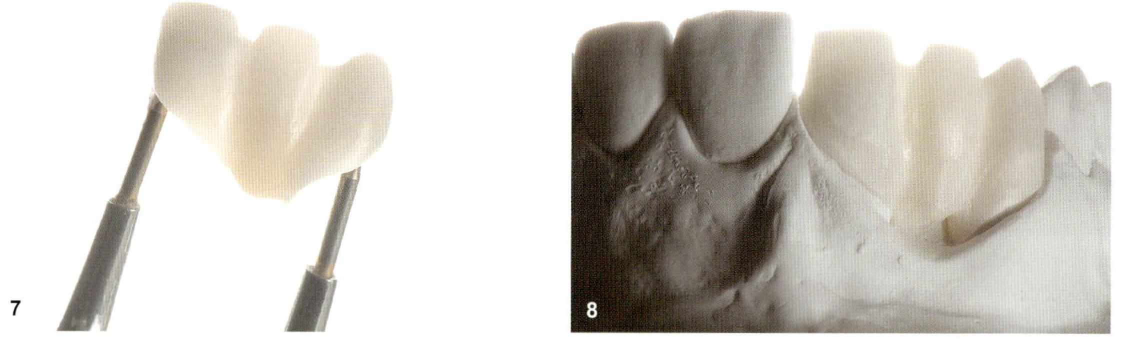

그림 7, 8. 사용할 지르코니아 프레임.

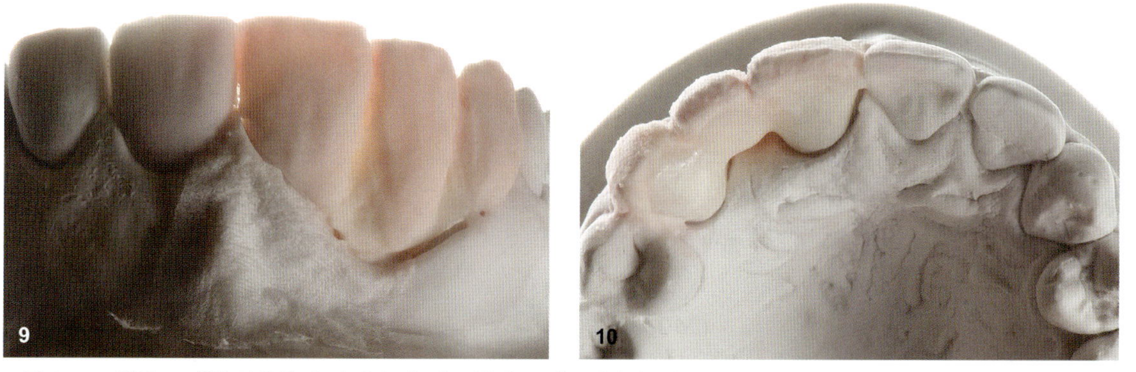

그림 9, 10. 덴틴 도재를 사용하여 치관부 및 치근 형태를 회복시킨다. 치근부는 오펙덴틴의 OD-43과 덴틴 A1을 1:1로 섞은 것을 사용하고 치은부의 명도를 조절한다.

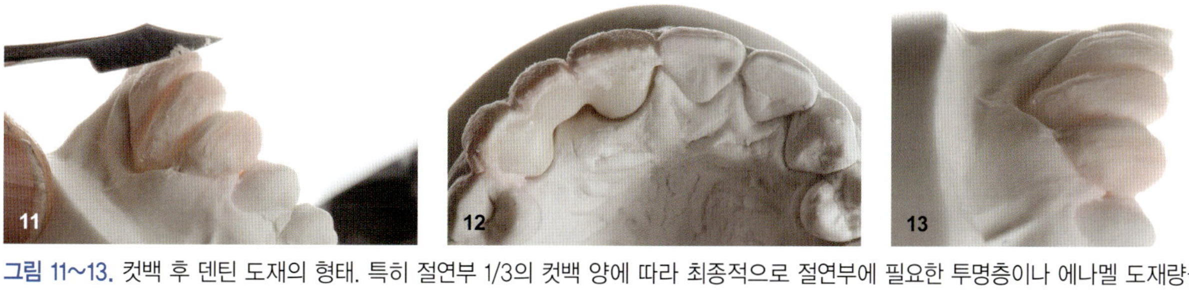

그림 11~13. 컷백 후 덴틴 도재의 형태. 특히 절연부 1/3의 컷백 양에 따라 최종적으로 절연부에 필요한 투명층이나 에나멜 도재량을 조절한다.

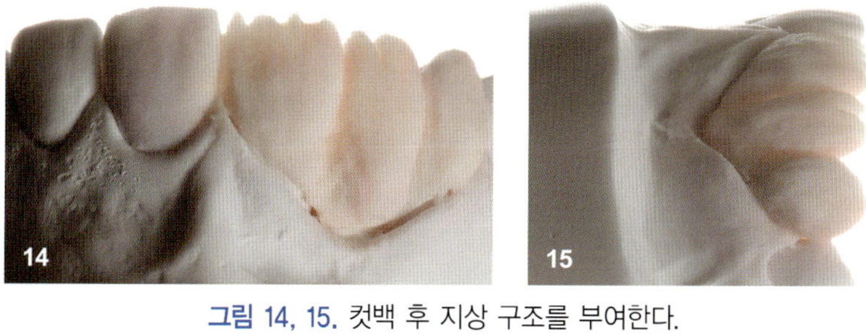

그림 14, 15. 컷백 후 지상 구조를 부여한다.

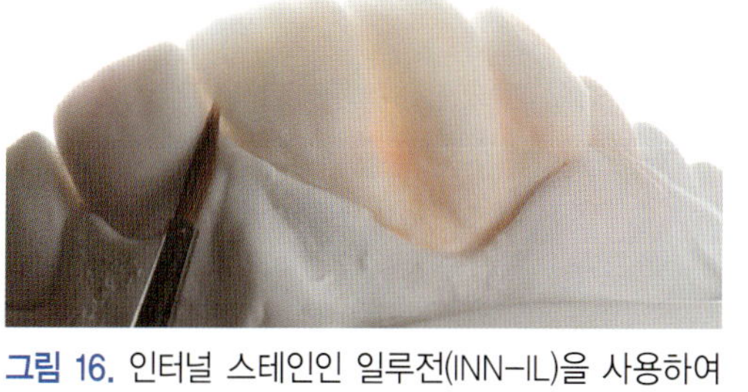

그림 16. 인터널 스테인인 일루전(INN-IL)을 사용하여 덴틴 도재가 어느 정도 젖은 상태에서 일루전을 특히 절연 1/3 부분의 덴틴 도재에 직접 스며들게 하여, 자연치가 가진 특유의 깊이감을 재현한다.

축성 단계

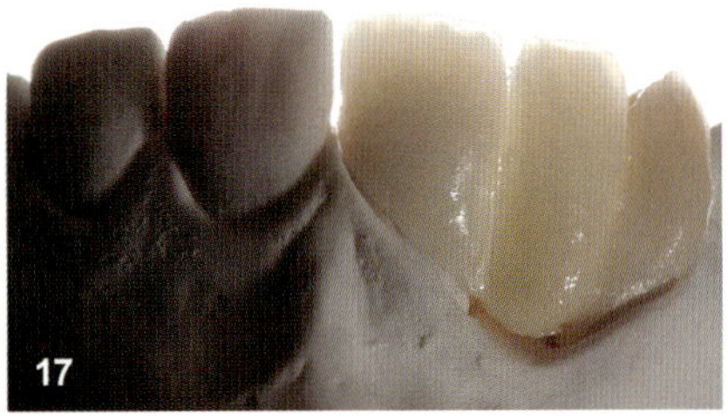

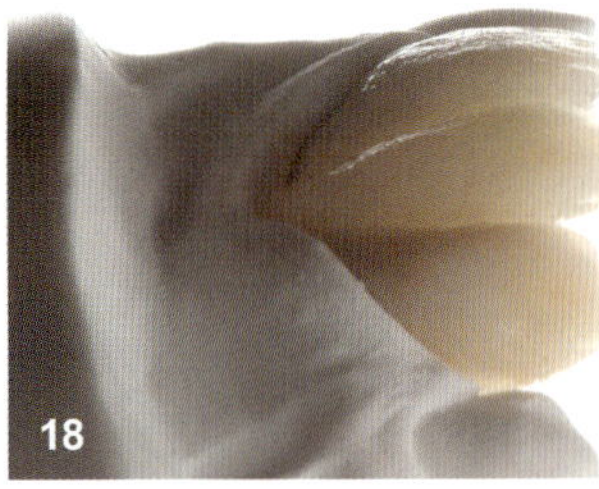

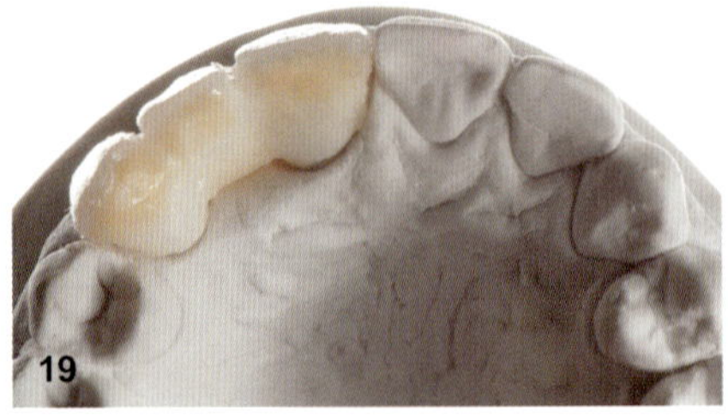

그림 17~19. 소성 후.

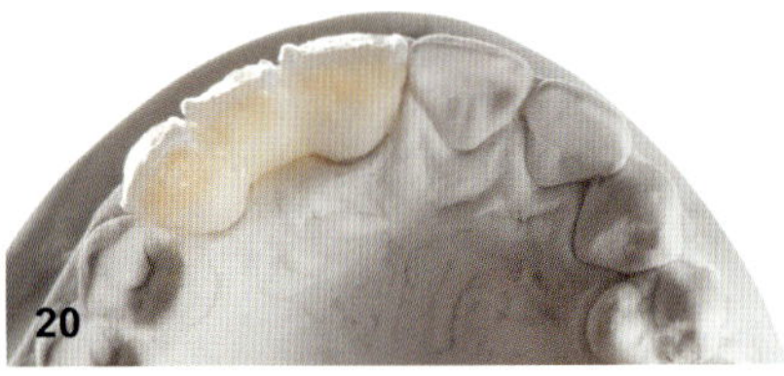

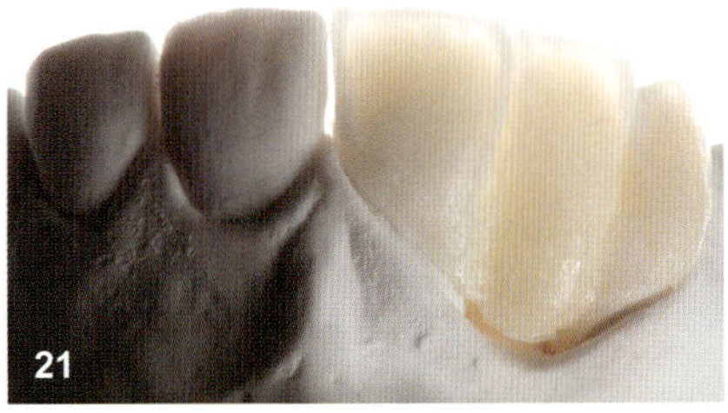

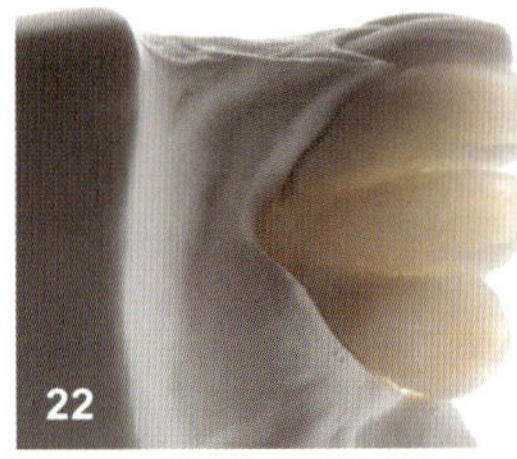

그림 20~22. 절연부 근원심에 SO-10(Blue trans)과 CLO를 1:1로 섞은 것에 소량의 인터널 스테인 blue를 섞어서 외형선에 축성한다.

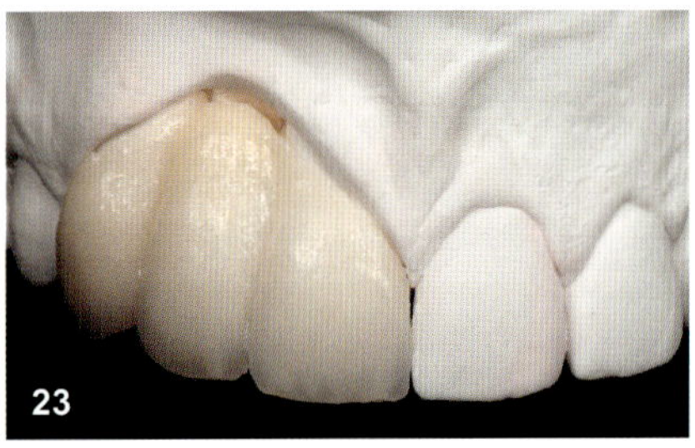

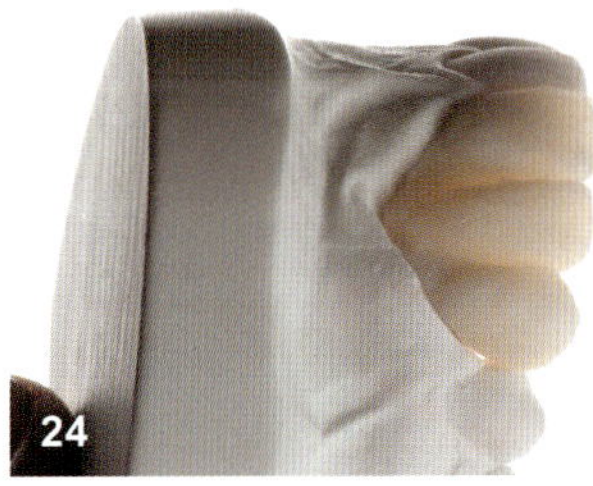

그림 23, 24. 에나멜 소성 후.

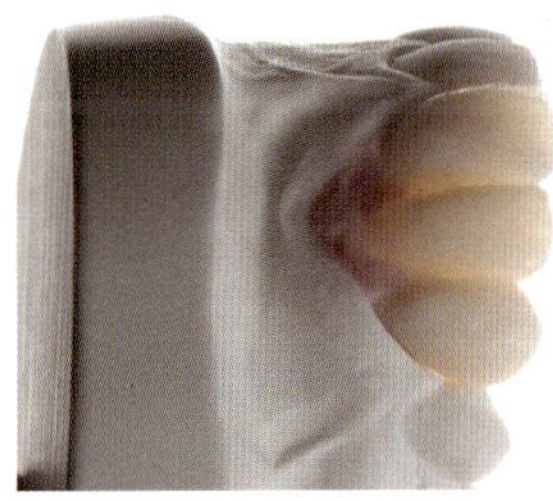

그림 25. 치은색 도재 축성. 먼저 바탕색으로 G1을 축성한다.

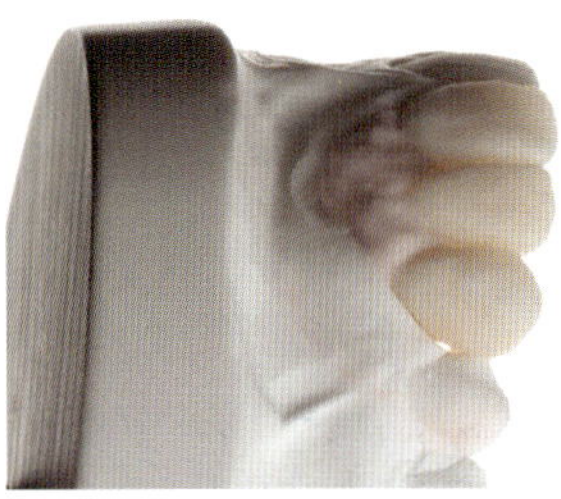

그림 26. 그다음, 기본 치은색이 되는 G4와 G3을 부착치은부와 유리치은부로 나누어서 각기 축성한다.

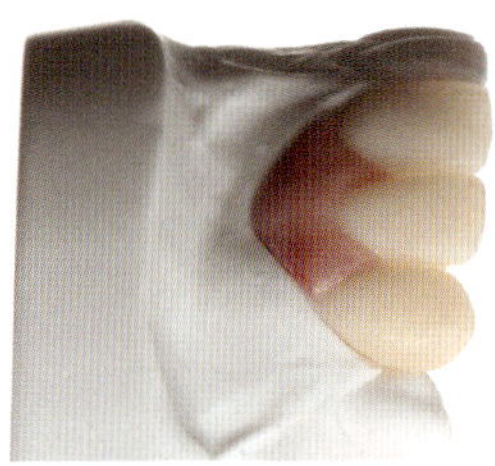

그림 27. 치은의 1차 소성 후.

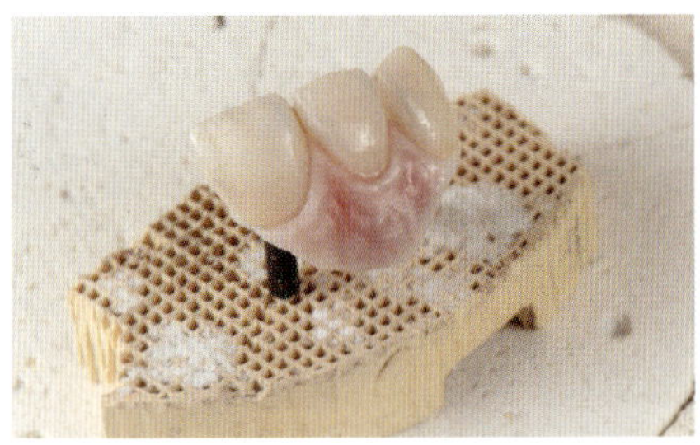

그림 28. 치은부의 2차 소성 후. 여기서 적당한 치은부의 형태를 완성시킨다.

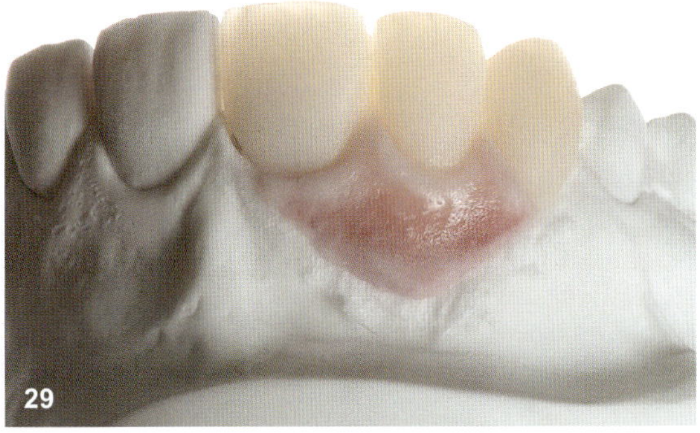

29

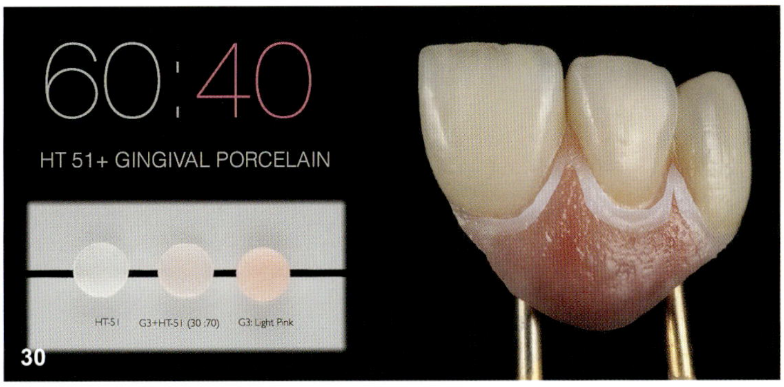

30

그림 29, 30. 자연치에 있는 치관부 형광성의 영향을 근거로 유리치은부에 형광성이 있는 HT-51을 섞은 치은색 도재(G3:HT-51=2:3)를 축성한다.

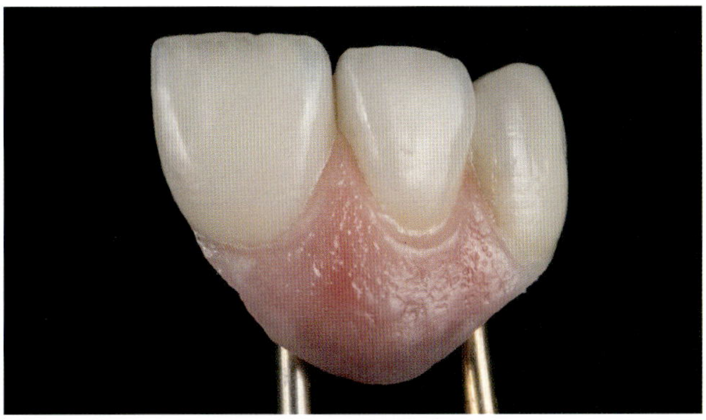

그림 31. 최종 보철장치 완성.

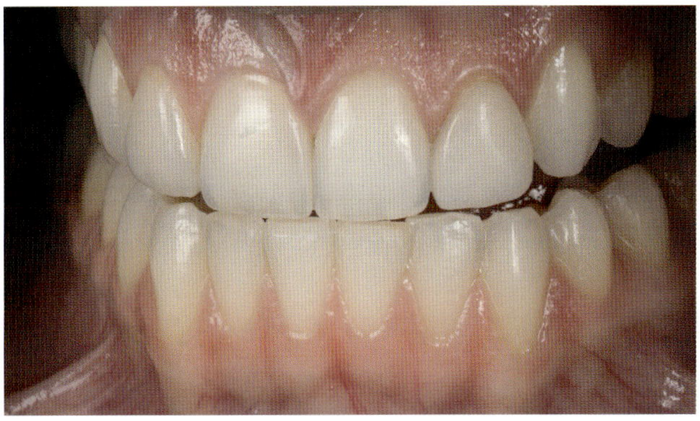

그림 32. 구강 내 장착.

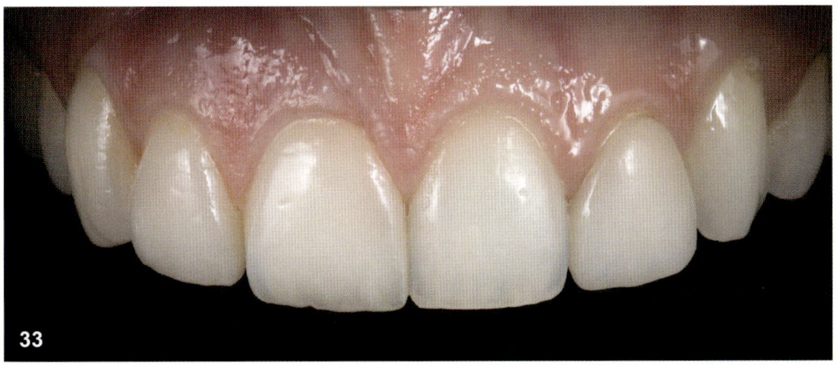

33

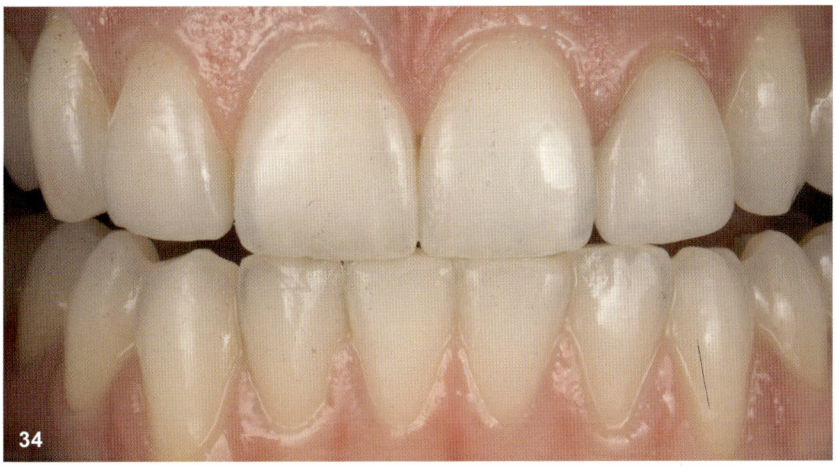

34

그림 33, 34. 정면에서 보이는 외형.

Part 3

11 지르코니아 풀 브리지의 치은부 축성

Luke Hasegawa
Ozark Prosthodontics(미국 아칸소주)
E-mail: luke@ozarkpros.com

프레임 재료 'ZIRLUX 16+'(Henry Shine LTD)
사용 도재 'Creation ZI-F'(일본치과상사)

여기서는 치은 축성을 주제로 단계별 사진을 아틀라스 형식으로 소개하겠다(그림 1~50). 축성의 전 단계로서 CAD 프로그램으로 최종 외형을 디지털 디자인하고 CAM에 의해 깎인 PMMA를 시적하여 형태를 조절한 후 브리지를 다시 CAD에 넣고 정제하였다. 최종 프레임에는 미디엄 트랜스루센트 지르코니아를 사용하여 치관부는 순협측 모두 0.25mm, 치은부 순협측은 1mm를 CAD 소프트웨어로 컷백하고, 축성 클리어런스를 확보하였다.

상세한 내용은 뒤에 서술하겠지만 치은 부분에만 초점을 맞추면 글레이징, 컬렉션 베이크를 포함하여 5~6회 소성이 필요하다. 이 소성 횟수를 줄이고 싶은 경우에는 치은부의 축성량을 줄이고 불투명성이 높은 도재로 축성하면 좋다. 단, 치관색에 비해 각 제조사의 치은색 도재 레퍼토리는 현저히 부족하여 저채도·고명도의 치은색 도재가 없기 때문에 축성 클리어런스의 구조는 색조 재현에 있어서 불리해질 수 있다는 것을 미리 말해 두고 싶다.

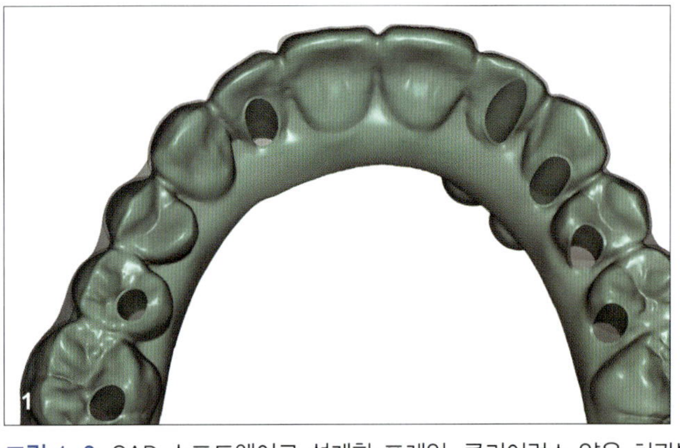
1

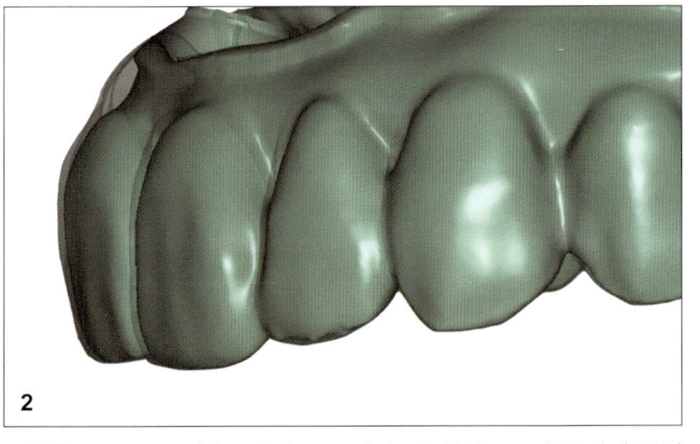
2

그림 1, 2. CAD 소프트웨어로 설계한 프레임. 클리어런스 양은 치관부 순협측 0.25mm, 치은부에서 1mm이다. 치관부는 도재 공간이 극히 제한되어 있음을 확인할 수 있다. 성공적인 풀 아치 지르코니아 브리지를 이끄는 열쇠로 냉각 시에 스크루 홀이 있는 부위와 폰틱 부위의 온도차(=팽창률의 차이)에 의한 파절로부터 프레임을 지키기 위해서 저용융 도재를 선택하는 것은 필수라고 생각한다.

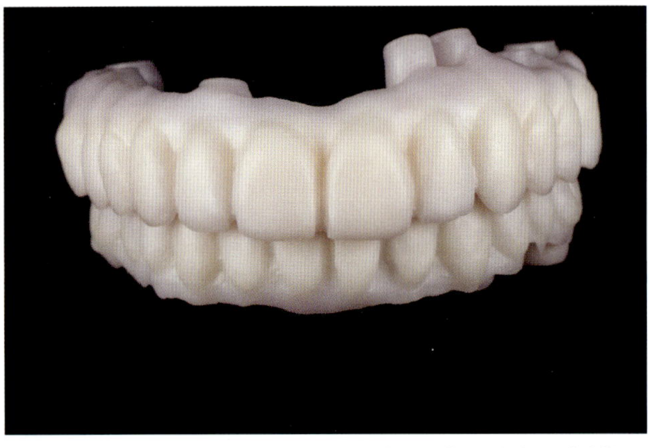

그림 3. 밀링된 상·하의 프레임워크. 연결부는 확실하게 분리감을 표현할 수 있는 형태로 하여 도재 공간이 없어도 각각의 치아를 독립시킬 수 있도록 준비한다.

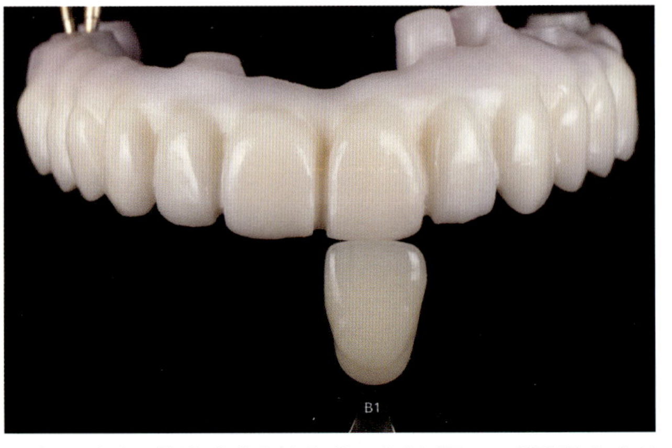

그림 4. 치관부 축성 단계에 관해서는 지면 부족으로 생략한다. 소성 후를 B1의 VITA 셰이드 가이드와 비교해도 프레임 재료가 불투명한 것을 알 수 있다. 이 불투명한 프레임 재료로 공간이 없는 가운데 착색하고 투명감을 내기 위해서는 전략이 필요하다.

축성 콘셉트

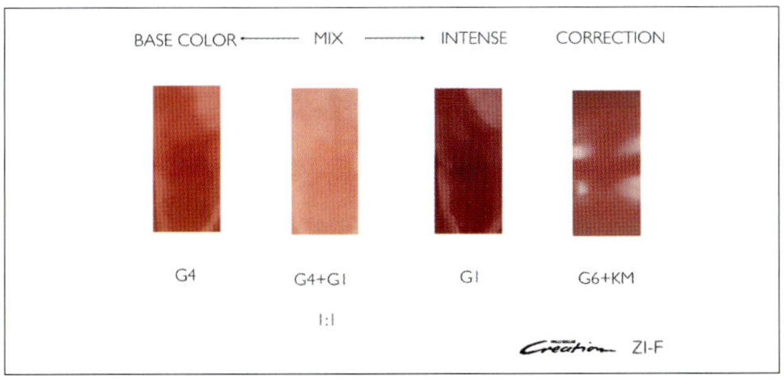

그림 5. 필자의 치은색 도재 선택은 매우 간소하여 복잡할 것이 없다. 기본적으로 '기본색'과 더 채도가 강한 '강조색'을 선정하고, 이 2가지를 뒤섞은 중간색을 포함한 3가지 색으로 축성한다. 이번에는 기본색에 G4, 강조색에 G1을 선택하였다.

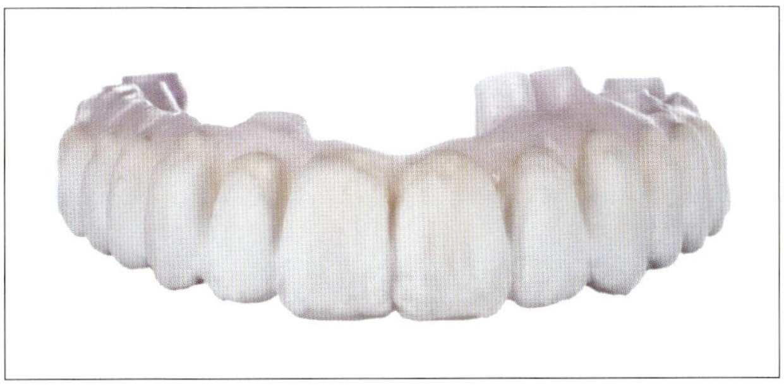

그림 6. 치관부의 2차 축성이 끝난 상태. 여기서 소성하지 않고 첫 번째 치은색 도재 축성에 들어간다.

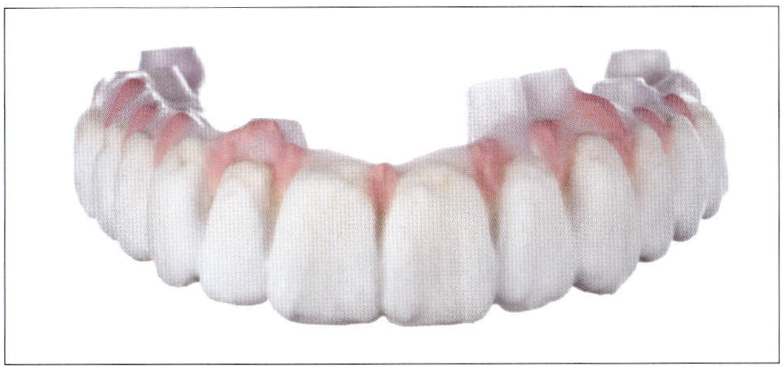

그림 7. 강조색인 G1로 치간유두 부위부터 직선 모양으로 펴 바른다.

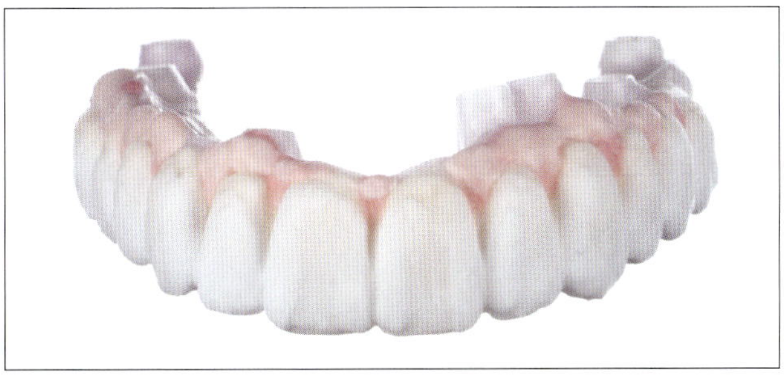

그림 8. G1 위를 기본색인 G4로 가볍게 감싼다. 프레임의 밑바탕을 만든다.

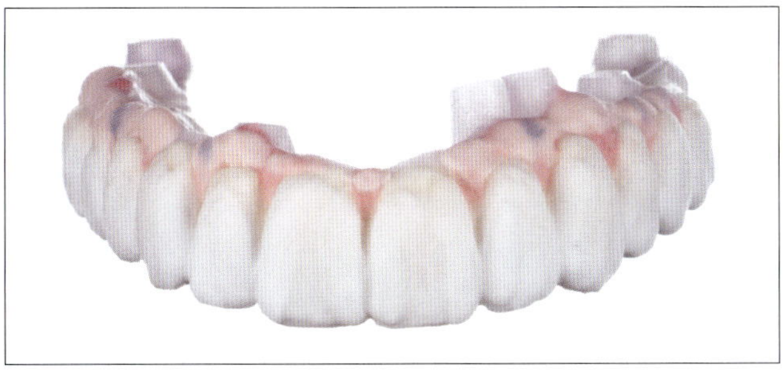

그림 9. 묽게 섞은 이노바 네오(INN) 8(파란 스테인)로, 필요에 따라서 몇 군데 치은부에 대비(contrast)를 부여한다. 이때 INN-8을 가볍게 누르듯 도포하고 다시 액을 추가하여 연하게 조절한다.

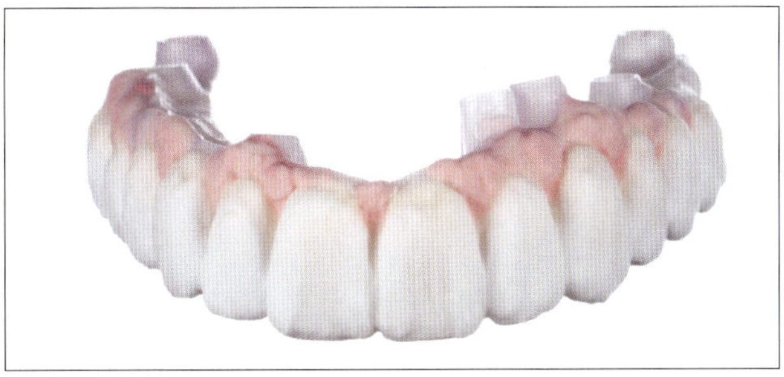

그림 10. 다시 기본색 G4로 외형을 수복하지만 이때 G4만을 사용하면 아래에 축성한 강조색 G1과의 경계가 확연히 나타나 버린다. 이것을 방지하기 위해서 G1:G4=1:1의 중간색을 G4 기본색 위에 축성하여 각각 분리되지 않도록 한다.

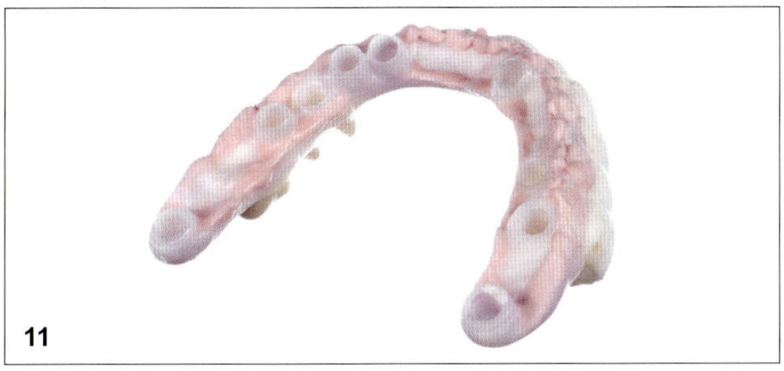

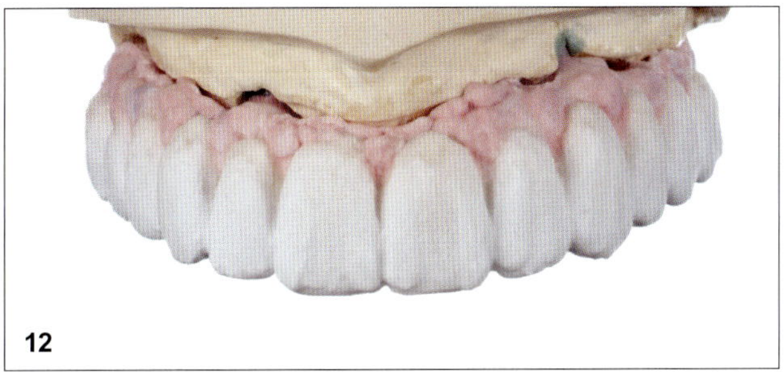

그림 11, 12. 필자는 오베이트 폰틱과 마찬가지로 치은에 적절한 압력을 가함으로써 유리치은과 각화치은을 활성화시키고 자정작용을 촉진시켜 골·치은 레벨을 오랫동안 유지하는 것을 치료의 제1 전제로 하고 있다(지면 부족 관계로 압력을 가하는 방법은 생략). 포셀린 마진을 모형에 압접하는 것과 같은 기법으로 치은색 도재를 점막면의 변연에 쌓아 모형에서 확인하면서 압접한다. 라운드 버로 조정한 석고 모형에는 다시 한번 석고 경화재와 분리재를 도포해 놓는다.

축성 단계

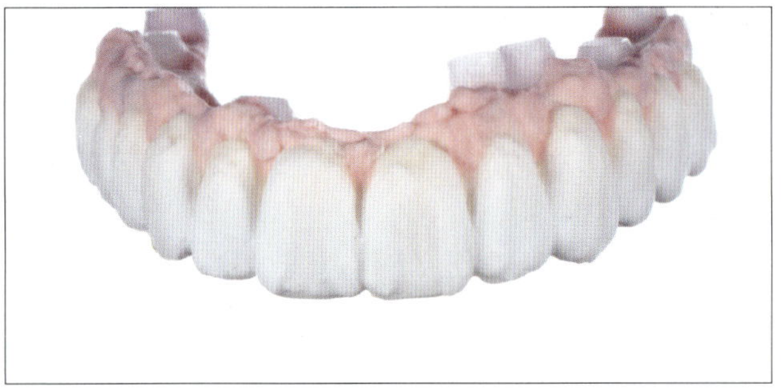

그림 13. 첫 번째 치은부 축성 종료. 치관부와 치은부의 포셀린 수축이 동시에 크게 일어나 서로 당기기 때문에 명확한 피니시라인을 정할 수 없다. 따라서 첫 번째 치은색 도재는 볼륨을 줄이고 프레임에 착색하는 정도로 생각해서 간소하게 끝낸다.

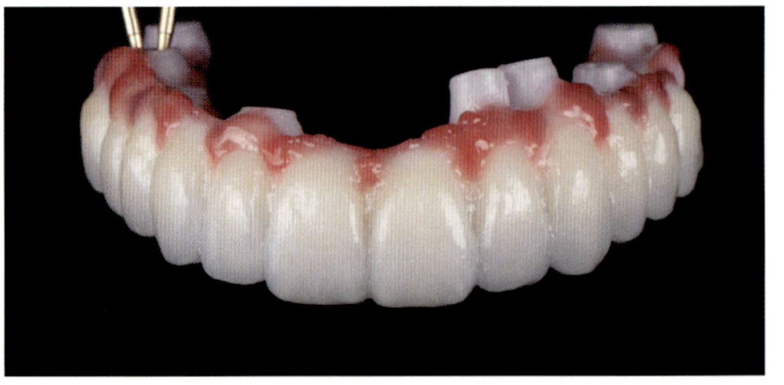

그림 14. 1차 소성 후. 전악 수복물을 소성하는 경우 프레임워크에 열이 흡수되므로 제조사가 지정한 온도보다 높은 830℃에서 소성하였다. 상승 온도는 분당 30℃까지 떨어트려서 프레임에 확실히 열이 전달되는 스케줄로 소성한다.

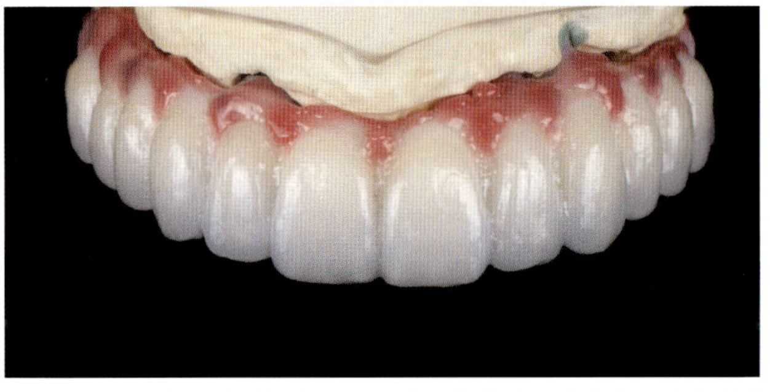

그림 15. 모형에 돌려놓은 상태. 강조색이나 청색 스테인의 효과가 강하게 보이지만 이것들은 최하층에 위치하기 때문에 최종적으로는 문제가 되지 않는다. 오히려 프레임워크의 색이 적절히 차단되었다고 생각한다.

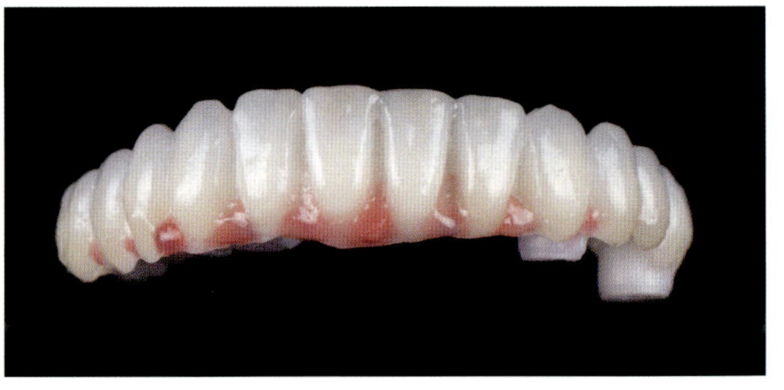

그림 16. 하악도 마찬가지로 축성 조작을 한다. 0.25mm의 공간임에도 치관부는 덴틴, 에나멜의 대비가 충분히 부여된 것에 주목해 주기를 바란다.

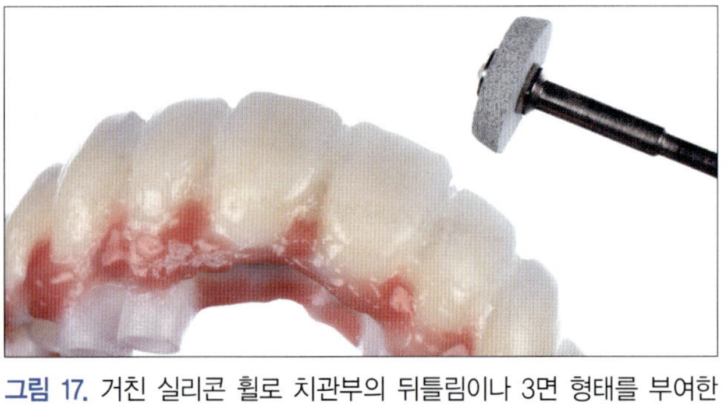

그림 17. 거친 실리콘 휠로 치관부의 뒤틀림이나 3면 형태를 부여한다. 치경부부터 올라가며 흐르는 듯한 순협측면을 절연부까지 재현한다.

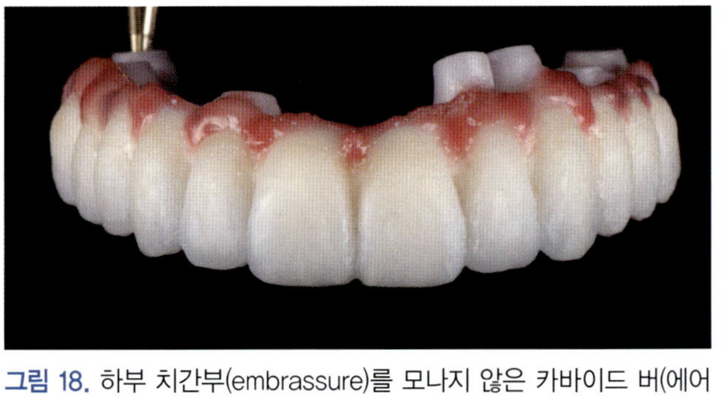

그림 18. 하부 치간부(embrassure)를 모나지 않은 카바이드 버(에어터빈 사용)로 열어 주고 고립감을 표현한다. 다이아몬드 디스크는 연결부 최후 조절 정도로만 사용하고 전부 모나지 않은 카바이드 버로 조절한다. 치아 형태 수정은 여기서는 시간을 들이지 않고 80% 정도 완성하여 다음 단계로 이동한다(여기에서는 기본적으로 치은부는 만지지 않는다).

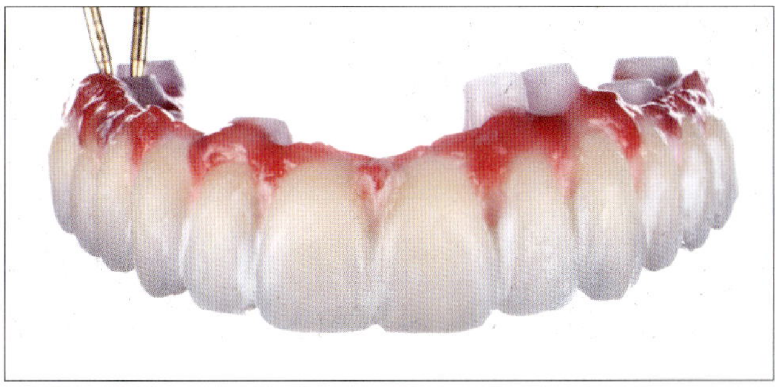

그림 19. 치관 연결부는 치간수축에 의해 서로 당겨져 약해져 있기 때문에 에나멜 도재를 수시로 더해 홈을 메운다. 이것은 이제부터 축성하는 치은색 도재가 모세관 현상에 의해 연결부로 올라가는 것을 막는 역할도 한다. 동시에 치관에서 수정이 필요한 부분이 있으면 에나멜 도재로 회복한다.

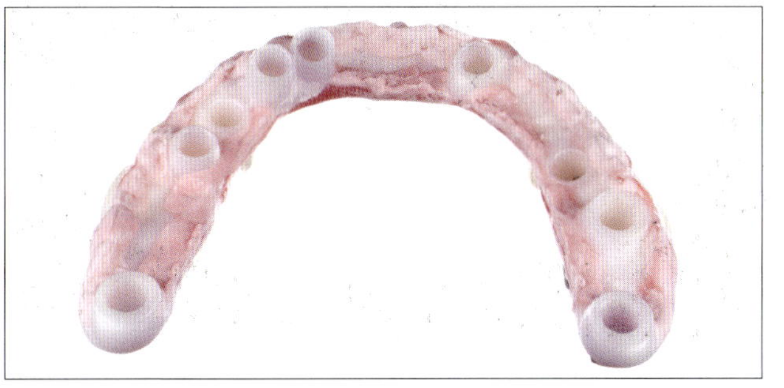

그림 20. 1차 소성 시와 마찬가지로 치은변연에 치은색 도재를 축성해 모형에 압접한다. 환자 개인별로 치은의 색과 수축 레벨이 다르기 때문에 일률적으로 말할 수 없지만, 여기서는 G1:G4=1:1을 축성하였다.

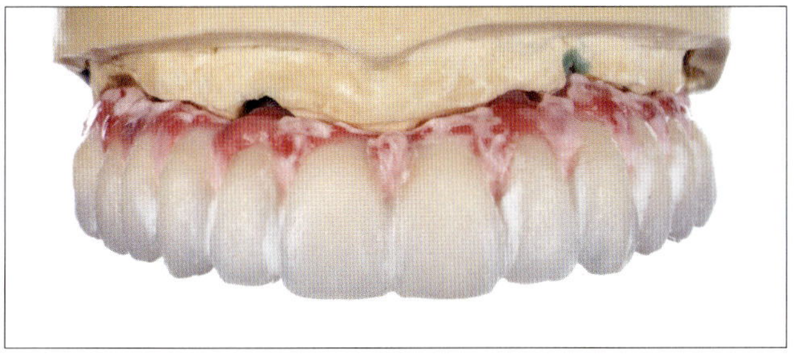

그림 21. 치간유두부의 선단 부분은 축성 공간이 조금 작아지는 경향이 있기 때문에 채도가 강하고 불투명한 G1(강조색)을 소량 축성하고 그 위를 G1:G4=1:1로 덮는다.

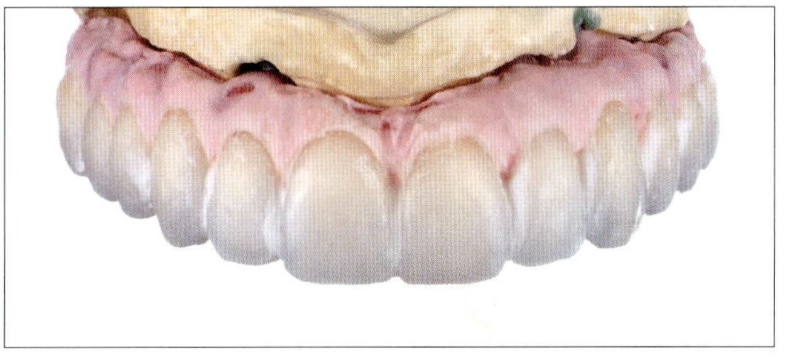

그림 22. G4(기본색)를 치은부 전체에 축성하지만 기본색만 축성하면 색조가 너무 단순해지므로, 캐릭터를 부여하기 위해 1차 소성 때와 마찬가지로 G1:G4=1:1을 G4의 위 또는 아래에 수시로 축성한다. 2차 축성은 1차 축성보다 표층에 가까우므로 1차 축성과 같은 도재를 사용하되 1차 축성보다 대비를 약하게 한다. 이때 G1+G4의 사용을 줄이면 캐릭터가 약해져 대비가 약한 치은이, 그 반대는 대비가 강한 치은이 된다.

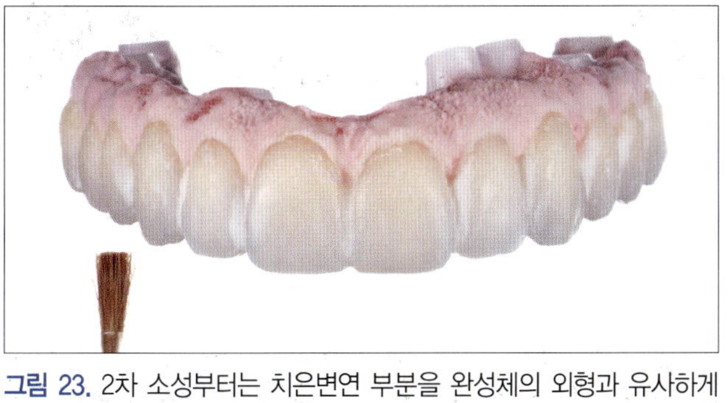

그림 23. 2차 소성부터는 치은변연 부분을 완성체의 외형과 유사하게 하기 위해 치은 표면을 털끝을 자른 붓으로 눌러 준다. 단단한 붓끝을 마른 도재 위에 무리하게 강하게 누르면 예리한 구멍이 생겨 위생 면에서 바람직하지 않다. 표면을 잘 적신 도재에 부드러운 붓을 가볍게 얹어 원을 그리듯 붓질하여 스티플링과 치은의 자연스러운 상태를 재현한다.

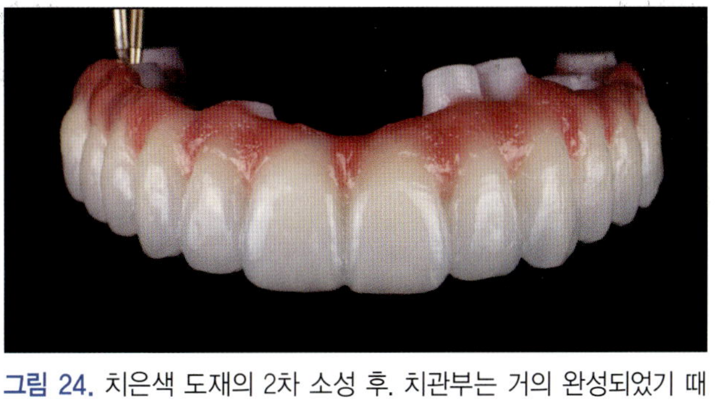

그림 24. 치은색 도재의 2차 소성 후. 치관부는 거의 완성되었기 때문에 과한 소성을 피하기 위해 최종온도를 10~15℃ 정도 낮추고 (820℃) 상승 온도도 분당 30℃로 하였다.

축성 단계

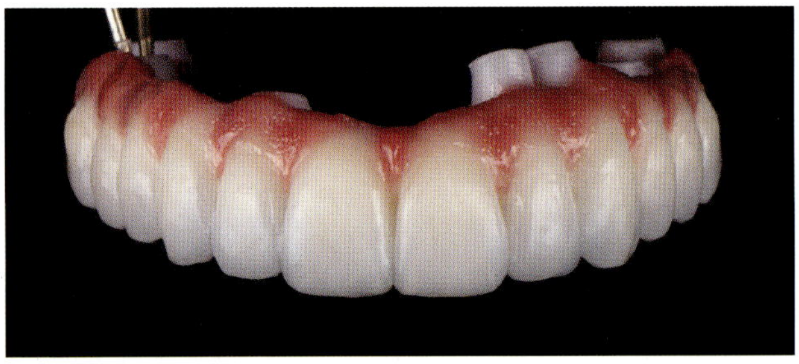

그림 25. 다시 거친 실리콘 휠로 치면의 뒤틀림이나 3면 형태를 부여해서 치관부를 90% 정도 완성시킨다. 에어 터빈을 사용해서 모나지 않은 카바이드 버로 치간유두의 공간을 만드는 것도 1차 소성 후와 같다. 이때 아직 다이아몬드 디스크는 사용하지 않는다.

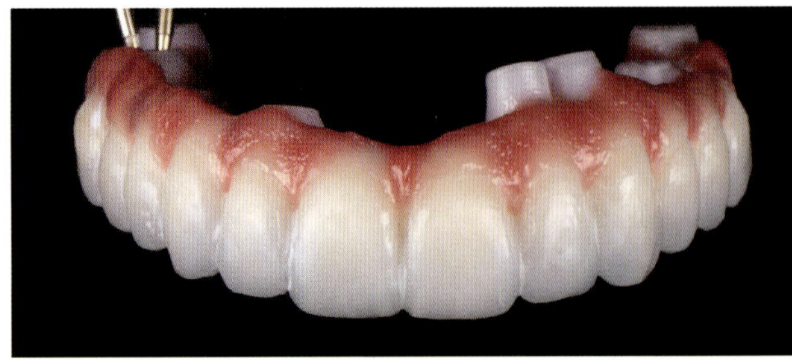

그림 26. 치은의 3차 축성. 여기까지 오면 치관부, 치은부도 더욱 완성 외형에 가까워진다. 우선은 2차 소성과 마찬가지로 연결부에 에나멜 도재를 올려서 모세혈관 현상에 의한 치은색 도재의 침입을 막는다. 필요하다면 치은색 도재 축성 종료 후에 인접부 파우더를 붓으로 닦아 낸다.

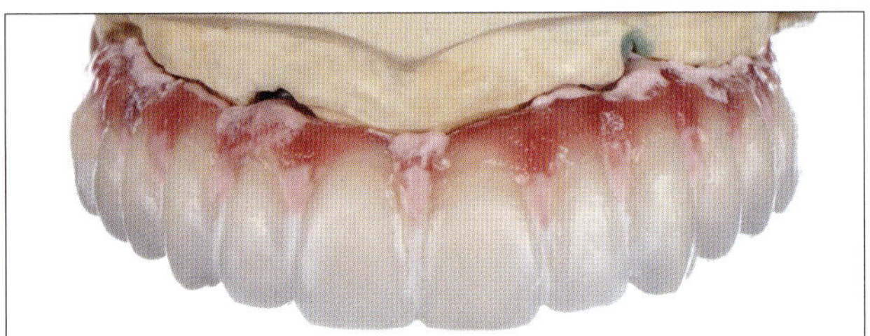

27

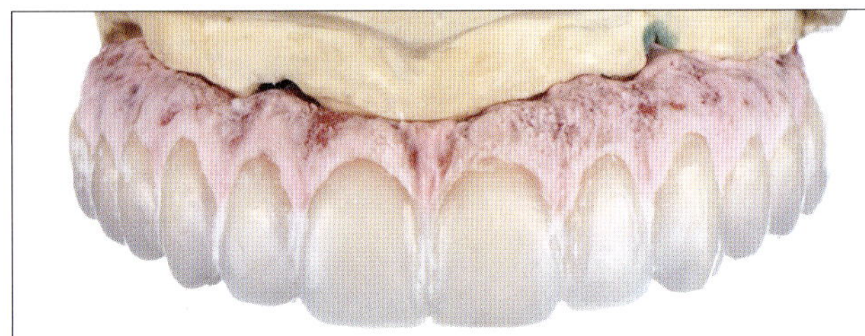

28

그림 27, 28. 치간유두부를 중심으로 2차 소성에서 사용한 도재를 사용하여 치은부 외형을 회복시킨다. 치간유두부는 소성할 때마다 치은 쪽으로 당겨지는 경향이 있다. 따라서 마지막까지 온도를 변화시켜 조절해야만 한다. 2차 소성 전과 마찬가지로 스티플링 등을 부드러운 붓끝으로 표현한다. 유리치은의 롤 형태 재현은 도재를 올리는 것이 아니라 주변에 있는 포셀린을 붓으로 모아서 제방을 만들듯이 눌러서 표현한다.

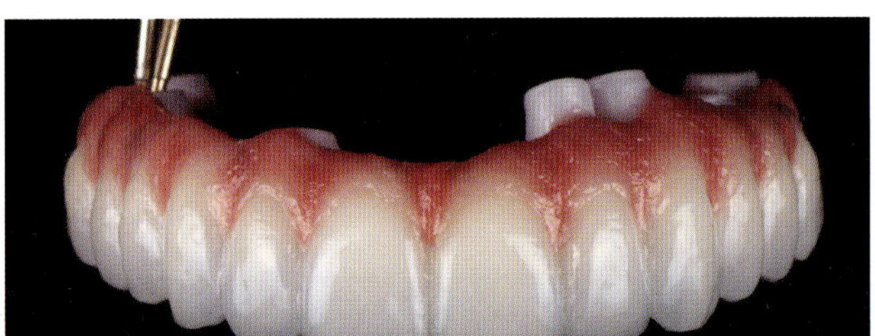

29

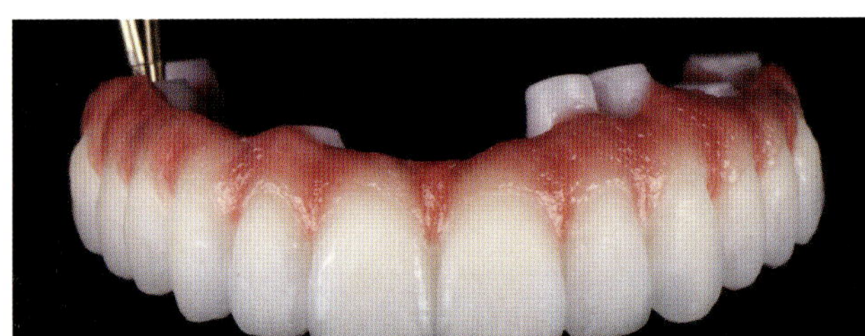

30

그림 29, 30. 치간유두부가 들어가는 함몰부(concave)의 근원심을 비교하면 제1소구치를 제외하고 원심 쪽이 깊다. 그 때문에 당연히 근심과 원심에서 치은의 형태는 달라진다. 따라서 치간유두의 가장 높은 부분에서 근원심 쪽으로 이등분하고 각각을 독립된 것으로 인식하여 형태를 수복하는 것이 해부학적, 심미적으로 상식에 맞다. 치은부 융선은 립 서포트를 정하는 중요한 요소이지만, 치간유두는 치아 형태를 정함과 동시에 입 주변의 건강한 심미효과를 정하는 중요한 요소라는 것을 이해해야 한다.

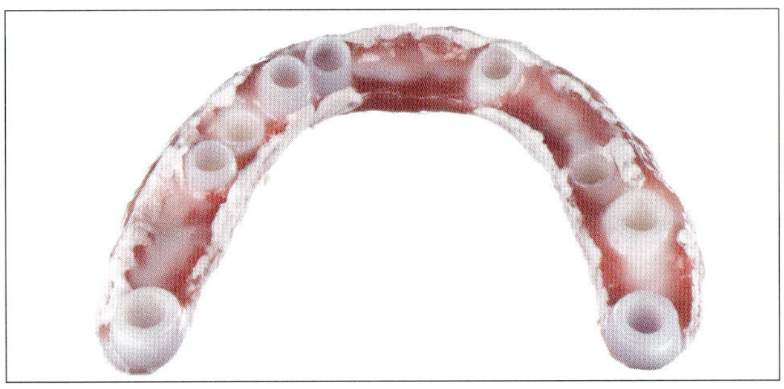

그림 31. 이전과 마찬가지로 변연에 치은색 도재를 축성한 상태에서 모형에 올려 압접하고, 도재가 축성되어 있지 않은 점막면에는 연마성을 높이는 의미로 글레이징 페이스트를 도포한다.

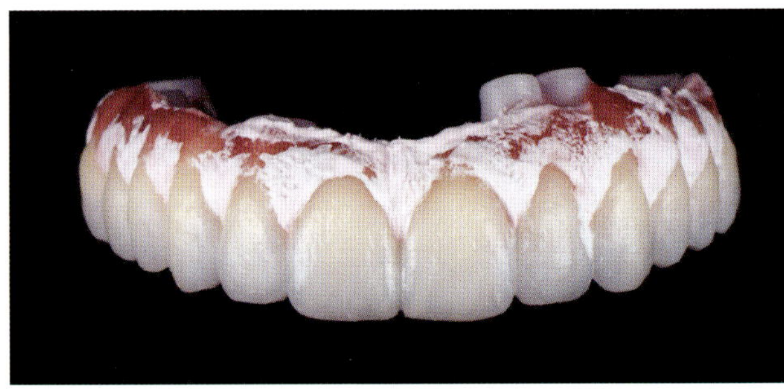

그림 32. 3차 소성 후 상태. 2차 소성과 같은 온도와 스케줄로 3차 소성을 한다. 적절한 치은색 소성 온도와 함께 치관부 표면 형태를 부여하기 시작한다.

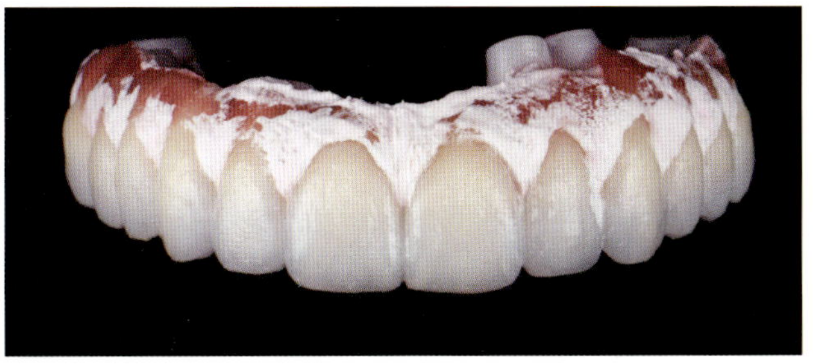

그림 33. 네 번째 치은색 도재의 축성이 끝난 상태.

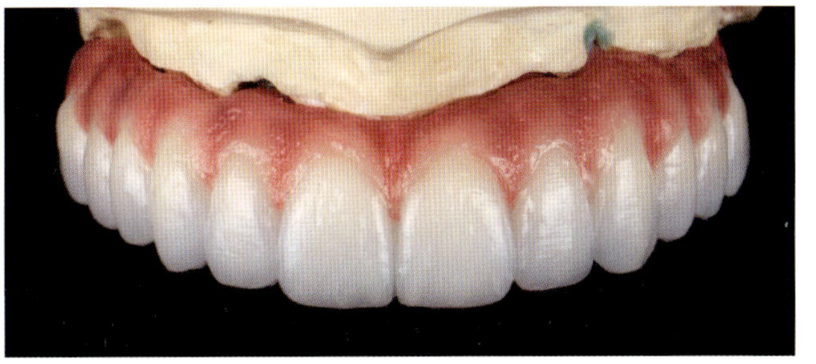

그림 34. 여기부터는 치관부가 글레이징 공정에 들어가기 때문에 800~805℃에서도 축성한 치은부가 확실히 소성될 수 있도록 할 필요가 있다. 미리 만들어 둔 치은 컬렉션 재료(G6+KM)를 사용하고 싶은 치은색 도재에 1/3만큼 섞어서 저온에서도 소성될 수 있도록 한다(KM이 치은색 도재 안에 1/6만큼 들어간 것이 됨). 치간유두부의 갈라짐을 고려해서 마지막까지 온도를 조절하면서 완성한다. 표면에 부드러운 붓으로 스티플링을 부여하고 치관부 표면 스테인을 한다.

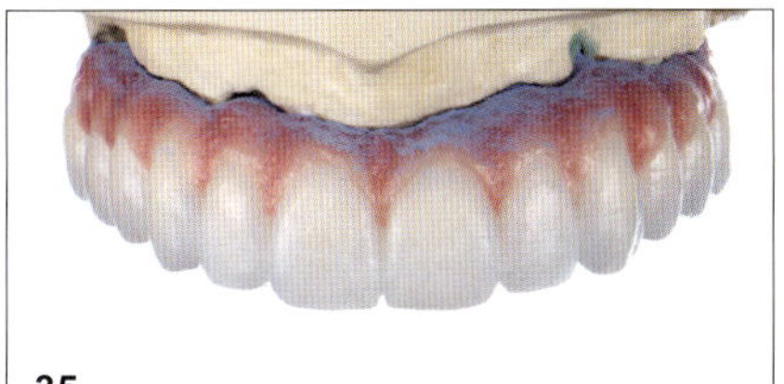

35

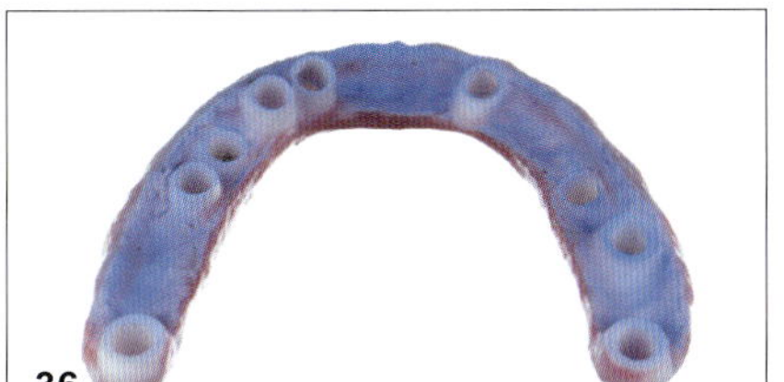

36

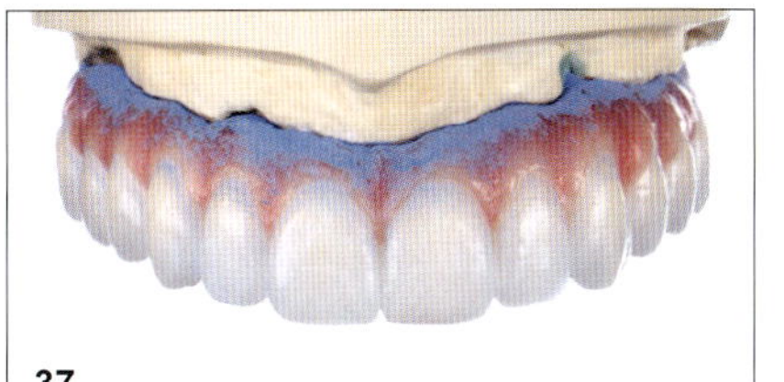

37

그림 35~37. 오크루절 스프레이로 점막면의 적합성을 확인하고 있는 상태. 강하게 닿는 부분을 세심하게 조정한다.

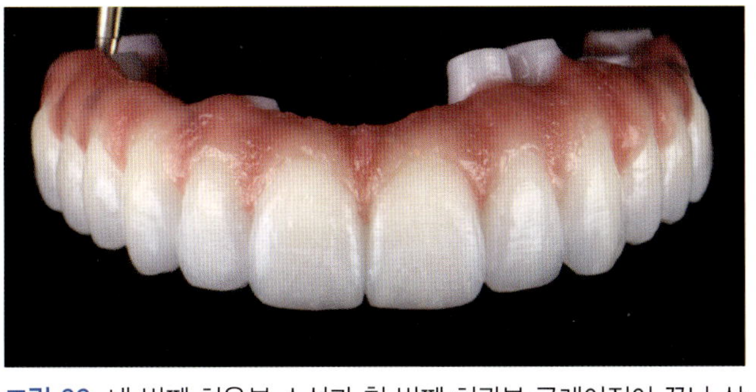

그림 38. 네 번째 치은부 소성과 첫 번째 치관부 글레이징이 끝난 상태. 치관부와 치은부는 거의 완성에 가깝다. 치관부는 낮은 온도에서 글레이징되어 있지만 치은부는 KM을 1/6 섞은 것으로 확실히 텍스처를 남기면서 소성되어 있다.

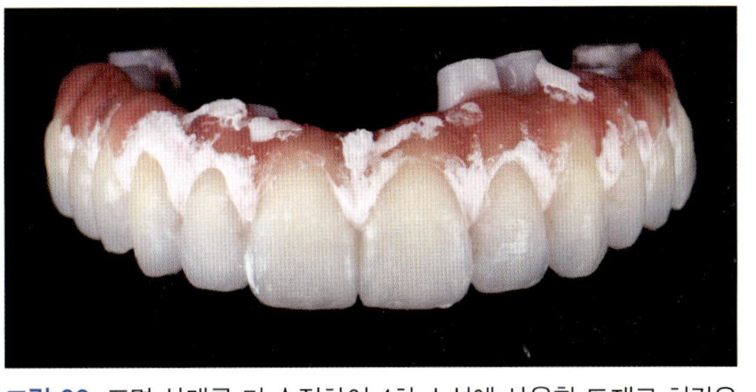

그림 39. 표면 상태를 더 수정하여 4차 소성에 사용한 도재로 치간유두부와 형태가 부족한 부분을 축성하고 표면 스테인을 한다.

축성 단계

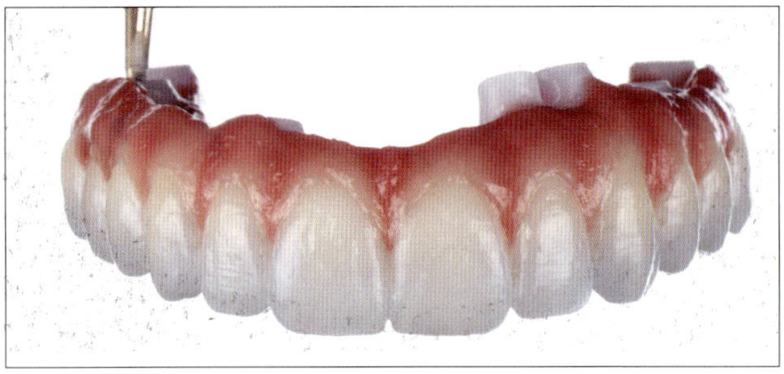

그림 40. 최종온도 805℃로 완성한 상태.

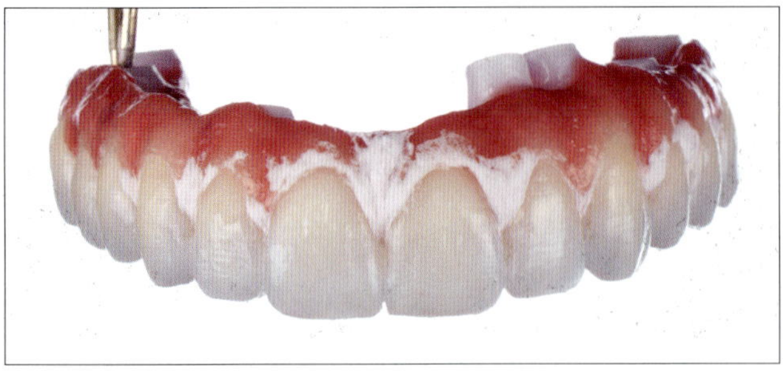

그림 41. 컬렉션 베이크. 컬렉션 재료 양을 더욱 증가시켜 전체 도재의 1/2이 되도록 하고, 글레이징 온도를 785℃까지 낮춰 치간유두부에 도재를 머물게 한다.

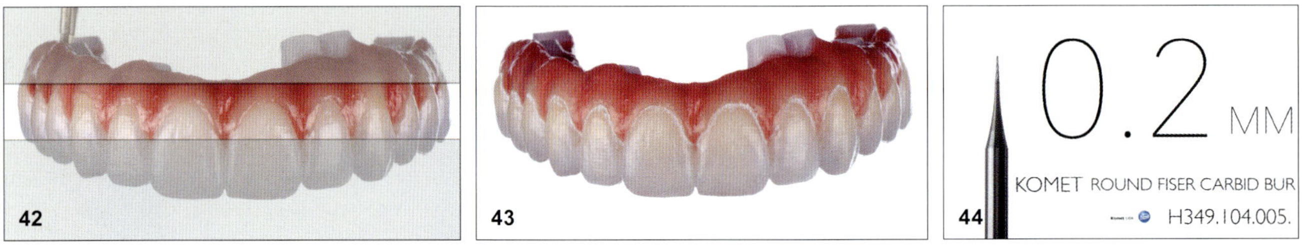

그림 42~44. 치은구 재현법. 글레이징 후에 치관-치은의 경계를 확대해서 관찰하면 아무리 깨끗하게 마무리해도 도재의 융점 차이로 서로의 융선이 명확하지 않다. 또 추가 소성을 할 때 아무리 붓으로 섬세히 축성하여도 경계선을 깨끗이 하기는 불가능하다. 따라서 필자는 글레이징 후 치은구 부분에 일렉트로닉 핸드피스용 라운드 피셔 버(0.2mm: 시판 제품 중 최소직경)를 사용해서 구를 강조하고 깊게 한다. 이때 단지 구를 따라 덧그리는 것만으로는 자국이 생겨 부자연스러워진다. 중요한 것은 그 자국과 주파조, 횡주융선을 연결하는 치경부 부근의 표면 형태를 다시 부여하여 주변의 해부학적 형태를 일치시키는 것이다. 이 기법은 보통의 크라운이나 라미네이트 베니어 마무리 시에 치경부 부근의 텍스처를 글레이징 후에 조절할 수 있는 대단히 유효한 단계이다.

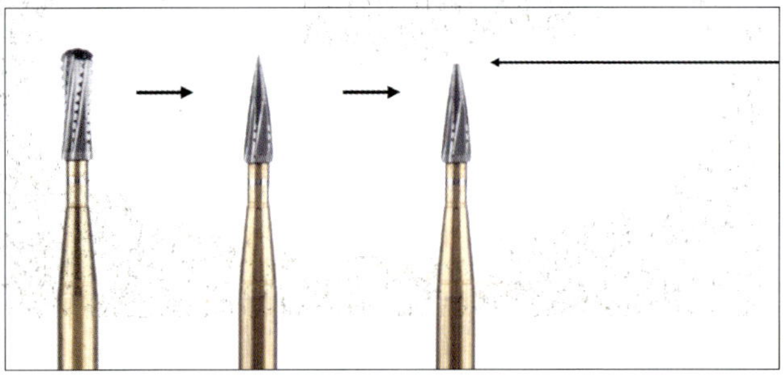

그림 45. 사전 준비로서 하이스피드용 피셔 버를 모나지 않게 가공하여 끝부분을 소량 깎아 각을 부여하면 치은구를 깊게 하는 데에도 효과가 있다. 그 후 0.2mm의 라운드 피셔 버로 마무리한다. 하이스피드로 커스터마이즈된 피셔 버를 사용할지 말지는 그때의 치은 상태에 따른다.

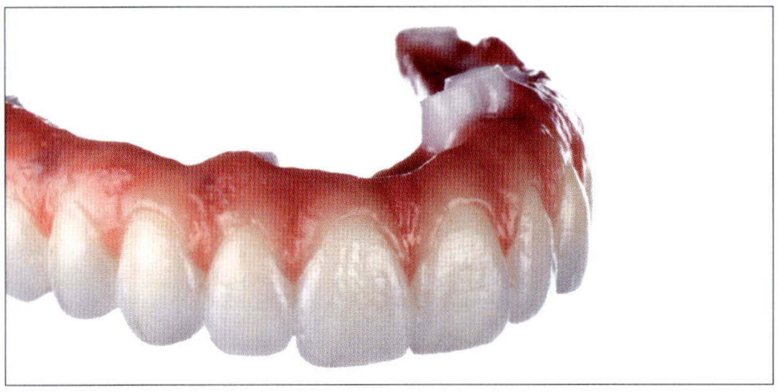

그림 46. 단단한 로빈슨 브러시에 중간 입자의 폴리싱 콤파운드를 묻혀 크라운의 홈을 연마하는 요령으로 치은구를 연마한다. 포셀린의 표면이 연마 후에 사라져 자연스러운 치은구와 치경부의 볼륨을 확인할 수 있다. 이 상태에서 치관부 연마로 넘어간다.

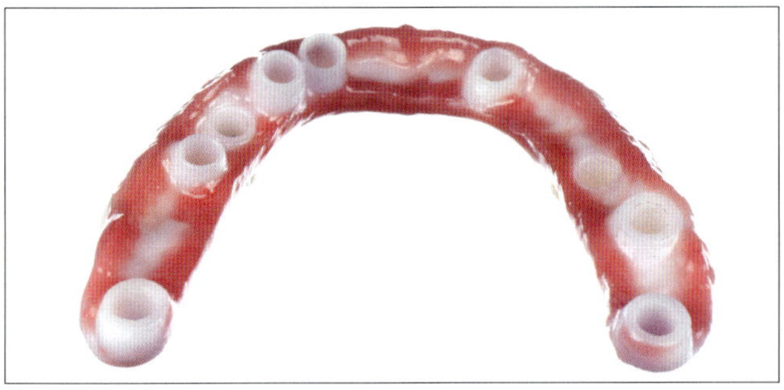

그림 47. 본원의 환자 대부분은 워터플로스로 점막면을 닦아 내고 있다. 치은 모형에서의 확실한 적합성은 말할 것도 없고 글레이징이나 연마가 된 면이 바이오필름, 음식물의 제거에 적합하다. '핑크 실리콘 클래스프 폴리셔'(DEDECO)로 연마 후 다이아몬드 페이스트로 최종 연마한다.

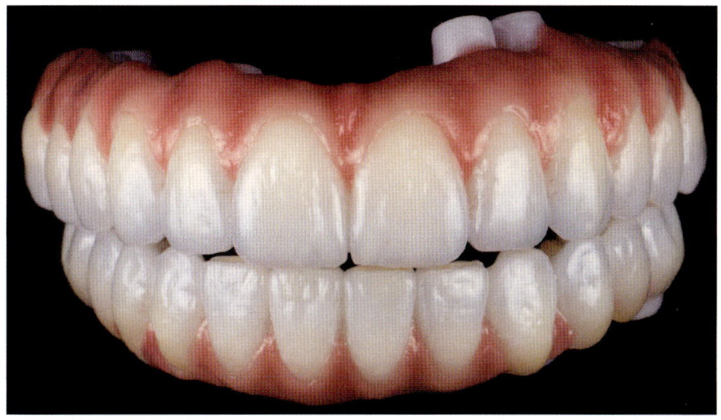

그림 48. 상·하 모두 연마가 끝난 상태. 치은 연마 면은 '핑크 세라믹 클래스프 폴리셔'만으로, 치아 부분은 핑크 다음에 미디엄, 화인과 실리콘을 바꿔 가면서 연마하였다. 치은부 연마 면에 연마제로 인한 상처가 생기면 저온에서 재소성해야 하므로 저속으로 부하를 주지 않도록 연마한다. 유리치은부도 형태 유지를 위해 상·하로 움직이면서 연마한다. 연마 후에 본 모형에 티탄베이스와 프레임워크를 합착한다. 교합조정 후에 완성하였다.

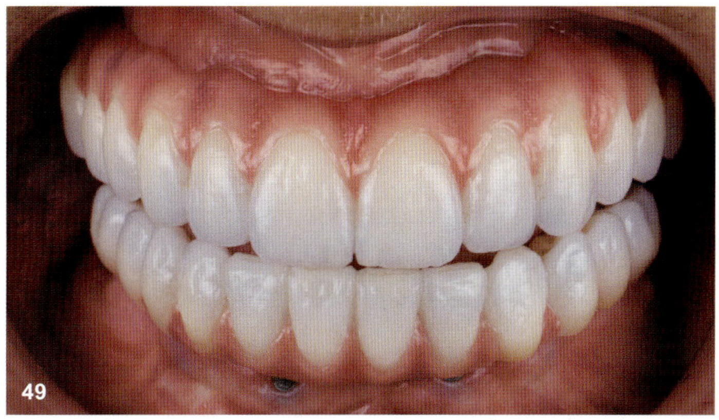

49

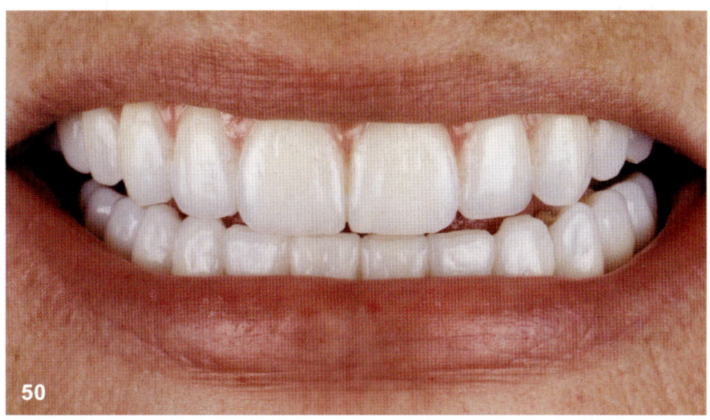

50

그림 49, 50. 구강 내 장착. 다시 언급하자면 본 증례의 축성 공간은 치관부 0.25mm, 치은부 1mm이었지만 적절한 색조를 재현할 수 있었다.

※ ※ ※

다시 정리하면, 본 증례의 축성 공간은 치관부에서 0.25mm, 치은부는 1mm이며 색조 재현, 오팔 효과, 투명감 조절 등은 제대로 클리어런스를 확보한 것에 비해 솔직히 떨어지는 부분이 있다. 그러나 파절의 위험이 없으므로 필자는 본 증례와 같이 축성량이 아주 적은 지르코니아 임플란트 브리지가 향후 트렌드가 될 것으로 생각하고 있다. 여기서는 중간 정도의 투광성을 가진 지르코니아를 프레임으로 사용했지만, 현재는 풀 아치에도 사용할 수 있는 고투광성 지르코니아를 도입하여 더욱 자연스러운 투광성을 지닌 보철장치도 제작할 수 있을 것이다.

안타깝게도 하악은 제작 전에 현저한 뼈흡수가 생겨 임플란트가 노출되어 있는 상태이다. 여러 가지 원인이 있다 하더라도 이러한 상황이 재발하지 않도록 환자의 유지관리 교육 및 치은에 대한 적절한 압박감에 집중해야 함을 느끼는 바이다.